中医内科学

丁于洲　罗　愚　王　晓　主编

陕西新华出版
陕西科学技术出版社
Shaanxi Science and Technology Press
西　安

图书在版编目（CIP）数据

中医内科学 / 丁于洲, 罗愚, 王晓主编. -- 西安 : 陕西科学技术出版社, 2024.6
ISBN 978-7-5369-8955-9

Ⅰ. ①中… Ⅱ. ①丁… ②罗… ③王… Ⅲ. ①中医内科学—高等学校—教材 Ⅳ. ①R25

中国国家版本馆CIP数据核字(2024)第110941号

中医内科学
ZHONGYI NEIKEXUE
丁于洲　罗　愚　王　晓　主编

责任编辑　潘晓洁
封面设计　卫晨亮

出 版 者　陕西科学技术出版社
西安市曲江新区登高路 1388 号陕西新华出版传媒产业大厦 B 座
电话（029）81205187　传真（029）81205155　邮编 710061
http://www.snstp.com
发 行 者　陕西科学技术出版社
电话（029）81205180 81205178
印　　刷　广东虎彩云印刷有限公司
规　　格　710mm × 1000mm　16 开本
印　　张　16.25　6彩插
字　　数　333千字
版　　次　2024年6月第1版
2024年6月第1次印刷
书　　号　ISBN 978-7-5369-8955-9
定　　价　68.00元

编委会

主　　编

丁于洲　华北理工大学
罗　愚　北京中医药大学
王　晓　河南中医药大学第一附属医院

副 主 编

李　佩　河南省平顶山市中医药管理局
马立人　上海中医药大学平顶山医院
陈为民　贵州省黔西南州中医院
邢林波　河南省洛阳正骨医院/河南省骨科医院
陈利国　河南省洛阳正骨医院/河南省骨科医院
李　琼　湖南中医药大学
李振伟　河南中医药大学第一附属医院鹤壁医院
张现峰　上海中医药大学平顶山医院
刘　冬　平顶山学院第二附属医院

编　　者（按照姓氏笔画排序）

王弈翔　广西中医药大学
王　莹　河南中医药大学
王希望　河南中医药大学
金晶晶　河南中医药大学
隆辉艳　山东中医药大学

主编简介

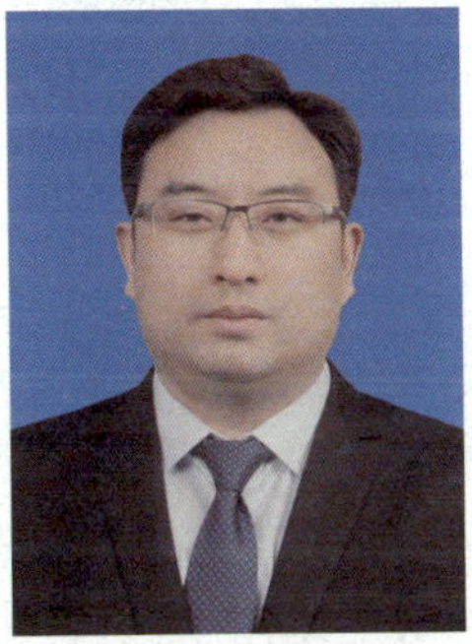

丁于洲，博士，博士生导师，归国学者，中医脾胃病专家。

胃癌前病变干预专家，华北理工大学客座教授，华北理工大学消化疾病研究中心主任，菲律宾永恒大学医学院终身特聘教授，著名中医脾胃病学家、国医大师李佃贵教授入室弟子，慢性萎缩性胃炎与胃早癌专病诊疗技术中心主任。临床上，对胃癌前病变(慢性萎缩性、肠上皮化生、上皮内瘤变)、胃癌的早期诊断与早期治疗有丰富经验，对糜烂性胃炎、难治性胃十二指肠溃疡、胃食管反流病、胆汁反流性胃炎、复发性胃多发息肉病、慢性萎缩性胃炎伴肠上皮化生、低级别上皮内瘤变以及食道癌、胃癌等消化系统难治病种和肿瘤的中医药治疗有着独到见解。曾主编《慢性萎性胃炎与胃部癌前期病变中医临床诊疗路径与治疗学》《消化系统临床诊断与治疗技巧》《健康管理学基础与健康评估》等医学著作39部。

主编简介

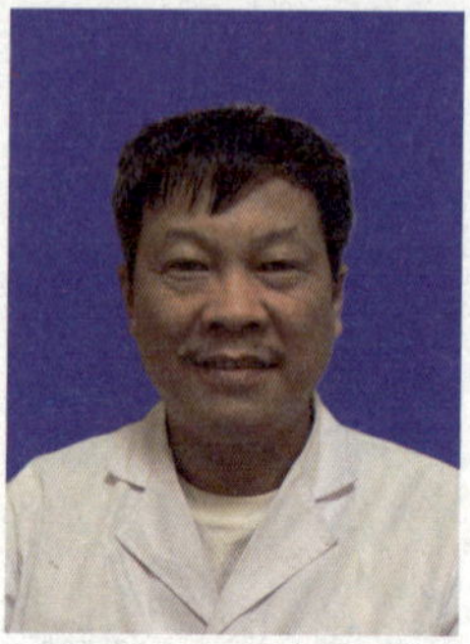

罗愚，北京中医药大学特聘专家，并先后受聘于湖北457医院、武汉市第一人民医院、荆门市中医医院。从事临床工作30余年。临床上，对众多疑难杂症的处理有丰富经验，对肝、胆、胰疾病，肿瘤疾病、儿科疾病、不孕不育等疾病的治疗有着独到见解，运用特殊方法，发挥超大剂量类靶向用药优势，取得了重大突破和成绩。主持主审《近代名医珍本医书重刊大系》，为中医药文化的传承创新发展做出了积极贡献。

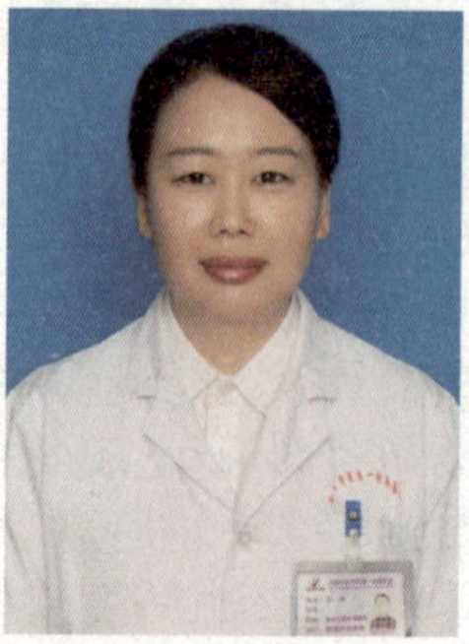

王晓，博士。河南中医药大学第一附属医院脾胃肝胆病科主任医师，硕士研究生导师。从事消化内科临床、教学及科研工作20余年，曾于四川大学华西医院进修中西医结合专业半年。近年来，一直致力于“急性胰腺炎”课题的研究。临床上，对消化科各种常见病、多发病的诊断与治疗有丰富经验，对急性胰腺炎的治疗有着独到见解，尤擅长急性重症胰腺炎中西医结合治疗。获得河南省中医药管理局科技成果一等奖1项，获得专利2项，曾先后在《中国中西医结合急救杂志》《中西医结合肝病杂志》以及《临床肝胆病杂志》等期刊上发表多篇论文。

前 言

中医学是具有中国特色的生命科学，是医学门类的一级学科。中医学源远流长，绵延数千载，它为民族的繁衍、国家的昌盛做出过重大贡献。中医内科学作为中医学的主干学科和临床主学科的基础，对于继承与创新辨证论治及相关理论和方法，都能发挥主力军的作用。鉴于此，编者结合自身临床经验特编写本书。

本书从中医理论出发，结合现代中医研究和临床实践，对中医内科常见病、多发病的病因病机、诊断及治疗等内容进行了全面、详细、深入的论述。内容简明扼要、结构严谨、层次分明、科学实用，可供中医内科临床工作者参考阅读。

由于编写经验不足，加之编写时间有限，书中难免存在遗漏之处，敬请广大读者提出宝贵的修改建议，以期再版时修正完善！

编　者

2023 年 9 月

目 录

第一章　肺系病证

第一节　感冒

一、定义

感冒是一种自愈性疾病，指感受外邪，邪犯卫表而导致的常见疾病，临床表现以鼻塞、流涕、喷嚏、咽痛、咳嗽、头身痛、恶寒、发热等全身不适，脉浮为主要特征。

本病四季均可发生，以冬、春两季为多。病情轻者多为感受当令之气，俗称伤风、冒风、冒寒；在一个时期内及一定区域内广泛流行、病情类似者，称为时行感冒（俗称流感，西医为流行性病毒引起的流行性感冒）。病情重者多为感受非时之邪，称为重伤风。

"感冒"病名出自北宋《仁斋直指方·诸风》，其伤风方论中记载了参苏饮。早在《内经》中即已有外感风邪的论述，如《素问·骨空论》中说："风者百病之始也……风从外入，令人振寒，汗出头痛，身重恶寒。"汉代张仲景的《伤寒论·辨太阳病脉证并治》中论述太阳病时，以桂枝汤治表虚证，以麻黄汤治表实证，提示感冒风寒有轻重的不同，为感冒的辨证治疗奠定了基础。本证与伤寒不同，《景岳全书·伤风》中说："伤风之病，本由外感，但邪甚而深者，遍传经络，即为伤寒；邪浅而轻者，止犯皮毛，即为伤风。"本病发病机理是外邪侵犯肺卫所致，故一般都有肺卫表证，因而初起治法，以解表散邪为主。及至明清，诸医家多将感冒与伤风互称，并对虚人感冒有进一步的认识，提出扶正祛邪的治疗原则。至于时行感冒，隋代巢元方的《诸病源候论·时气病诸候》中即已提示其属"时行病"之类，具有较强的传染性。如所述"时行病者，春时应暖而反寒，冬时应寒而反温，非其时而有其气。是以一岁之中，病无长少，率相近似者，此则时行之气也"即与时行感冒密切相关。至清代，不少医家进一步强化了本病与感受时行之气的关系，林珮琴在《类证治裁·伤风》中提出了"时行感冒"之名。徐灵胎的《医学源流论·伤风难治论》中说"凡人偶感风寒，头痛发热，咳嗽涕出，俗谓之伤风……乃时行之杂感也"，指出感冒属触冒时气所致。

西医学中感冒指急性上呼吸道感染，简称上感，是由多种病毒引起的一种外鼻孔至环状软骨下缘包括鼻腔、咽或喉部急性炎症的概称。其中30%～50%是由某种血清型的鼻病毒引起。主要病原体是病毒，少数是细菌。本病发病不分年龄、性别、职业和地区，儿童、老年人及免疫功能低下者易感。通常病情较轻，病程短，是一种自愈性疾病，预后良好。但由于本病发病率高，不仅影响工作和生活，有时还可伴有严重的并发症，并具有一定的传染性，应积极防治。

流行病学：上感是人类最常见的传染病之一，多发于冬春季节，一般为散发，可在气候突变时小规模流行。

二、病因病机

感冒是因外感六淫及时行之邪，侵袭肺卫，导致卫表不和，肺失宣肃而为病。

（一）病因

感冒是由于六淫、时行之邪侵袭人体而致病。风为六淫之首，以风邪为主因，流行于四时之中，故外感为病，常以风为先导。但在不同季节，与当令之气相合伤人，而表现为不同证候。如秋冬寒冷之季，风与寒合，多见风寒证；春夏温暖时，风与热合，多见风热证；夏秋之交，暑多夹湿，表现为风暑夹湿证候。但一般以风寒、风热多见，夏令时亦常夹暑湿之邪。梅雨季节之夹湿，秋季兼燥等亦常见。

若四时六气失常，即非其时而有其气，伤人致病一般较感受当令之气为重。非时之气夹时行疫毒伤人，则病情重而且多变，往往相互传染，造成广泛的流行，而且不限于季节性。正如《诸病源候论·时气病诸候》所言："夫时气病者，此皆因岁时不和，温凉失节，人感乖戾之气而生，病者多相染易。"

（二）病机

卫表失和是感冒的主要病机。

外邪侵袭人体是否发病，关键在于卫气的强弱，同时与外感邪气的轻重有关。《灵枢·百病始生》中曰："风雨寒热不得虚，邪不能独伤人。"即素体强盛则不易感受外邪而病，若体虚卫表不固，肺卫调节疏懈，外邪乘袭卫表，就可致病，易见虚体感邪。如素体阳虚者易受风寒，阴虚者易受风热、燥热，痰湿之体易受外湿。如气候突变，冷热失常，卫外之气失于调节应变，本病的发生率升高或因生活起居不当，寒温失调或过度疲劳，致腠理不密，营卫失和，外邪侵袭易病；若肺经素有伏痰（痰热、痰湿），肺卫调节功能低下，更易感受外邪，内外相引而发病。

外邪侵犯肺卫的途径或从口鼻而入或从皮毛内侵。风性轻扬，病多犯上焦。故《素问·太阴阳明论》中说："伤于风者，上先受之。"肺处胸中，位于上焦，主气，司呼吸，主升降，喉为其系，开窍于鼻，外合皮毛，主卫外，为人身之藩篱。故外邪经口鼻、皮毛入侵，肺首当其冲，感受外邪之后，即出现卫表不和及上焦肺系证候。因病邪在外、在表，故以卫表不和为主。

由于四时六气不同以及体质的差异，一般临床较常见风寒、风热、暑湿 3 证。若感受风热暑燥，则皮毛疏泄不畅，邪热犯肺，肺失清肃；如感受风寒湿邪，则皮毛闭塞，邪郁于肺，肺气失宣。如感受时行病毒则病情重，甚或变生他病。部分病程中亦可见寒与热的转化或错杂。一般而言，感冒多预后良好，病程较短而易痊愈，少数患者可因感冒诱发其他宿疾而使病情恶化，如素有肺疾，或者老年人、婴幼儿、体弱患者必须加以重视，防止发生传变。

西医学明确指出病毒主要是通过患者喷嚏和含有病毒的飞沫经空气传播，部分经污染的手和用具接触传播。引起上感的病原体 30%～50%是由某种血清型的鼻病毒引起，病毒在自然界中广泛存在，同时健康人群亦可携带，人体对其感染后产生的免疫力较弱，而且短暂，病毒间也无交叉免疫，故可反复发病。

三、辨病

（一）症状

由病毒感染引起者，俗称伤风，又称急性鼻炎或上呼吸道卡他。起病较急，主要表现为鼻部症状，如喷嚏、鼻塞、流清水样鼻涕，也可表现为咳嗽、咽干、咽喉痒或烧灼感甚至鼻后滴漏感。咽干、咳嗽和鼻后滴漏感与病毒诱发的炎症介质导致的上呼吸道传入神经高敏状态有关。2～3d 后鼻涕变稠，可伴咽痛、头痛、流泪、味觉迟钝、呼吸不畅、声音嘶哑等，有时由于咽鼓管炎导致听力减退。严重者有发热、轻度畏寒和头痛等。自然病程为 5～7d 痊愈，伴并发症时可致病程迁延。

1.急性病毒性咽炎和喉炎

由鼻病毒、腺病毒、流感病毒、副流感病毒、肠病毒、呼吸道合胞病毒等引起。临床表现为咽痒和灼热感，咽痛不明显，咳嗽少见。急性喉炎多由流感病毒、副流感病毒及腺病毒引起，临床表现为明显声嘶、讲话困难，可有发热、咽痛或咳嗽，咳嗽时咽部疼痛加重。

2.急性疱疹性咽峡炎

多由柯萨奇病毒 A 引起，表现为明显咽痛、发热，病程约为 1 周，多发于夏季，多见于儿童，偶见于成人。

3.急性咽结膜炎

主要由腺病毒、柯萨奇病毒等引起，表现为发热、咽痛、畏光、流泪、咽及结膜明显充血，病程 4～6d，多发于夏季，由游泳传播，儿童多见。

4.急性咽扁桃体炎

病原体多为溶血性链球菌，其次为流感嗜血杆菌、肺炎链球菌、葡萄球菌等，起病急，咽痛明显，伴发热、畏寒，体温可达 39℃以上。

（二）体征

普通感冒体检时可见鼻腔黏膜充血，水肿，有分泌物，咽部可为轻度充血。急性病毒性咽炎和喉炎可见咽部充血，水肿，局部淋巴结肿大和触痛，有时可闻及咽部的喘息声。急性疱疹性咽峡炎查体可见咽部充血，软腭、腭垂、咽及扁桃体表面有灰白色疱疹及浅表溃疡，周围伴红晕。急性扁桃体炎可发现咽部明显充血，扁桃体肥大、充血，表面有黄色脓性分泌物。有时伴有颌下淋巴结肿大、压痛，而肺部查体多无异常体征。

（三）辅助检查

1.血液检查

因多为病毒性感染，白细胞计数常正常或偏低，伴淋巴细胞比例升高。细菌感染者可有白细胞计数与中性粒细胞增多和核左移现象。

2.病原学检查

因病毒类型繁多，且明确类型对治疗无明显帮助，一般无须明确病原学检查。需要时可用免疫荧光法、酶联免疫吸附法、血清学诊断或病毒分离鉴定等方法确定病毒的类型。细菌培养可判断细菌类型并做药物敏感试验以指导临床用药。

3.胸部X线检查

多无异常改变。

（四）诊断依据

(1)临证以卫表及鼻咽症状为主，可见鼻塞、流涕、多嚏、咽痒、咽痛、周身酸楚不适、恶风或恶寒或有发热等。若风邪夹暑、夹湿、夹燥，还可见相关症状。

(2)时行感冒多呈流行性，在同一时期发病人数剧增，且病证相似，多突然起病，恶寒、发热(多为高热)、周身酸痛、疲乏无力，病情一般较普通感冒为重。

(3)病程一般3～7d，普通感冒一般不传变，时行感冒少数可传变入里，变生他病。

(4)本病四季皆可发病，而以冬、春两季为多。

四、类病辨别

根据鼻咽部的症状和体征，结合周围血象和阴性胸部X线检查可做出临床诊断。一般无须病因诊断，特殊情况下可进行细菌培养和病毒分离或病毒血清学检查等确定病原体。但须与初期表现为感冒样症状的其他疾病鉴别。

（一）过敏性鼻炎

过敏性鼻炎起病急骤，常表现为鼻黏膜充血和分泌物增多，伴有突发的连续喷嚏，鼻痒，鼻塞，大量清涕，无发热，咳嗽较少，多由于过敏因素如螨虫、灰尘、动物皮毛、低温等刺激引起，血嗜酸粒细胞增多，皮肤针刺过敏试验可明确过敏原。

（二）支气管炎

支气管炎表现为咳嗽、咳痰，鼻部症状较轻，血白细胞可升高，胸部X线常可见肺纹理增粗。

（三）急性传染病

很多病毒感染性疾病前期表现类似，如麻疹、脊髓灰质炎、脑炎、肝炎、心肌炎等病。急性传染病患病初期可有鼻塞、头痛等类似症状，应予重视。

五、辨证论治

（一）普通感冒

1.实证

1）风寒感冒

症状：鼻塞声重或鼻痒喷嚏，流涕清稀，喉痒，咳嗽，痰多稀薄，甚则发热恶寒，无汗，头痛，肢体酸痛，舌苔薄白，发热时脉浮数，如恶寒甚则脉见浮紧。如夹湿则身热不扬，头胀如裹，肢体酸痛而重或见外有风寒表证，内有胸闷，泛恶，纳呆，口淡，苔腻等里证。

病机分析：风寒感冒主要由外感风寒，肺气失宣所致。肺主气，司呼吸，开窍于鼻，气道为呼吸出入的通路，由于外邪袭肺，窍道不利，故出现鼻塞声重、喷嚏、流清涕、喉痒、咳嗽等症状；肺与皮毛相合，风寒客于皮毛，寒为阴邪，其气凝闭卫外之阳被遏，营卫失和，故见发热无汗，头痛，肢体疼痛等症。苔白脉浮，乃邪客于表，脉紧为寒盛之象，发热时邪正相争可见浮数之脉。如风寒夹湿之邪客于皮毛，湿性黏滞重着，则恶寒而身热不扬，头胀如裹，肢体酸痛而重；如脾胃有湿，复感风寒之邪，内外合邪，除可见风寒表证外，又兼胸闷，泛恶，纳呆，口淡，苔腻等湿困中焦之象。

治法：辛温解表，宣肺散寒。

方药：葱豉汤、荆防败毒散。前者辛温通阳散寒，可用于轻证；后者乃辛温发汗之剂，其中荆芥、防风、羌活、独活等为驱散风寒之要药，对恶寒无汗、肢体疼痛者，用之最宜，配以前胡、桔梗等旨在宣肺止咳，如鼻塞重者，可加苍耳子。

如受凉冒雨，风寒夹湿之邪入侵，而见头胀如裹，肢体酸重，可改用羌活胜湿汤，以散风祛湿。如素体脾运不健，内湿偏胜，复感风寒之邪，可加苍术、厚朴、半夏、陈皮以运脾燥湿。

2）风热感冒

症状：发热，微恶风寒或有汗出，头痛、鼻塞、涕浊、咳痰黄稠、口干欲饮、咽喉红肿疼痛，苔薄黄、脉滑数。

病机分析：风为阳邪，阳从热化，风热邪气郁于肌表，腠理不密，故见发热恶风，有汗不解；风热上受，肺失清肃，则头痛、鼻塞、浊涕、咳痰黄稠；风热熏蒸于窍道，使其不利，则咽痛、口干欲饮；苔薄黄，脉浮数，均系风热客于皮毛之象。夏令感冒，夹当令之暑邪为患，如暑热熏蒸，则身热甚壮，有汗而热势不解，心烦口渴，小便短赤，苔黄腻，脉濡数；如暑湿偏重，可见头胀如蒙，胸闷、泛恶、纳呆、口淡而黏。若患者素体热盛或肺有痰火，复感风寒之邪，则热蕴于里，寒客于表，形成表寒里热，即所谓“寒包火”之证，故既见发热恶寒、无汗、头痛、骨楚之风寒表证，又见咽痛、痰稠、舌红、苔黄等里热之证。

治法：辛凉解表，祛风清热。

方药：银翘散、桑菊饮。两方均为辛凉之剂，前者用金银花、连翘、薄荷之辛凉，配荆芥之辛温，退热作用较强，佐以牛蒡子、桔梗、甘草清肺利咽，对风热感冒咽喉疼痛者，尤为适宜。后者作用较弱，可用于风热感冒之轻证。

表寒里热证，亦称寒包火，以疏风宣肺，散寒清热为主。用麻杏石甘汤加羌活、鱼腥草。病因肺有蕴热，复感风寒，乃内热外寒之证。故用麻黄配羌活，解表散寒，杏仁、石膏、甘草配鱼腥草以宣肺清热。如外寒较甚，恶寒骨节疼痛，加苏叶、桂枝以祛风散寒；如里热较甚，咽喉红肿疼痛，可加板蓝根、黄芩清热解毒；如大便秘结，身热不甚，苔腻，脉滑实而数，乃表里俱实之证，可改用防风通圣散，以表里双解。

3）暑湿感冒

症状：身热，微恶风，汗少，肢体酸重或疼痛，头昏重胀痛，鼻流浊涕，心烦，口渴或口中黏腻，渴不多饮，胸闷，泛恶，小便短赤，苔薄黄而腻，脉濡数。

病机分析：夏季感冒，感受当令之暑邪，暑多夹湿，每多暑湿并重。暑湿伤表，表卫不和，故身热、微恶风，汗少，肢体酸重或疼痛；风暑夹湿上犯清窍，则头昏重胀痛；暑热熏蒸清道，故见鼻流浊涕；暑热内扰，热灼津伤，则心烦，口渴，小便短赤；湿热中阻，气机不畅，则见胸闷，泛恶，口中黏腻，渴不多饮。苔薄黄而腻，脉濡数，为暑热夹湿之证。

治法：清暑祛湿解表。

方药：新加香薷饮加减。本方功能清暑化湿，用于夏月暑湿感冒，身热心烦，有汗不畅，胸闷等症。方用金银花、连翘清解暑热，香薷发汗解表，厚朴、扁豆花化湿和中；暑热偏盛可加黄连、青蒿，加鲜荷叶、鲜芦根清暑泄热；湿困卫表，加藿香、佩兰芳香化湿；里湿偏重加苍术、白豆蔻和中化湿；小便短赤加六一散、赤苓清热利湿。如属暑湿偏重，头胀如蒙，胸闷泛恶，苔白腻，脉濡滑，可用藿香正气散，以清暑利湿，芳香化浊。

2.虚证

1）气虚感冒

症状：恶寒发热或热势不盛，但觉时时形寒、自汗，头痛鼻塞，咳嗽，语声低怯，气短，倦怠，苔白，脉浮无力。

病机分析：素体气虚，往往最易感邪。因气虚则表卫不固，腠理疏松稍遇气候变化，辄感风寒之邪，所以时时形寒者，乃气虚感邪常见之特征。一般气虚之体，感受风寒之邪偏多，故见恶寒发热，头痛鼻塞，苔白等风寒表证。语音低怯，气短，倦怠，均为肺气亏虚之象。

治法：益气解表，调和营卫。

方药：参苏饮、黄芪桂枝五物汤。前者用人参、茯苓等益气扶正，苏叶、葛根等疏风祛邪，前胡、桔梗、半夏宣肺化痰，适用于气虚感冒而见气短、神疲、无汗咳嗽之证。后者用黄芪为君，以益气固表；桂枝、芍药、生姜、大枣以调和营卫，适用于气虚感冒而见恶风、肢体酸楚之症。如气虚而见自汗、形寒、易感风邪者，可常服玉屏风散以益气固表，增强卫外功能，以防感冒复发。

2）阳虚感冒

症状：阵阵恶寒，甚则蜷缩寒战或稍兼发热，恶寒或自汗，汗出则恶寒更甚，头痛，骨节酸冷疼痛，面色皖白，语言低微，四肢不温，舌质淡胖，苔白，脉沉细无力。

病机分析：阳气不足之人，最易感受风寒邪气，以老年人较为常见。一般恶寒重，发热轻，如患者阳虚汗出较多，阳气耗散，则恶寒更甚，此乃阳虚感冒之特征。阳气衰惫，不能温煦血脉，以致鼓动无力，故可见脉不浮而反沉细。

治法：温阳解表。

方药：桂枝加附子汤。阳虚之体，感受风寒，宜温里散寒以托邪外出。本方用附子助阳以驱寒，桂枝汤通阳以祛风，使阳气充沛，腠理温煦，则风寒之邪，自能从外而解。如大便溏泻，腹中隐痛，加炮姜、肉桂温运中阳以止泻。

3）血虚感冒

症状：头痛、身热、微寒、无汗或汗少，面色不华，唇淡，指甲苍白，心悸、头晕，舌淡苔白，脉细或浮而无力或脉象结代。

病机分析：素体血虚或失血之后或产后血亏，除见普通表证外并见血虚之证。由于血虚，汗源不足，一般无汗或汗少。血虚感冒数日不愈，往往心悸、眩晕更甚，甚至出现脉象结代，此乃虚体感邪，耗伤阴血所致。

治法：养血解表。

方药：葱白七味饮加减。本方以葱白为君，既取本品辛温解表作用，又取其温通血脉之力，对血虚感冒尤为适宜。方中葱白、豆豉、葛根、生姜解表的同时，又配合地黄、麦冬以滋阴养血。如恶寒重，可加黄芪、防风、荆芥；如热重，可加银花、连翘。如血虚感邪，血液运行不畅，脉络痹阻，而见脉象结代者，可加桂枝、红花、丹参以通阳活血宣痹。

4）阴虚感冒

症状：发热，微恶风寒，无汗或微汗或寐中盗汗，头痛，心烦，口干咽燥，手足心热，干咳少痰或痰中带血丝，舌质红，脉细数。

病机分析：阴虚之体，肺有燥热，感邪之后，常见偏于风热之证，在感冒时其阴虚之象更为明显。此乃发热出汗，易伤阴液之故。如肺阴素虚，肺气失于清肃，咳嗽伤络，可见痰中带血。

治法：滋阴解表。

方药：加减葳蕤汤。本方以玉竹为主，取其滋阴生津之功，以奏资助汗源之效；葱白、豆豉、桔梗、薄荷、白薇等以解表宣肺退热，发汗而不峻；甘草、大枣甘润和中而不腻。如心烦口渴较甚，可加黄连、竹叶、天花粉以清热生津除烦；如咳嗽咽干，咳痰不爽，可加牛蒡子、射干、栝楼皮以利咽化痰；如咳嗽胸痛，痰中带血，可以加鲜茅根、生蒲黄、藕节以清肺凉血化瘀。

（二）时行感冒

1.轻症

1）风热犯卫

症状：发病初期，发热或未发热，咽红不适，轻咳少痰，微汗。舌质红，苔薄或薄腻，脉浮数。

治法：疏风清热。

方药：银花、连翘、桑叶、菊花、炒杏仁、浙贝母、荆芥、牛蒡子、芦根、薄荷（后下）、生甘草。苔厚腻加藿香、佩兰；腹泻加黄连、木香。常用中成药：疏风解毒胶囊、银翘解毒类、双黄连类口服制剂等。

2）风寒束表

症状：发病初期，恶寒，发热或未发热，身痛头痛，鼻流清涕，无汗。舌质淡红，苔薄而润。

治法：辛温解表。

方药：炙麻黄、炒杏仁、桂枝、葛根、炙甘草、羌活、苏叶。常用中成药：九味羌活颗粒、散寒解热口服液。

3）热毒袭肺

症状：高热、咳嗽、痰黏咯痰不爽、口渴喜饮、咽痛、目赤。舌质红，苔黄或腻，脉滑数。

治法：清肺解毒。

方药：炙麻黄、杏仁、生石膏（先煎）、知母、芦根、牛蒡子、浙贝母、金银花、青蒿、薄荷、栝楼、生甘草。便秘加生大黄。常用中成药：莲花清瘟胶囊、莲花清热泡腾片、小儿豉翘清热颗粒等。

2.危重症

1）热毒壅肺

症状：高热，咳嗽咯痰，气短喘促或心悸，躁扰不安，口唇紫暗，舌暗红，苔黄腻或灰腻，脉滑数。

治法：清热泻肺，解毒散瘀。

方药：炙麻黄、生石膏、炒杏仁、知母、全栝楼、黄芩、浙贝母、生大黄、桑白皮、丹参、马鞭草。持续高热，神昏谵语者加服安宫牛黄丸；抽搐者加羚羊角、僵蚕、广地龙等；腹胀便结者加枳实、元明粉。

2)正虚邪陷

症状：呼吸急促或微弱或辅助通气，神志淡漠甚至昏蒙，面色苍白或潮红，冷汗自出或皮肤干燥，四肢不温或逆冷，口燥咽干，舌暗淡，苔白或舌红绛少津，脉微细数或脉微弱。

治法：扶正固脱。

方药：偏于气虚阳脱者选用人参、制附子、干姜、炙甘草、山萸肉等；偏于气虚阴脱者可选用红人参、麦冬、五味子、山萸肉、生地、炙甘草等。若仍有高热者加用安宫牛黄丸。

注意：轻症煎服法：水煎服，每剂水煎 400mL，每次口服 200mL，2 次/d；必要时可日服 2 剂，200mL，6h 1 次。危重症煎服法：每剂水煎 400mL，每次 200mL，口服，4 次/d；病情重不能口服者可进行结肠滴注，用量和次数同上。以上方药、用量供参考使用，儿童用量酌减，有并发症、慢性基础病史的患者，随证施治。

中医预防：与流感患者有明确接触者：①儿童、青壮年、身体强壮者可用下方：金银花 6g、大青叶 6g、薄荷 3g、生甘草 3g，水煎服，1 剂/d，连服 5d。②老年体弱者可用下方：党参 6g、苏叶 6g、荆芥 6g，水煎服，1 剂/d，连服 5d。

（丁于洲）

第二节　咳嗽

咳嗽是指外感或内伤等多种病因所致，肺失宣肃，肺气上逆，以咳嗽、咳痰为主要症状的病证。咳，指有声无痰；嗽，指有痰无声。临床上一般为痰声并见，故合称咳嗽。

一、病因病机

咳嗽为肺系疾患的主要症状之一。究其成因不外外感、内伤两途。其主要病机为邪犯于肺，肺失宣肃，肺气上逆。

（一）病因

(1)六淫外邪侵袭肺系：风、寒、暑、湿、燥、火六淫之邪，从口鼻皮毛而入，侵袭犯肺，是引起外感咳嗽的主要病因，但由于四时主气之不同，故人体感受的病邪亦有区别。因风为六气之首，外邪致病多以风为先导，故外感咳嗽有风寒、风热、风燥等不同的证候，其中尤以风寒为多。

(2)脏腑功能失调，内邪干肺，肺脏自病或他脏有病及肺，均可引起内伤咳嗽。

①肺脏自病：多由于肺脏的其他疾病迁延日久，耗损肺气，灼伤肺阴，而致肺失宣降，肺气上逆。

②他脏有病及肺：多因饮食不节，嗜酒过度，过食辛辣肥甘，酿生痰热，或过度劳倦，损伤脾胃，脾失健运，痰湿内生，上渍于肺或七情内伤，气机不畅，日久化火，气火上逆犯肺，或房劳过度，损伤肾阴则虚火上炎，损伤肾阳则阳虚内寒，皆可导致内伤咳嗽。

（二）病机

1.发病

外邪侵袭犯肺，发病较急；内伤致咳，发病多较缓慢。

2.病位

病变主脏在肺，并与肝、脾、肾密切相关。

(1)肺：肺主气，司呼吸，上连气道喉咙，开窍于鼻，外合皮毛，为五脏六腑之华盖，其气贯百脉而通他脏。由于肺体清虚，不耐寒热，故称娇脏，内外之邪侵袭后易于为病，病则宣肃失司，以致肺气上逆冲击声门而为咳嗽。

(2)肝脾肾：肝主疏泄，“肝脉布两胁上注于肺”，若肝郁化火，木火偏旺或金不制木，木反侮金，则气火上逆犯肺而咳；脾主运化，脾为肺之母，“手太阴肺经起于中焦，下络大肠，还循胃口”，若脾运不健，痰浊内生，上渍犯肺，则肺失清肃，上逆为咳；“肺为气之主，肾为气之根”，肺主呼气，肾主纳气，若久咳肺虚，金不生水，肺病及肾，肺肾俱虚，气逆为咳为喘。

3.病性

外感咳嗽，因外邪犯肺，肺气壅遏不畅，故属于邪实，由于感邪之不同，有风寒、风热、燥热之分；内伤咳嗽，属邪实与正虚并见或以邪实为主，病机与湿、痰、火关系最为密切或以正虚为主，而阴虚、气虚多见。

4.病势

外感咳嗽初起病位在肺，日久损伤正气，可由肺及脾至肾，病势由上而下。内伤咳嗽表现不一，既可由肺及脾肾，又可由脾肾及肺。

5.病机转化

主要表现为虚实、寒热的转化。外感有寒有热，寒邪可以化热；外感日久，可由实转虚，虚实并见。如风寒咳嗽，未能及时宣散，可郁而化热；风热咳嗽又可化燥伤津或肺热炼液成痰而痰热郁肺。内伤有痰有火，痰有寒热之别，火有虚实之分，痰郁而化火(热)，火能炼液灼津为痰；内伤日久，正气耗伤，又易受外邪的侵袭而表现为邪实为主。由他脏及肺者，多为因实致虚，如肝火犯肺，炼液为痰，耗伤肺津；痰湿犯肺，多由脾失健运，聚湿酿痰，上贮于肺，若久延不愈，可致脾肺气虚，甚则病延及肾，由咳致喘；如痰湿蕴肺，遇外感引触，痰从热化，痰热郁久，又可耗伤肺阴。肺脏自病者，多为因虚致实，若肺阴不足，每致虚火上炎，灼津为痰；肺气亏虚，气不化津，则津化为饮。

二、诊断与鉴别诊断

（一）诊断依据

（1）咳而有声或伴咯痰。

（2）由外感引发者，多起病急、病程短，常伴恶寒发热等表证；由外感反复发作或其他脏腑功能失调引发者，多病程较长，可伴喘及其他脏腑失调的症状。

（二）鉴别诊断

1.肺痨

肺痨的主要症状之一亦为咳嗽，因此须与作为疾病诊断的咳嗽相鉴别。肺痨常同时出现咯血、胸痛、潮热、盗汗、消瘦等症，结合血沉、结核菌素试验、痰液涂片、细菌培养以及X线检查，可做出鉴别。

2.肺胀

有久患咳、喘、哮等病证不愈的病史，在咳嗽的同时并有胸中烦闷，膨膨胀满，上气喘咳，甚至面目晦黯、唇舌发绀、颜面四肢浮肿等症，且病程缠绵，久治不愈。必要时结合X线等检查协助鉴别。

3.哮病及喘病

哮病及喘病虽然也会兼有咳嗽，但各以哮、喘为其主要临床表现。哮病主要表现为痰气交阻，气道壅塞，呼吸不利，喉间痰鸣气吼，反复发作，常有过敏史或家族史。喘病主要表现为呼吸迫促，张口抬肩，甚则摇身撷肚，不能平卧。

4.肺痈

肺痈病证临床亦有咳嗽吐痰症状，但其主症为发热、胸痛、咯吐大量腥臭脓血浊痰，结合白细胞总数及中性粒细胞增高、痰培养有致病菌和X线检查等阳性发现可做出鉴别。

三、辨证论治

（一）辨证要点

1.辨别外感与内伤

一般来说，外感咳嗽起病较急，病程较短，病情较轻，常在受凉之后突然发生，伴有鼻塞、咽痒、头痛、全身不适、恶寒发热等症，病变多局限于呼吸道方面，一般无其他脏腑的病理改变及临床症状，易于治疗。内伤咳嗽证多虚实并存，病情较重，病程较长，病变主要在肺，但常涉及肝、脾、肾等脏，病理复杂，多呈慢性反复发作过程，治疗难取速效。但是，内伤咳嗽患者，由于肺虚容易受外邪，特别是在天气变冷的时候，往往受到外邪侵袭而使咳嗽加重，这时咳嗽是由外感、内伤 2 个方面的原因造成的。

2.了解咳嗽的特点

包括时间、节律、性质、声音以及加重因素等。

(1)时间、节律：咳嗽时作，白天多于夜间，多为外感或内伤偏实；早晨咳嗽，痰出后咳减，多为内伤痰湿或痰热较重；午后、黄昏咳嗽加重，多属肺燥阴虚；夜间发作或加重，多属虚寒咳嗽。

(2)性质：干性咳嗽见于风燥、气火、阴虚等咳嗽；湿性咳嗽见于痰湿（或痰浊、寒饮）等咳嗽。

(3)声音：咳嗽声低气怯属虚，洪亮有力属实。咳嗽声重，见于外感风寒；声音粗浊，为外感风热，痰热伤津（阴）；声音嘶哑，病程短者，为外感风寒或风热、风燥；病程长者，为阴虚或气虚；单声、轻微短促的咳嗽，为风燥、阴虚；连声重浊的咳嗽，为痰湿。

(4)使咳嗽加重的有关因素：饮食肥甘、生冷后加重，属痰湿；情志郁怒后加重，属气郁化火，肝火犯肺；劳累受凉后加重，属虚寒、痰湿。

3.辨痰的性状

辨痰的性状包括色、质、量、味等。

(1)辨色：痰色白属风、寒、湿；色黄属热；色灰为痰浊；血性痰（脓痰、铁锈色痰）属肺脏风热或痰热；粉红色泡沫属心肺气虚，气不主血。

(2)辨质：痰液稀薄属风寒、虚寒，痰黏属热、燥、阴虚，痰稠厚属湿热。

(3)辨量：痰量偏少多属干性咳嗽，痰量偏多多属湿性咳嗽。

(4)辨味：痰之气味，热腥为痰热，腥臭为痰热胶结成痈之候，味甜属痰湿，味咸为肾虚。

（二）治疗原则

治疗咳嗽应分清邪正虚实和标本缓急，采用“实则泻之，虚则补之”“急则治其标，缓则治其本”的基本原则，同时注意标本兼治。一般而言，外感咳嗽为实证，以祛邪利肺为主，用药宜轻扬，忌收涩留邪，因势利导使邪去正安。内伤咳嗽为虚实夹杂，本虚标实。其中，标实为主者以祛邪止咳为治；本虚为主者，以补肺、健脾、补肾纳气为主；标本并重者，当标本兼治，用药忌宣散伤正，耗气伤阴，当调护正气，以免久咳肺损成痨。概括而言咳嗽治疗常以宣、降、清、温、补、润、敛（收）等为法则。宣有宣散、宣通之意，如宣肺止咳，适用于感受外邪，肺气不宣引起的咳嗽。降为肃降、降气之意，如豁痰肃肺、降气止咳等法，适用于痰浊、气逆而致肺失肃降所引起的咳嗽。清有清热、泻火、清燥之意，如清热化痰、清燥养阴等法，适用于肺热及肺燥咳嗽。温有温肺、温阳之意，如温肺化痰、温肾纳气等法，适用于肺寒咳嗽、痰饮不化及肾不纳气引起的咳嗽。补为补虚之意，古有“肺无补法”之说，故不可妄用，必须在久咳肺虚，确无实邪之证时方可使用，况且肺虚又多与脾虚、肾虚兼见，又有阴虚、阳虚之分，故须互相参照治之，临床分为补气止咳、补阴止咳、健脾止咳等法，分别用于肺虚咳嗽、阴虚咳嗽及脾虚咳嗽。润有濡润、润燥之意，如养阴润肺止咳法，适用于肺燥咳嗽及热病，久病之后而致的阴虚津亏咳嗽。敛为收敛之意，如敛肺止咳法，适用于久咳不愈，肺中确无实邪之证。其中宣、降、润、敛法尤为重要，分别用于咳嗽的各个发展时期。某病程阶段，必须适用该法，如颠乱应用，当“宣”而“敛”，必致邪气闭伏，迁延不愈；当“敛”反“宣”，必致真气益耗，正虚邪盛；当“润”而“宣”，必致生燥动血，常见咯红；当“宣”反“润”，每令外邪留恋，久久不解。

此外，古有“毋见咳而止咳”，说明专用止咳的方法不一定能止住咳嗽，必须辨证论治，方能收到预期效果。

（三）分证论治

1.外感咳嗽

1）风寒袭肺证

症状：咳声重浊、气急、咽痒、咳痰稀薄色白，常伴鼻塞、流清涕、头痛、肢体酸楚、恶寒发热，无汗等表证，舌苔薄白，脉浮或浮紧。

治法：疏风散寒，宣肺止咳。

方药：三拗汤合止嗽散加减。咳嗽较甚者，加枇杷叶、款冬花祛痰止咳；咽痒甚者，加牛蒡子、蝉蜕祛风止痒；鼻塞声重者，加辛夷、苍耳子宣通鼻窍。

2）风热犯肺证

症状：咳嗽、咯痰不爽、痰黄或黏稠、喉燥咽痛，常伴恶风身热、头痛肢楚、鼻流黄涕、口渴等表证，舌苔薄黄，脉浮数或滑数。

治法：疏风清热，宣肺止咳。

方药：桑菊饮加减。咳嗽甚者，加前胡、栝楼、浙贝母清宣肺气，化痰止咳；咽喉疼痛，声音嘶哑者，加射干、牛蒡子、玄参清热利咽；肺热内盛，身热较著者，加黄芩、知母清泄肺热。

3）风燥伤肺证

症状：喉痒干咳、无痰或痰少而粘连成丝，咯痰不爽或痰中带有血丝，咽喉干痛，唇鼻干燥、口干，常伴鼻塞、头痛、微寒、身热等表证，舌质干红少津，苔薄白或薄黄，脉浮数或小数。

治法：疏风清肺，润燥止咳。

方药：桑杏汤加减。津伤较甚者，加麦冬、玉竹、芦根滋养肺阴；痰中带血者，加生地黄、白茅根清热凉血止血；若燥证与风寒并见，兼有恶寒发热，头痛无汗，舌苔薄白而干，则以杏苏散加减。

2.内伤咳嗽

1)痰湿蕴肺证

症状：咳嗽反复发作，尤以晨起咳甚，咳声重浊，痰多、黏腻或稠厚成块，色白或带灰色，胸闷气憋，常伴体倦纳呆，脘痞腹胀，大便时溏，舌苔白腻，脉濡滑。

治法：燥湿化痰，理气止咳。

方药：二陈汤合三子养亲汤加减。胸闷脘痞者，加苍术、厚朴健脾燥湿化痰；若寒痰较重，痰黏白如泡沫，怯寒背冷者，加干姜、细辛以温肺化痰；脾虚证候明显者，加党参、白术以健脾益气。

2)痰热郁肺证

症状：咳嗽气息急促或喉中有痰声，痰多黏稠或为黄痰，咳吐不爽或痰有热腥味或咳吐血痰，胸胁胀满或咳引胸痛，面赤或有身热，口干欲饮，舌质红，舌苔薄黄腻，脉滑数。

治法：清热肃肺，化痰止咳。

方药：清金化痰汤加减。痰黏稠，咳吐不爽者，加远志、海浮石、天花粉清润散结；若胸满咳逆，痰涌便秘者，加葶苈子、芒硝泻肺通腑化痰；若热甚伤津，口干舌红少苔者，加北沙参、麦冬、芦根以养阴生津。中成药可选用蛇胆川贝液。

3)肝火犯肺证

症状：上气咳逆阵作，咳时面赤，常感痰滞咽喉，咳之难出，量少质黏或痰如絮状，咳引胸胁胀痛，咽干口苦，症状随情绪波动而增减，性急易怒，舌红或舌边尖红，舌苔薄黄少津，脉弦数。

治法：清肝泻肺，化痰止咳。

方药：黛蛤散合泻白散加减。火旺者，加栀子、丹皮清肝泻火；胸闷气逆者，加葶苈子、栝楼、枳壳利气降逆；咳引胁痛者，加郁金、丝瓜络、香附理气和络。

4)肺阴亏耗证

症状：干咳，咳声短促，痰少黏白或痰中带血丝或声音嘶哑，口干咽燥，常伴有午后潮热，手足心热，夜寐盗汗，日渐消瘦，神疲，舌红少苔，脉细数。

治法：滋阴润肺，化痰止咳。

方药：沙参麦冬汤加减。若身热久咳，可用桑白皮易桑叶，加地骨皮、丹皮以泻肺清热；咳甚者，加川贝母、杏仁、百部润肺止咳；若肺气不敛，咳而气促，加五味子、诃子以敛肺止咳；若气虚咳声低微者，加太子参、黄芪等以补益肺气。

（丁于洲）

第三节　哮病

一、定义

哮病发作时喉中有哮鸣声，呼吸气促困难，甚则喘息不能平卧。哮是指呼吸时喉间发出的喘鸣音。因哮必兼喘，故又称哮喘。西医学认为，支气管哮喘是由多种细胞包括气道的炎症细胞、结构细胞及细胞组分参与的气道慢性炎症性疾病。这种慢性炎症导致气道高反应性，通常出现广泛多变的可逆性气流受限，并引起反复发作性的喘息、气急、胸闷或咳嗽等症状，常在夜间和（或）清晨发作、加剧，多数患者可自行缓解或经治疗缓解。哮喘发病的危险因素包括宿主因素（遗传因素）和环境因素 2 个方面。

《内经》虽无哮病之名，但在许多篇章里，都有有关哮病症状、病因病机的记载。如《素问・阴阳别论》所说之“阴争于内，阳扰于外，魄汗未藏，四逆而起，起则熏肺，使人喘鸣”即包括哮病症状在内。汉代张仲景《金匮要略・肺痿肺痈咳嗽上气病脉证并治》曰：“咳而上气，喉中水鸡声，射干麻黄汤主之。”明确指出了哮病发作时的特征及治疗，并从病理上将其归属于痰饮病中的“伏饮”证，在“痰饮咳嗽病脉证并治”篇中指出“膈上病痰，满喘咳吐，发则寒热，背痛腰疼，目泣自出，其人振振身瞤剧，必有伏饮”。此后还有呷嗽、哮吼等形象性的命名。元代朱丹溪首创哮喘病名，在《丹溪心法》一书中作为专篇论述，并认为“哮喘必用薄滋味，专主于痰”，提出“未发以扶正气为主，既发以攻邪气为急”的治疗原则。明代虞抟《医学正传》则进一步对哮与喘作了明确的区别，指出“哮以声响言，喘以气息言”。后世医家鉴于“哮必兼喘”，故一般统称“哮喘”，而简名“哮证”“哮病”。

本文中所论哮病为一种发作性疾病，属于痰饮病的“伏饮”证，包括西医学的支气管哮喘、喘息性支气管炎、嗜酸粒细胞增多症（或其他急性肺部过敏性疾患）引起的哮喘。若因肺系或其他多种疾病引起的痰鸣气喘症状，则属于喘证、肺胀等病证范围。

哮病是中医内科常见病之一，在我国北方更为多见，发病率约占人口的 2%。中医对本病积累了丰富的经验，方法多样，疗效显著，不仅可以缓解发作时的症状，且通过扶正治疗，可达到祛除宿根，控制复发的目的。哮喘是发达国家中发展最快，受累人群最多的医疗问题之一。其患病率和死亡率近年来呈上升趋势。欧美国家发病率为 10%。亚洲国家发病率为 5%。全球哮喘患者超过 1 亿。我国哮喘发病率也呈逐年增加的趋势。相对于 2000 年的调查结果来看，北京城区人口的哮喘患病率增加了 1 倍，由原来的 0.51% 增加到 1.01%。郊区农村的患病率从

0.49%增高到1.04%，农村的患病率增加了1.5倍。哮喘患者对疾病的认知程度非常低，很多患者不知道哮喘的本质是什么。在长期控制、长期治疗的目标认识上，也存在着很多模糊的认识，只有15%的哮喘患者，认为哮喘可以长期地良好控制。调查结果还显示，哮喘的控制水平偏低，只有23%的患者达到了哮喘的控制。这些患者日常的病情监测和管理也做得不好，只有10%左右的患者有自我病情的监测。目前患者对哮喘的认知程度低，在今后工作中应该更好地推广哮喘的规划化治疗，改善哮喘患者日常的治疗水平。

二、病因病机

哮病的发生为痰伏于肺，每因外邪侵袭、饮食不当、情志刺激、体虚劳倦等诱因引动而触发，以致痰壅气道，肺气宣降功能失常。

（一）病因

1.外邪侵袭

外感风寒或风热之邪，未能及时表散，邪蕴于肺，壅阻肺气，气不布津，聚液生痰。如《临证指南医案·哮》说："若夫哮证，亦由初感外邪，失于表散，邪伏于里，留于肺俞。"或因吸入烟尘、花粉、动物毛屑、异味气体等，影响肺气的宣降，津液凝聚，痰浊内生而致哮。

2.饮食不当

过食生冷，寒饮内停或嗜食酸咸甘肥，积痰蒸热或进食海膻发物，以致脾失健运，痰浊内生，上干于肺，壅塞气道，诱发本病。《医碥·哮喘》曰："哮者……得之食味酸咸太过，渗透气管，痰入结聚，一遇风寒，气郁痰壅即发。"故古又有称为"食哮""鱼腥哮""卤哮""糖哮""醋哮"者。

3.体虚病后

素质不强，则易受邪侵。如幼儿哮病往往由于禀赋不足所致，故有称"幼稚天哮"者。若病后体弱，如幼年患麻疹、顿咳或反复感冒、咳嗽日久等导致肺虚；肺气不足，阳虚阴盛，气不化津，痰饮内生或阴虚阳盛，热蒸液聚，痰热胶固，均可致哮。一般而言，素质不强者多以肾为主，而病后所致者多以肺为主。

（二）病机

本病病理因素以痰为主，如朱丹溪说："哮喘专主于痰。"痰的产生主要由于人体津液不归正化，凝聚而成，如伏藏于肺，则成为发病的潜在"夙根"，因各种诱因如气候、饮食、情志、劳累等诱发，这些诱因每多错杂相关，其中尤以气候变化为主。《景岳全书·喘促》曰："喘有夙根，遇寒即发或遇劳即发者，亦名哮喘。"《症因脉治·哮病》亦指出"哮病之因，痰饮留伏，结成窠臼，潜伏于内，偶有七情之犯，饮食之伤或外有时令之风寒束其肌表，则哮喘之症作矣"。进而论之，哮喘"夙根"论的实质，主要在于脏腑阴阳失调，素体偏盛偏虚，对津液的运化失常，肺不能布散津液，脾不能输化水精，肾不能蒸化水液，而致凝聚成痰，若痰伏于肺则成为潜在的病理因素。本病发作时的基本病理变化为“伏痰”遇感引触，痰随气升，气因痰阻，相互搏结，壅塞气道，肺管狭窄，通畅不利，肺气宣降失常，引动停积之痰，而致痰鸣如吼，气息喘促。《证治汇补·哮病》说：“哮即痰喘之久而常发者，因内有壅塞之气，外有非时之感，膈有胶固之痰，三者相合，闭拒气道，搏击有声，发为哮病。”若病因于寒，素体阳虚，痰从寒化，属寒痰为患，则发为冷哮；病因于热，素体阳盛，痰从热化，属痰热为患，则发为热哮；如“痰热内郁，风寒外束”引起发作者，可以表现为外寒内热的寒包热哮；痰浊伏肺，肺气壅实，风邪触发者则表现为风痰哮；反复发作，正气耗伤或素体肺肾不足者，可表现为虚哮。若长期反复发作，寒痰伤及脾肾之阳，痰热耗灼肺肾之阴，则可从实转虚，在平时表现肺、脾、肾等脏气虚弱之候。肺虚不能主气，气不化津，则痰浊内蕴，肃降无权，并因卫外不固，而更易受外邪的侵袭诱发；脾虚不能化水谷为精微，上输养肺，反而积湿生痰，上贮于肺，则影响肺气的升降；肾虚精气亏乏，摄纳失常，则阳虚水泛为痰或阴虚虚火灼津成痰，上干于肺，加重肺气之升降失常。由于三脏之间的相互影响，可致同病，表现肺脾气虚或肺肾两虚之象。在平时亦觉短气、疲乏，并有轻度喘哮，难以全部消失。一旦大发作时，每易持续不解，邪实与正虚错综并见。肺肾两虚而痰浊又复壅盛，严重者肺不能治理调节心血的运行，肾虚命门之火不能上济于心，则心阳亦同时受累，甚至发生喘脱危候。

总之，哮病是一种反复发作，缠绵难愈的疾病。部分青少年患者，随着年龄的增长，正气渐充，肾气日盛，再辅以药物治疗，可以终止发作，而中老年及体弱患者，肾气渐衰，发作频繁，则不易根除；或在平时亦有轻度哮鸣气喘，若大发作时持续不已，可出现喘急鼻煽，胸高气促，张口抬肩，汗出肢冷，面色青紫，肢体浮肿，烦躁昏昧等喘脱危候。如长期不愈，反复发作，病由肺脏影响及脾、肾、心，可导致肺气胀满，不能敛降之肺胀重证。

三、辨病要点

（1）发作时喉中哮鸣有声，呼吸困难，甚则张口抬肩，不能平卧或伴唇甲发绀，烦躁不安或抑郁不舒。

（2）发作时两肺可闻及以呼气相为主的哮鸣音，呼气相延长。

（3）上述症状可经治疗或自行缓解且呈反复发作性，常因气候突变、饮食不当、情志失调、劳累等因素诱发。发作前多有鼻痒、喷嚏、咳嗽、胸闷等先兆表现。

（4）多有过敏史或家族史。

（5）肺功能检查、动脉血气分析、血嗜酸性粒细胞计数、痰液涂片、胸部 X 线检查等有助于诊断。

四、相关检查

1.血液检查

发作时可有嗜酸性粒细胞增高，但多不明显，如并发感染可有白细胞数增高，分类中性粒细胞比例增高。

2.痰液检查

涂片在显微镜下可见较多嗜酸性粒细胞、黏液栓以及哮喘珠等。如合并呼吸道细菌感染，痰涂片革兰氏染色、细菌培养及药物敏感试验有助于病原菌诊断及指导治疗。

3.肺功能检查

在哮喘发作时有关呼气流速的全部指标均显著下降，如 1s 用力呼气容积(FEV_1)、1s 率(FEV_1/FVC)、呼气峰值流速(PEF)等均减少，缓解期可逐渐恢复。病情疑似者，支气管舒张试验或激发试验有助于明确诊断。

4.动脉血气分析

严重哮喘发作可有不同程度的低氧血症，PaO_2 降低，$PaCO_2$ 一般正常或降低。$PaCO_2$ 增高提示气道严重阻塞或呼吸肌疲劳衰竭。

5.胸部 X 线检查

哮喘发作早期可见两肺透亮度增加，呈过度充气状态；在缓解期多无明显异常。如并发呼吸道感染，可见肺纹理增加及炎性浸润阴影。

五、类证鉴别

1.喘证与哮病

喘证与哮病都有呼吸急促困难的表现，但哮病之喘，必有喉中响鸣，正如《医学正传・哮喘》中指出："哮以声响名，喘以气息言，夫喘促喉间如水鸡声谓之哮，气促而连续不能以息者谓之喘。"哮必兼喘，而喘未必兼哮。哮病是一种独立性疾病，有宿根及诱因可寻，具有发作性、反复性、顽固性及遗传性等特点，其发作乃宿痰为诱因引触，痰阻气闭而成。喘证可见于多种急慢性疾病中，有虚实之分。实喘为邪壅于肺，肺失宣降而发，邪去喘安；虚喘为肺肾出纳失常，多持续日久，有脏虚特点，易遇外邪加重。

2.支饮与哮病

支饮为受寒饮冷，迁延反复伤肺，肺气不能布津，饮邪留伏，支撑胸膈，而致肺失宣降。支饮亦可有痰鸣气喘症状，与哮病发作期相似，但多系部分慢性咳喘经久不愈，逐渐加重而成，病势时轻时重，发作与间歇界限不清，咳喘重于哮鸣，与哮病之间歇发作，突然发病，迅速缓解，哮吼声重而咳轻，二者有显著不同。但胸膈之痰饮留伏，又可成为哮病之因。

3.肺胀与哮病

肺胀为多种慢性肺系疾患反复发作，迁延不愈，肺、脾、肾三脏虚损，从而导致痰瘀互结，肺气壅滞，肺体胀满，肺不敛降而成，以喘促、咳嗽、咯痰、胸部膨满、胀闷如塞等为临床特征；哮病是反复发作性的一个独立病种，为诱因引触宿痰，痰阻气道，痰气搏结，气道挛急，肺失宣肃而成，痰鸣气喘呈发作性，二者有明显区别。但哮病长期反复发作，可向肺胀转化。

六、治疗

（一）一般措施

（1）加强体育锻炼，增强抗病能力，可坚持跑步、打太极拳等；适时增添衣被，防止外邪侵入。

（2）积极找出各种致敏原，以免再次接触。如儿童对牛奶、蛋类、鱼虾等产生的过敏现象，应少食或禁食；对花粉、油漆、染料、工业粉尘以及家养宠物（如狗、猫）等易过敏者，应尽可能避免接触。

（3）要及时治疗可能诱发本病的隐性疾病，如过敏性鼻炎、荨麻疹、湿疹、慢性咽喉炎、慢性扁桃体炎等。

（4）积极预防感冒等病的发生；预防本病的复发，要防早、防小（指幼年阶段已有此病，应及时综合防治）。尤其是有家族遗传倾向者。

（5）戒除烟、酒等不良嗜好。

（二）中医药治疗

1.急性发作期及慢性持续期治疗

哮喘急性发作期的中医病因病机，近年来国内中医界进行了深入而有意义的研究。传统中医学理论认为：本病的发生，常因患者先天不足、肾中阴阳亏虚的基础上兼有伏痰存留，实属一正虚邪盛、虚实夹杂的病理证候。中医学有“急则治其标”，哮喘急性发作“急治其肺”之说，因此，本阶段应当重在“降气化痰，平喘止咳”的原则基础上，兼用扶正固本（补肾为主）之品。

1）辨证论治

（1）冷哮：主要从以下 3 点辨证分析。

主症：咳喘、喉中哮鸣如水鸡声，干咳或咳吐稀痰，不能平卧，胸膈满闷如窒，面色苍白或青灰，背冷，口不渴或渴喜热饮或兼见恶寒、打喷嚏、流清涕、头痛。舌质红苔白滑，脉浮紧。

操作：宣肺散寒，豁痰平喘。

方药：小青龙汤加减。炙麻黄、地龙、桂枝、五味子、干姜各 10g，法半夏 12g，补骨脂、淫羊藿、巴戟天各15g,细辛5g,甘草9g。诸药合用,功可宣肺散寒,化痰平喘兼益肾纳气。喘甚痰多者加苏子、白芥子、莱菔子各15g;纳差者加白术、砂仁、茯苓各10g;胸闷甚者加厚朴、枳实各10g。

(2)热哮:主要从以下3点辨证分析。

主症:喘促胸闷,喉中哮鸣,声若曳锯,张口抬肩,不能平卧或痰色黄而胶黏浓稠,呛咳不利,胸闷烦躁不安,面赤,口渴喜饮或大便秘结或伴发热、头痛、有汗。舌质红,苔黄腻或滑,脉滑数。

操作:宣肺清热,涤痰降气平喘。

方药:越婢加半夏汤加味。炙麻黄12g,苇茎、石膏各24～30g,法半夏、地龙、竹沥、黄芩、生姜各10g,补骨脂、淫羊藿、桑白皮各15g,鱼腥草30g。全方功可宣肺清热,涤痰平喘,兼益肾固本。哮喘剧者加苏子、白芥子、莱菔子各15g;热痰壅盛,阻塞气道,气急喘甚者,加吞服猴枣粉,2次/d,每次0.3g。

哮喘主要发病环节在于肾虚的基础上兼有痰浊内伏,"气道不畅",痰液需要排出,而解决气道通气功能是治喘关键所在。因此提出,凡气道痉挛、哮鸣有声音,其治疗原则以通为顺,用疏通方法,肺气开,其气方能降。治喘先开肺,肺开喘自息。宣肺气包含2个含义:一则调节平滑肌收缩与扩张,增强呼吸肌的调节功能从而改善气道通气效应;另则清除管道障碍物,控制炎症细胞浸润,消除水肿,引流痰液,保持管道通畅。在哮喘发作期间,以实证为多见,故不论过敏之故,还是感染之因,治疗原则均应"宣肺",宣肺可使邪气及痰液外达不致郁闭于内。现代药理证实,一些宣肺平喘药物如麻黄、地龙等有调节平滑肌收缩与舒张功能,从而改善气道的通气效应。常用的宣肺方药有麻黄汤、三拗汤、小青龙汤、麻杏石甘汤等方。如见痰黄黏稠者,表明患者肺部感染有炎症、热证,故常配以清热解毒药物,目的在于减轻气道炎症,消除管壁肿胀,减少分泌物渗出,缓解或防止气道狭窄,清除管道障碍物,从而使气道保持通畅,改善通气功能。

(3)哮病危症:主要从以下3点辨证分析。

主症:哮病发作,喘促气急,不能平卧,肉瞤筋惕,神气怯倦或烦躁不宁,面色青紫,汗出如油,四肢厥冷,舌色青黯,苔白滑,脉微欲绝。

操作:益气回阳救脱。

方药:四逆加人参汤加味。附片20～30g(先煎30min以上),干姜10g,人参20g,炙甘草15g。阳气津液两脱者,宜回阳固阴,益气生脉,用回阳急救汤加减:人参20g,附片20～30g(先煎30min),肉桂、干姜、炙甘草、麦冬、五味子各15g,麝香1g(另包用汤药冲服)。方中附片回阳救逆为主药,辅以干姜之辛热,使回阳救逆之力更大,加人参以益阴救逆,此属回阳复阴之法,以炙草为佐使,调和诸药,共奏回阳救脱之功。而后方中加入麦冬、五味子,实取"生脉饮"益气复脉之故。

以上方药，水煎服，1 剂/d。重症每日可连服 2 剂。

2)特色专方

(1)参蛤三七散：人参 100g，蛤蚧 2 对(去头足，焙黄)，三七 10g，炙麻黄、苏子各 20g，地龙、补骨脂、巴戟天、钩藤各 30g。研细末，每次 3g，3 次/d，口服，7d 为 1 个疗程。待咳喘缓解，每日服 1 次，长期坚守，以巩固疗效。临床上亦可改为汤剂，随症加味。本散具有补益脾肺，纳气平喘的功效。

(2)温阳散寒汤：麻黄、附子、桃仁、地龙各 10g，细辛 3g，虎耳草 30g。共煎汤剂，每毫升含生药 1.15g。每次 20mL，3 次/d 口服，可连服用 7～15d。本方具有温肺散寒平喘的功效，用于急性发作期或慢性持续期中医辨证属寒哮者。

(3)解痉化痰汤：炙麻黄、杏仁、苏叶、百部、黄芩、川贝各 10g，地龙、紫菀各 15g，钩藤 20g、僵蚕 6g，白前 12g，五味子、炙甘草各 9g。1 剂/d，水煎服，可连续服用7～14d。

(4)皂角泻肺汤：皂角、麻黄、厚朴各 10g，白芥子、胆南星各 30g，苦杏仁、地龙、槟榔各 15g，冰片(分 3 次冲)0.5g，细辛 6g。加减变化：冷哮加干姜、川椒各 10g；热哮加生石膏、鱼腥草各 30g，桔梗 15g，人工牛黄(分冲)0.5g。1 剂/d，水煎 3 次取汁，兑匀分 3 次服。本方泻肺逐痰平喘，主治支气管哮喘急性发作期。

(5)平喘抑哮汤：生南星、生半夏、炒川芎、穿山甲、枸杞子、菊花、象贝、南沙参各 9g，石见穿、生牡蛎、炙鳖甲各 30g，夏枯草 12g，蜈蚣、守宫各 2 条，炙甘草 6g。水煎服，1 剂/d。本方功可化痰活血，平喘解痉，用以治疗顽固性哮喘经久不愈者，有较好疗效。

(6)四子克喘汤：炙麻黄、杏仁、苏子、莱菔子、干姜、细辛、川贝各 10g，石膏 30g，甘草 8g，白芥子、五味子、米壳各 6g。水煎服，1 剂/d。此方乃在麻杏石甘汤、小青龙汤及三子养亲汤基础上加味而成。诸药寒温并用，降气化痰，平喘止咳，用以治疗支气管哮喘急性发作期，只要坚持服药，效果较好。

(7)固本平喘汤：炙麻黄、杏仁、甘草、黄芩、地龙、当归各 10g，苏子、白芥子、莱菔子、淫羊藿、补骨脂、巴戟天、川芎各 15g，北芪 30g。此为基本方，如寒证加细辛、桂枝、附片等；热证加连翘、鱼腥草等；痰多加橘红、法半夏等。1 剂/d，煎服。

有学者临床每以此方为主治疗本病急性发作期，疗效颇佳。

3)中成药

(1)雷公藤多苷片：本片具有抗炎和免疫抑制作用，用于支气管哮喘急性发作期的临床观察治疗，报道较多。如有学者用雷公藤多苷(口服 40mg/d 或 60mg/d 治疗 4 周)治疗支气管哮喘，并研究了对患者 Th1、Th2 细胞因子的影响，结果显示：雷公藤多苷对哮喘患者 Th2 细胞因子的产生具有明显的抑制作用，是治疗哮喘的重要机制；雷公藤多苷对 Th1 细胞因子的产生也有抑制作用，说明雷公藤多苷抑制 Th1、Th2 细胞因子产生的作用无特异性。

(2)广地龙胶囊:原生药粉研制而成。3 次/d,每次 3～5g,装胶囊吞服。适用于热哮者。

(3)复方蟾蜍丸:活蟾蜍 10 只,白胡椒 60g,法半夏 20g,蛤蚧 2 条(中等大),田七末 12g。将蟾蜍去皮及内脏,每只腹内纳入白胡椒 60g,法半夏 5g,陈皮末 20g,用线缝好,外用黄泥包好,置柴火或炭火中煨熟,取出,去黄泥,研末;将蛤蚧 2 条于瓦上焙黄脆为度(勿烤焦),研末;将上两药末与田七末混合和匀,此为 1 料,分为 30 包,装瓶,密封备用,发作时每天早晚各服 1 包。一般服药 1～2 料,小儿用量酌减。适用于肺肾两虚者。

(4)清开灵注射液:含牛黄、郁金、黄连、黄芩、山栀、朱砂等。每次 20～40mL 加入 5%的葡萄糖注射液 250～500mL 静脉滴注,1 次/d。适用于痰瘀阻肺、表寒里热的支气管哮喘患者的辅助治疗。

(5)双黄连注射液:每千克体重用本品 1mL,加入生理盐水或 5%的葡萄糖注射液中,静脉滴注,1～2 次/d;口服,3 次/d,儿童每次 20mL,成人每次 40mL。适用于伴有感染的哮喘患者,可起到加强抗炎和抗病毒作用。

4)针灸疗法

实证宜针,常用穴位有大椎、身柱、风门、肺俞、丰隆、膻中、合谷、外关、商阳、鱼际等。虚证宜灸,常用穴位有肺俞、璇玑、膻中、天突、气海、关元、膏肓、神阙、三阴交、肾俞、复溜、命门等。每次选穴 8～10 个或针或灸,1 次/d,10d 为 1 个疗程。并配合穴位埋线疗法:选取定喘、大椎、肺俞、厥阴俞、中府、尺泽等穴,埋植羊肠线,20～30d 1 次,连续数次。

5)其他特色疗法

(1)雾化吸入疗法:①辨证论治方:冷哮用麻黄、桂枝、杏仁、甘草各 10g,苏子、橘红各 5g;热哮用麻黄 5g,杏仁、黄芩各 10g,石膏 30g,桑白皮 15g,金银花 20g。水煎 2 次,混合,再浓煎并反复过滤,沉淀,取液 50mL,瓶装,消毒备用。超声雾化,口腔吸入,每次雾化时间为 30min。5～7d 为 1 个疗程。②三子养亲汤:苏子、白芥子、莱菔子、葶苈子、细辛、麻黄、天竺黄、胆南星、陈皮、丹参、甘草,剂量视证而定。浓煎并反复过滤,沉淀,取液 50mL,瓶装,消毒备用。超声雾化,口腔吸入,1 剂/d,趁热雾化吸入 2h,2 次/d。

(2)穴位注射疗法:临床常用药物有曲安奈德混悬液、654-2、灭活卡介苗、丙种球蛋白、胸腺肽、转移因子等。根据药物的特点、经络理论和病情取穴,按常规方法进行穴位注射。实施时可根据药物的不同而选用之。该疗法是临床上常被采用的治疗哮喘的有效手段,它是基于中医学“治脏者,治其俞”的原则,将中医学针刺疗法同现代注射疗法有机地结合起来,从而达到一定治疗效果的一种方法。通过穴位施针刺激和所注药物的作用，可使血液中补体、溶菌酶等非特异性机体免疫物质增多，还可以使有过敏性疾病患者的特异性免疫物质 IgA 含量升高，IgE 含量明显降低。当穴位受到综合刺激后，局部组织便产生某些化学介质，通过儿茶酚胺或乙酰胆碱的释放，改变细胞内的 cAMP 和（或）cGMP 水平，从而达到防治哮喘的目的。关于用药剂量，应结合药物常规量而定，疗程一般 4～8 周为佳。

(3)穴位割治疗法：这种疗法是通过用某些特殊刀械或针具在特定穴位上的操作，造成物理性的较强而持久的刺激，以使经络气血正常运行，机体阴阳和脏腑功能得以调整，从而达到治疗目的。临床常用的有针刀割治疗法、奇穴割治疗法、腧穴割治疗法、挑刺疗法 4 种。

a.针刀割治疗法：①选穴：第 1 组取定喘、肺俞；第 2 组取风门、肾俞，2 组均取双侧穴位。②操作方法：穴位表皮常规消毒后，用 2%的利多卡因 2mL 加注射用水 4mL，混合后每穴分别注入 1.5mL。局封后用小针刀快速直刺穴位，针刀尖方向斜向脊柱，与表皮成 45°角，深度 1～1.5 寸。针刀进入皮下组织做米字形提插切 4 刀，然后拔出针刀，按压针刀口并用创可贴封贴之。2 组穴位交替选用。哮喘发作时每星期治疗 1 次，治疗 1 个月为 1 个疗程，疗程之间休息 1 周。本法治疗具有易于操作、穴位刺激量大、得气时间维持长等优点，适用于不同年龄、不同病程的患者。

b.奇穴割治疗法：用肥皂水洗净患者双手，两手掌心向上并排放在手术台上。以 2%的碘酊及 75%的酒精消毒掌两穴（约在第 2、3 指间缝后，掌指关节前）或掌五穴（约在大鱼际正中），铺无菌洞巾。术者戴无菌手套以 1%的普鲁卡因 4mL 加 0.1%的肾上腺素 1mL（儿童酌减）局麻穴位。左手绷紧手术部位皮肤，右手持手术刀在穴位上做纵行切口，长约 1cm，深约 0.5cm。用弯剪将溢出的脂肪剪除 1g 左右（根据患者脂肪的多少而定），再用弯止血钳伸入刀口深处，夹 2～3 次深部软组织至患者有酸、麻、胀感觉通往前臂及手指。然后缝合皮肤，敷消毒纱布，胶布固定。同法做另一只手，7d 拆线。西医学认为，割治疗法的机制可能是施术后切断了大脑皮层与肺部兴奋灶的联系，建立大脑皮层与手部兴奋灶的联系，转移了兴奋灶，从而达到平喘作用。

c.腧穴割治疗法：第 1 次取膻中穴，第 2 次取肺俞（双）或玉堂穴，第 3 次取华盖或定喘穴（双）。局部常规消毒后，铺无菌洞巾，术者戴无菌手套，以 1%的普鲁卡因做皮内和皮下注射（术前须做皮试）。用手术刀在穴位上做 1cm 左右的纵行切口，后用止血钳分离切口，暴露脂肪组织并用剪刀剪去少许脂肪组织，然后用裹有纱布的镊子柄伸入切口内按摩胸骨，使其产生酸、胀、麻木的感觉，再以丝线缝合皮肤切口 1 针，同时将 1cm 左右的Ⅱ号羊肠线一段固定在切口内脂肪组织的下方，最后用无菌纱布敷盖手术部位。1 周拆线，3 周后可行第 2 次割治。

d.挑刺疗法：通常取背俞及其附近的阳性反应点，如色素沉着点、皮色变淡的点、小结节、条索状物为挑刺点，亦可取双手内侧第2指关节横纹正中（拇指除外）。局部皮肤常规消毒后，先用三棱针直刺穴位，继而卧针上挑皮肤，背俞穴挑刺深度常为2～3mm，以能挑出白色纤丝或出血为度；手四横纹穴以能挑拨出白色或黄色黏稠液体及挤压出血滴为宜。挑治当天要注意局部皮肤不接触水并保持清洁，以免发生感染。

（4）穴位结扎疗法：1号医用羊肠线（需事先在温生理盐水中浸软，根据所选穴位的个数剪成长15cm的线段，以75%的酒精浸泡0.5～1h，用无菌生理盐水冲洗后备用）、弯蚊式止血钳、镊子、持针器、三角皮肤缝合针、手术刀及柄1套、4号丝线、敷料、固定胶布。临床取穴，主穴：肺俞、定喘、膻中、风门、大椎、大杼。随证配穴：伴咳嗽者加列缺、尺泽、孔最；痰多者加丰隆、足三里、脾俞；气促息短者加关元、太溪、肾俞；瘀象重者加血海、三阴交；胸痛心悸者加心俞、膈俞、厥阴俞。操作方法，通常选取1～2个主穴和1～2个配穴。以指甲在所选穴位处掐出“×”或以龙胆紫药液涂点作为标记，对穴区常规消毒，铺无菌洞巾，医者戴无菌胶皮手套，用1%的普鲁卡因对穴位皮肤行浸润麻醉（术前做皮试）；用手术刀切开术区皮肤并深达基层，切口长1.5cm为宜，然后用镊子柄端或弯止血钳插入切口对穴位进行按摩，以患者感觉到穴区有酸、麻、重、胀感为度。将穿有备好羊肠线的三角缝合针以持针器夹持，沿切口方向从其一端进针，再从另一端出针，左右手各执两线头拉紧打结后留5cm线头并将之埋入切口深层。最后，用4号丝线将切口缝合1针，无菌敷料包扎，胶布固定。术后注意保持切口处的清洁，择期换药，术后7d拆线。根据患者体质可半个月或1个月穴位结扎1次，连续3次为1个疗程。

（5）穴位激光照射疗法：主穴通常取肺俞、膻中、定喘、天突。寒偏重者加合谷、至阳、关元；热偏重者加大椎、风门、孔最；痰多者加丰隆、足三里、脾俞；有瘀象者加血海、膈俞、三阴交；肺脾气虚者加脾俞、足三里、魄户、膏肓、胸段华佗夹脊、周荣、大包；脾肾两虚加肾俞、关元、脾俞、足三里、灵台、身柱。照射方法用医疗氦-氖激光器或CO_2激光器均可，每次选取1～2个主穴和2～3个配穴。照射功率可根据激光器型号的不同选用3～6mW为宜。照射距离5cm左右，光斑直径为1.5～2mm，单穴照射时间3～5min，每周连续照射5次，休息2d后进行下一周的治疗，4周为1个疗程。

（6）中药穴位导入法：首先根据患者哮喘之临床分型（一般分为外感型、痰湿壅肺型、肺脾两虚型、肺肾两虚型、脾肾两虚型）进行辨证处方遣药。将选择好的处方药物用600～800mL水浸泡30min后先以武火煎开，继以文火再煎15min，滤出药液250mL。把2次所煎好的药液充分混合后，平均分开置于2个容器内。然后，将预先制备好的2块10cm×15cm大小、0.5cm厚的纱布垫（儿童使用时，垫子尺寸可适当缩小），分别浸入2个有药液的容器内，备用。连接好穴位导入治疗仪，将浸有适宜温度药液的药垫，一个平置于以第4胸椎水平为中心的平面上，使肺俞（双）、魄户（双）、厥阴俞（双）、膏肓（双）各穴均被覆盖；另一个药垫平置于以第1胸椎水平为中心的平面上，使定喘（双）、百劳（双）、大杼（双）各穴位均被覆盖（注意勿使两药垫相接触）。然后，在预置好的2个药垫上，分别放置配备的比药垫尺寸略小的铅板，再在其上压置500g重的沙袋或袋装食盐。最后，将阴阳极导线板分别联结到2块铅板的接线柱上（阴阳板与哪块铅板联结没有严格的要求），接通电源，调节电流控制开关，使刺激达到患者感到适宜的强度。治疗时间通常为30min，治疗结束后让患者静卧5min后再坐起、行走。每天治疗1次，10次为1个疗程，疗程之间间隔3d。

需要说明的是：穴位注射、穴位割治、激光照射等治疗方法，适宜于急性发作期轻、中度患者的施治；慢性持续期、缓解期亦可实施。

2.临床缓解期治疗

所谓缓解期，“系指经过治疗或未经治疗症状、体征消失，肺功能恢复到急性发作前水平，并维持4周以上者”。

我们在临床实践中观察到，本病急性发作时咳逆喘气，哮鸣有声，而黏痰一经咯出，则病情常可迅速缓解。由此说明宿痰停伏于体内，遇某种诱因（如感受风寒或风温、劳倦、食用某些致敏食物等）而触发，是急性发作期的基本病因病理。然宿痰内伏则与病者先天禀赋不足、肾之阳气亏虚密切相关。肾阳乃机体阳气之根，总司气化，又可摄纳肺所吸入之清气。若阳虚则温化失常，脾肺水津不布，继而化痰生饮，伏留于体内，遇感而诱发哮喘。由于先天不足，故大多自幼发病；随着年龄的增长，肾中精气渐充，部分患者可逐渐自行向愈；反复发病，肾虚更甚，摄纳失常，故时至成年，则较难治愈；病程日久，每致阴阳俱虚。因此可以认为，肾虚是发病之本，临证治疗时，无论是慢性持续期还是急性发作期，即便痰浊内盛，哮喘严重，有学者亦主张适当选用益肾温阳纳气之品，以提高临床疗效。

而当患者处于缓解期或似于常人，无症状体征可辨或表现为程度轻重不等的肺脾肾虚损之象。肺气虚则每见声低气怯、动则尤甚或自汗、易感冒；脾气虚，运化失常而出现食少便溏，形瘦无华；肾中阳气不足则可见腰膝酸软，畏寒肢冷，脉沉迟无力等候。三脏俱虚为其本，其中肾虚为发病之关键。这是因为久病哮喘，肺脾气虚，日久必穷及肾，致使摄纳无权或肾阳素亏，无以温补脾肺，势必形成肺脾肾阳气俱虚之证。即便患者无任何临床症状体征可辨，但仍存在有一定的“潜在肾虚”，只是没有显现出来罢了。

国内各地中西医结合研究表明，本病肾虚（主要为肾阳虚）常贯穿于发生发展的全过程。大量研究结果证实：“肾虚”本质可从内分泌、细胞和分子水平以及生理生化指标的检测结果等方面得到部分证实，如患者的内环境、神经-内分泌系统异常，表现为下丘脑-垂体-肾上腺皮质功能不全，尿中17-羟皮质类固醇及17-酮类固醇含量低于正常人，周围血液中血浆皮质醇水平低下等，而用补肾阳为主的方药治疗后，可以改变上述有关指标。

1）辨证论治

（1）脾肺气虚：主要从以下3点辨证分析。

主症：咳嗽短气，痰液清稀，面色㿠白，自汗畏风，食少，纳呆，便溏，舌淡边有齿痕，苔白，脉濡弱。

操作：健脾益气，培土生金。

方药：玉屏风散合四君子汤加味。黄芪30g，党参15g，白术、茯苓、补骨脂、淫羊藿、当归、丹参、炙甘草各12g，山药20g，五味子9g。诸药同用，健脾益气，培土生金为主，兼益肾纳气，活血化瘀。若表虚自汗加大枣5枚，浮小麦30g，无效加制附片6～10g，龙骨、牡蛎各30g；食少腹胀、痰多者加半夏、陈皮、前胡各10g。平时可常服六君子丸或资生丸益肺健脾。

（2）肺肾两虚：主要从以下3点辨证分析。

主症：咳嗽短气，自汗畏风，动则加重，腰膝酸软，脑转耳鸣，盗汗遗精，舌淡脉弱。

操作：益气温阳，肺肾双补。

方药：用四君子汤合固本防喘汤加减。熟地、党参20g，白术、茯苓、补骨脂、巴戟天、淫羊藿、丹参、川芎各15g，当归、半夏各12g，黄芪30g，菟丝子18g。全方同用，补肾为主，兼顾肺脾及活血化瘀。咳嗽气喘者，加白芥子、炙麻黄、苏子、地龙各10g；平时常服金匮肾气丸、六君子丸或补肾防哮丸以培其根本。

以上方药，1剂/d，缓解期可长期服药，以增强体质，预防哮喘复发。

2）特色专方

临床缓解期采用补肾为主的治法，对于预防本病的反复发作或进行性加重更具有重要意义。原则上，选方用药须结合本病病机特点，重在益肾温阳且又当兼顾补脾益肺、活血化瘀、祛除内伏之痰。

（1）固本防喘胶囊：本方系近年来总结的一防治支气管哮喘的有效经验方。药由黄芪、雄蜂蛹、淫羊藿（仙灵脾）、太子参、补骨脂、菟丝子、附片、法夏、巴戟天、丹参等药组成，经提取研粉制成胶囊，每粒0.5g，相当于生药3.6g。该方既适用于成人，又尤其适用于儿童（特别是伴有反复呼吸道感染的病儿），2岁以下每次服1粒，随年龄增长逐渐加大剂量，至14岁左右可服5粒，3次/d，连服3～6个月为1个疗程（宜于8～9月份开始服用）。近年已广泛运用于成人，疗效亦好。

本方功可补肾温阳，健脾益肺、化瘀活血，兼祛伏痰，平喘止咳。颇合咳喘诸病病机。临床用于防治支气管哮喘以及慢性支气管炎、肺气肿、肺心病等。尤适合于缓解期服用；发病期间亦可服之。

若无成药，亦可用固本防喘胶囊加减，即固本防喘汤：北芪、菟丝子各 30g，白术、太子参、补骨脂、巴戟天、淫羊藿、丹参、川芎各 15g，法夏、黄芩、附片、桂枝各 10g。并可随证略做加减，水煎服，1 剂/d。疗程视病情而定。一般每年服药 2～3 个月。连续或间断服药。

(2)补肾防哮丸：补骨脂、淫羊藿、巴戟天、熟地、山萸肉、菟丝子、丹参、白术各 30g，黄芪、当归各 60g，五味子、附片各 15g，法半夏、胆南星各 20g，胎盘 1 具。按比例研粉，炼蜜为丸(或泛水为丸)。每日早晚各服 9g(小儿酌减)。本方重在培补先天，温肾壮阳，以增强抗病能力；兼顾补益脾肺之气，培养后天，以杜绝生痰之源；同时选用法半夏、胆南星等祛除内伏之痰；久病入络，故用当归、丹参活血化瘀。综观全方，颇合本病缓解期病机特点。用于临床，有效率在 82%～95%(发作次数逐渐减少，发作时症状明显减轻，部分患者逐渐停止发作)。对于季节性发作者，宜于好发季节前 2 个月左右开始连服 3～6 个月；常年性发作者，可于喘止后(亦可于立秋后)连服 3～6 个月。可连服 3～5 年，以病情稳定不复发为度(发作期间亦可服之)。

补肾防哮丸、固本防喘胶囊是学者借鉴全国各地经验并经临床观察总结而研制的，该方药具有补肾温阳、益气健脾、敛汗固表、兼祛伏痰、活血化瘀等多种功效，对控制哮喘复发具有良好效果。如前所述，支气管哮喘(包括慢性支气管炎)患者大都存在下丘脑-垂体-肾上腺皮质功能不全，免疫功能失调等。经服固本防喘胶囊等方后，内分泌功能得到改善，免疫功能明显增强(血清免疫球蛋白、补体 C_3、LTT、E-RFT 均较治疗前有显著性提高)。临床发现，儿童长期坚持服用固本防喘胶囊后，体质明显好转，感冒次数明显减少，哮喘发作次数逐渐减少，直至完全消除。

(3)河车大造丸(成药)：亦有较好的疗效。每次服 10g(小儿酌减)，3 次/d。本方适用于“肾中阴阳俱虚者”。

(4)健脾温肾膏：黄芪、党参各 300g，茯苓、白术、谷芽、麦芽、白果仁、淮山药各 150g，麻黄 100g，细辛 60g，陈皮 90g，菟丝子、仙茅、淫羊藿、补骨脂、女贞子、枸杞子各 120g，蛤蚧 2 对。随症加减。水浸 12h 后，取 3 次滤液，浓缩至 2～2.5L，若血虚加阿胶 300～400g，气阴两虚加龟板胶 100～150g，冰糖 0.5～1kg，炼制成膏备用。每年冬至开始，用 1 匙/次，日 2～3 次冲服。可连续或间断用 1～2 年。

(5)补肾防喘片(温阳片)：补肾防喘片含附片、生地、熟地各 6g，山药、淫羊藿、补骨脂、菟丝子各 9g，陈皮 1.5g；另滋阴片含生地、熟地、天冬各 6g，山药、黄精各 9g，女贞子 15g，陈皮 1.5g。2 方均按比例制成浸膏片，1 剂/d，可服用 2d(其中补肾防喘片已制成成药)。根据季节性发作患者易于 10 月左右复发的特点，从 8 月初就开始服药，至 10 月底止，共 3 个月左右，连服3～5 年。免疫学研究发现：温阳片能抑制血清 IgE 的季节性升高，提高抑制性 T 细胞（TS）功能，同步观察治疗前后 TS 和血清 IgE 的相关变化，发现温阳片组 IgE 与 TS 治疗前后呈明显负相关（$r=-0.440$，$P<0.05$），对照组则无明显直线相关。提示温阳片可能通过免疫调节而发挥预防复发作用。临床证实，长期坚持服用，对本病有较显著疗效，患者发作次数明显减少甚至极少再发，发作时症状渐见减轻且无毒副作用。

（6）固肺益肾丹：胎盘粉、黄芪各 3 份，淫羊藿、巴戟天、蛇床子、胆南星、半夏、茯苓、白术各 2 份，防风、桂枝、白芍、陈皮各 1 份。共研细末，装 0 号胶囊。每次 6 粒，3 次/d 口服。连服3～5 个月以防治本病的复发。用于缓解期肺脾肾俱虚，夹有痰湿的哮喘患者。

（7）玉屏风散剂：黄芪 30g，白术 20g，防风 10g，当归 12g，赤芍 18g，陈皮 6g。按上药比例配为散剂，每日服 6～9g，2 次/d，用适量蜂蜜调服及温开水送服。在发病季节前 2～3 个月开始预防性服药。常年发病者可与其他药物同时服用，服药时间适当延长。有补肺固表、扶正祛邪作用，可有效防治支气管哮喘发作。

在选择上述方药时，临床上尚有几个问题需要说明一下。

（1）可供我们运用的益肾温阳益气之品甚多，而用于哮喘的防治宜选用哪些药物更为适宜？临床上通过反复筛选，发现淫羊藿（仙灵脾）、巴戟天、补骨脂、黄芪、菟丝子等当为首选药物，不仅疗效较好且无毒副作用；又如雄蜂蛹亦不失为防治本病的有效药物之一，特别对于儿童，疗效显著。支气管哮喘是一种反复发作、寒热并存、虚实夹杂的慢性疾病，若选用过于温燥之品（如附片），久服之必然容易伤津耗气（小儿更是如此），反对病情不利。故附片、干姜之类，一般较少用之；即便使用，量亦应小。

（2）补肾温阳在防治支气管哮喘过程中虽具有积极作用，但并不意味着只是一味地温肾而不配合其他治法。须知机体内阴阳是时刻保持着相对平衡协调状态的，由于阴阳互根的原理，补阳时亦应适当滋阴，以“阴中求阳”，即可使“阴平阳秘”，故每于方中选用熟地、山萸肉诸药，原因即在于此。另外，缓解期肺脾肾俱虚，只不过是以肾虚最为关键罢了。温肾壮阳固然重要，益气健脾补肺亦不可少。近年来，各地多次报道黄芪、太子参等药对调整机体免疫功能有良好作用，尤其是黄芪一味，大量用之，药专力宏，疗效肯定且无不良反应。脾气充足，化生卫气，即可增强抗病能力，减少感冒发生，从而减少哮喘的复发。此即所谓“补后天即所以补先天”，自然有利于提高本病的防治效果。

（3）对于部分激素依赖型患者，由于大都表现为肾中阴阳两虚，故宜阴阳双补，每用六味地黄汤为主，加用补骨脂、淫羊藿、黄芪、女贞子、旱莲草等味，煎汤或炼蜜为丸内服。如能坚持服药，部分患者可减少激素用量乃至逐渐撤除激素。国内近代名医时以本方法防治激素依赖型哮喘，颇有效验。

(4)由于久病每易“入络”，常使血瘀之征显现，故缓解期患者坚持服用活血化瘀之品亦是近年来颇受关注的中医治法之一。常用药物如丹参、当归、川芎、三七、桃仁、红花以及虫类药如全蝎、蜈蚣、僵蚕等味，临床每常选用。通过活血化瘀之法，使瘀血渐消。实践证明，合理选用活血化瘀法有利于提高临床的疗效。

(5)控制哮喘的反复发作，除了上述药物之外，我们还特别强调：①做到防早、防小(指幼年阶段一有此病，即应及时综合防治)。②过敏患者应尽可能找出致敏原，避免再次接触。如儿童易对蛋类、牛奶、鱼虾等产生过敏者，当少食或禁食之；对药物、花粉、油漆、涂料、工业粉尘等易过敏者，应尽可能减少接触。③及时治疗过敏性鼻炎、荨麻疹、湿疹、慢性咽炎等病，以消除可能引起哮喘反复发作的隐性病灶。④平时应注意加强体育锻炼，消除有害气体、烟雾的刺激，及时防治上呼吸道感染。只有这样，才有可能有效地控制本病的反复发作。

3)穴位敷贴

夏季中药穴位敷贴是哮喘缓解期颇具中医特色的防治方法，近30余年来临床上广泛受到关注(亦有配合冬季进行敷贴者)，实践证明本方法具有较显著的预防复发的效果。

(1)冬病夏治消喘膏：白芥子、延胡索各21g，甘遂、细辛各12g，共研末(此为1人1年的用量)，于夏季三伏天开始使用。每次以1/3药末，加生姜汁调成稠膏状，分摊于6块直径约5cm的油纸或塑料布上，贴于背部肺俞、心俞、膈俞(均为双侧)穴上，然后用胶布固定；贴4～6h。每隔10d贴1次，于初伏、中伏、晚伏各1次，共3次。连贴3～5年。宜晴天中午前后贴，阴雨天贴效果欠佳。贴药后不宜过多活动。本法对喘息型慢性支气管炎、支气管哮喘有良好的防发作用，疗效随贴药年限的延长而逐渐提高。敷贴前后的皮泡液巨噬细胞吞噬能力，皮泡液中IgA、IgG含量，以及淋巴细胞转化率等测定表明，本法能增强机体非特异性免疫功能；贴药后血中嗜酸性粒细胞明显减少，说明可降低机体的过敏状态；血浆皮质醇有非常显著的提高，说明本法能使下丘脑-垂体-肾上腺皮质系统功能得到改善。

亦可先在肺俞、心俞、膈俞等穴位上拔罐5～10min，后将本膏或用参术白芥散(白芥子、细辛、甘遂、吴茱萸、苍术、青木香、川芎、雄黄、丁香、肉桂、皂角各等份，红参1/10量，麝香、冰片适量，共研细末。上药每10g加海龙1条研末。密封备用)于入伏、数九各敷贴3次，方法同上方。1年6次为1个疗程，连续贴穴3个疗程以上。

(2)麻芥玄辛膏：麻黄20g，白芥子20g，延胡索18g，细辛10g，甘草20g，麝香少许。经过提取有效成分按现代技术精制成膏药类剂型，规格为3.5cm×3.5cm每贴，含生药1.5g，进行敷贴治疗。a.选穴：胸及背部两侧对称的心俞、肺俞、膈俞、肾俞、脾俞及风门、大椎、定喘、天突、膻中等穴位交替使用；b.贴药时间：夏季组在初、中、末伏的第1天各贴1次。冬季组在任何时间均可贴治，10d 1次，贴3次为1个疗程，每次根据患者耐受程度贴药3～8h，每穴1贴。冬季注意保暖，防止治疗期间感冒而使哮喘发作加重。连续治疗3个疗程后进行统计，分析疗效。根据中医传统"冬病夏治"的原理，分组观察不同季节与不同证型的支气管哮喘者的防治效果。

(3)菟丝敷贴膏：菟丝子120g，杜仲100g，白芥子、僵蚕、延胡索各30g，甘遂、细辛各10g。上药以芝麻油、红丹研制成膏，每膏2cm×2cm左右，贴于肺俞、膏肓俞、大椎3个穴位。若发病季节比较明显，在发作前1个月开始贴敷；若没有明显的季节性，可贴2个月为1个疗程。若皮肤对膏药敏感有反应可间歇3d再贴，每张贴3d。治疗期间禁食一切辛辣油腻物。诸药合用意在补肾阳兼化伏痰解痉。在取穴上，肺俞主治咳嗽、哮喘；膏肓俞主治虚劳、咳嗽、哮喘、咯血；大椎主治咳嗽。本法应用对于预防控制和治疗支气管哮喘有良好的作用。临床应用时，偶有贴敷部位出现充血及痒感，一般无全身症状，于停用贴膏3d后症状消失或减轻，仍可继续贴敷。

关于敷贴疗法及药物，各地报道甚多。如有学者用白芥子、洋金花、甘遂、细辛为主，另分别加入砒霜、麝香与安息香组方制成泥丸，选患者双侧肺俞、心俞、膈俞针刺后以伤湿止痛膏进行穴位固定，于初、中、末伏的第1天各贴药1次，3次为1个疗程。另有学者采用指针配合穴位外敷贴药(白芥子20g，甘遂、细辛各15g，延胡索25g，干姜10g，研末用鲜姜汁调成梧桐子大药丸)，亦取得满意效果。另有人认为贴敷药有寒热之分，寒型用白芥子、地龙、细辛各20g，延胡索、甘遂各20g，冰片、樟脑各10g，麝香1g，附子60g组方；热型用上方去附子加天竺黄60g。共研细末，鲜姜汁调糊制饼贴穴。

4)针灸疗法

取穴足三里、三阴交、肺俞、脾俞等穴，常规针法或灸法，有增强体质，预防支气管哮喘、COPD等病复发的效果。

5)其他特色疗法

(1)穴位按摩：常用砒椒散(白砒1.5g，白胡椒9g，研末)用四层纱布包好，酒精适量浸渍散药使之微湿润，取少许作按摩用。选穴：a.肺俞(双)、膻中；b.大椎、天突。1d 1组，交替按摩。上药可供1人用10～15d。初伏开始，连按3个月；每穴不超过30s；皮肤出现小水疱，涂龙胆紫数次即愈。

(2)穴位封闭：取天府、足三里穴。用黄芪注射液(每2mL相当于生药4g)，每周1次。第1周注射右天府及左足三里穴，每穴1mL；第2周后左右交替注射，于缓解期连续注射34～38针次为1个疗程，连续3年注射3个疗程。本方法主要用于小儿支气管哮喘的防治(亦可加大剂量用于成人)。治疗前后的淋巴细胞转换率及血嗜酸性粒细胞绝对值的对比，说明本法确有提高机体细胞免疫功能和降低患儿过敏的作用。同时用本法与5%的胎盘球蛋白注射液做对照观察(方法相同)，结果黄芪注射液优于胎盘球蛋白注射液($P<0.05$)。

(3)穴位药线植入:将1号铬制羊肠线与豨莶草共煮30min制成药线,冷却后剪成0.5cm长供治疗组使用。将1号铬制羊肠线用清水煮沸,冷却后剪成0.5cm长供对照组使用。取膻中穴常规消毒铺巾后,在穴位上普鲁卡因浸润局麻,用手术刀做大约1cm长切口,血管钳剥离周围组织,经过浅筋膜达到肌层敏感区,穴位按摩1～2min,将适量的药线(治疗组)或羊肠线(对照组)置于切口内,然后缝合1针即可,盖上消毒纱布,5～7d后拆线,每月埋线1次,连续3个月,共埋线3次。

(4)耳针:缓解期可以做耳穴平喘、肺、肾、内分泌、皮质下、交感、神门及敏感点埋针,配合其他治疗,常有较好的疗效。

(5)穴位熏灸:先用七星针在心俞、肺俞、定喘、大椎等穴上敲打后,再以2分厚的鲜姜片贴在穴位上,进行隔姜艾条熏灸,每穴3壮。

临床上可视情况选用上述方法1～2种,并配合方药内服及饮食调护等综合疗法,常可获得较好疗效。

(丁于洲)

第四节　喘病

一、定义

喘病是因久患肺系疾病或他脏病变影响,致肺气上逆,肃降无权,以气短喘促,呼吸困难,甚则张口抬肩,不能平卧,唇甲青紫为特征的病证。

二、病因病机

六淫外感、七情所伤、饮食劳倦、痰热内蕴以及水饮潴留等都可引起喘病,而喘病发生的关键又在于人体肺脾肾等脏腑功能失调,以致肺气上逆所致。

(一)病因

1.外感六淫

六淫之邪或从口鼻或从皮毛而入。肺开窍于鼻,外合皮毛,外邪袭入,表卫闭塞,肺气失于宣发,气壅于肺,肃降不行,气逆压迫而为喘。

(1)风寒袭肺:外感风寒,侵袭于肺,外则郁闭皮毛,阻遏阳气,内则壅遏肺气,肺气上逆;风寒表邪不解,郁而化热,邪热壅滞气道,肺失宣降,亦上逆而喘。

(2)风热犯肺:风热之邪,侵犯肺卫,火热内迫,气机失常,气逆涌上或邪热内盛,蒸液成痰,痰热蕴肺,肺失清肃,肺气上逆而作喘。

(3)燥邪伤肺:燥邪由口鼻而入,肺金受伤,清肃失司,肺气上逆而作喘。

(4)感受暑湿:夏月天暑地热,若操劳过度,起居失调,元气亏虚,不能防御暑热病邪的侵袭,暑热灼伤肺气,肺失清肃,上逆奔迫而为喘。

2.饮食所伤

过食膏粱厚味或恣食生冷或嗜酒伤中,脾失健运,变生痰浊,上干于肺,肺气不宣,气逆而为喘。

3.七情内伤

情志不遂,悲忧伤肺,肺气痹阻或郁怒伤肝,肝气上逆犯肺或惊恐伤及心肾,气机逆乱,致使肺气升降失调,气逆而喘。

4.劳倦久病

劳倦过度则伤脾,纵欲过度则伤肾,脾肾俱虚,根本不固,摄纳无权,气逆为喘。久病伤肺,致使肺气不足,气失所主而为短气喘促。久病不已,亦可由肺及肾,肾元亏虚,摄纳失常,气逆于肺而为喘促。

此外,痰饮瘀血是人体的病理产物,上述诸多病因均可导致痰饮、瘀血的产生,而使肺气壅塞,肺气上逆而为喘;而痰饮、瘀血一经产生,又可作为一种致病因素作用于机体导致喘病。

(二)病机

1.发病

各种致病因素,如外感六淫、内伤饮食、情志过激、劳倦久病等,内外相因,脏腑功能失调,均可致肺气上逆而发为喘病。一般来说,实喘者发病暴急,虚喘者发病缓慢。

2.病位

主病在肺、肾两脏,与肝、脾二脏有关,病甚可累及于心。

(1)肺为气之主:肺司呼吸,赖其宣肃功能使气道通畅,呼吸调匀。肺又外合皮毛,内为五脏之华盖,朝百脉而通他脏。肺为娇脏,不耐邪侵,若外邪侵袭或他脏病气上犯,皆可使肺失宣肃,肺气胀满,壅阻气道,呼吸不利,发为喘促。如肺虚而气失所主,亦可少气不足以息而为喘。其他如脾经痰浊上犯、中气虚弱或肝气乘逆,亦均可影响肺而为病。

(2)肾为气之根:肾助肺司气,主摄纳,故肾气亏虚,摄纳失常,气不归元,阴阳不相接续,气逆于肺,出多入少而为喘促。

(3)重证每多影响到心:心与肺肾关系密切,心脉上通于肺,肺气治理调节心血的运行,宗气贯心脉而行呼吸;肾脉上络于心,心肾水火既济,心阳根于命门之火,故心的阳气盛衰,与先天肾气及后天呼吸之气皆有密切联系。故本病的严重阶段,不但肺肾俱虚,心气、心阳亦同时衰竭,气阳亏虚不能鼓动血脉运行,血行瘀滞可见面色、唇舌、指甲青紫，甚则出现喘汗致脱、亡阴亡阳的危险证候。

3.病性

由于致喘的病因不一，其病性有虚实不同。实喘在肺，为邪实，因外邪痰浊，肝郁气逆，邪壅肺气，宣降失常所致；虚喘在肺肾，为本虚，因精气不足，气阴亏耗，而致肺肾出纳失常，且尤以肾虚为主；亦可出现虚中夹实者，多为慢性喘咳，肺肾虚弱，复感外邪，引起急性发作，因外邪、痰浊等壅阻于肺，而出现"上盛"之证，因肾不纳气，同时并见"下虚"之候或因肺肾俱虚，真阳衰微，累及心阳，水停血瘀；病情重笃者，则元气败绝而见喘脱危候。

4.病势

总的趋势是由表及里，由上及下，由肺及肾、脾、肝、心。

5.病机转化

实喘因外邪所致者，失于表散，可由表入里；因痰浊、肝郁所致者，日久不愈，可化热化火。虚喘因肺虚所致者，反复发作，可累及脾、肾二脏；因肾虚所致者，复感外邪，可转化为上盛下虚之证。如喘病长期拖延造成肺脾肾虚损严重，最后可累及心阳而转成心阳虚脱之证。

三、辨病

（1）以气短喘促，呼吸困难，甚至张口抬肩，鼻翼煽动，不能平卧或口唇青紫为主要临床表现。

（2）多有慢性咳嗽、胸痹等心、肺疾病史，每遇外感及劳累而诱发。

（3）发作多有外感、六淫、情志刺激等诱因。

四、类病辨别

1.哮病

喘与哮虽相类似，但实有区别。哮指声响言，为喉中有哮鸣音，是一种反复发作的疾病；喘指气息言，为呼吸气促困难，可出现于多种急慢性疾病过程中。由于哮必兼喘，哮病反复久延，又可发展成为持续性的痰喘，故有将哮病列入喘病范围者。

2.短气

喘与短气之症相似而又有区别。喘者，促促气急，喉间痰声辘辘，张口抬肩，摇身撷肚，倚息不能平卧。短气者，呼吸急促而不能接续，似喘而无抬肩，呼吸急促而无痰声，动后更甚。短气往往为喘之渐，二者既有区别，又有联系。短气者有较喘病为轻者，有似轻而实际并不轻者，因为短气乃肾精元气亏虚之故。

五、辨证论治

（一）辨证要点

1.首辨虚实

主要从呼吸、声音、脉象、病势缓急等方面辨别，见表1-1。

表1-1 喘病虚实辨别表

临床表现	实喘	虚喘
呼吸	深长有余，呼出为快，气粗	短促难续，深吸为快，气怯
声音	高大，伴有痰鸣咳嗽	低微，少有痰鸣咳嗽
脉象	数而有力	微弱或浮大中空
病势	骤急	徐缓，时轻时重，遇劳即甚

此外，还应结合病史，注意了解患者的年龄、性别、既往健康状况，有无心悸气短（心），遗精、腰酸、尿少身肿（肾），咳嗽咯血和其他出血病史。大致青壮年多为实证，中、老年多为虚证；既往体健，以前甚少类似病症者，多属于实；既往健康状况不佳，常有气喘发作，遇劳遇寒即发，多属于虚。妇女尤当详细询问生育史、月经史，特别是有无慢性失血或大失血情况，如在重病大病之后或产后失血，突然出现的喘病，多属于虚证，甚至是元气败绝的危候。了解患者在发病前有无感寒受凉、精神紧张、过劳、饮食不当等明显的发病诱因，也很重要，一般受寒或饮食不当而喘者，多属于实；精神紧张或因劳累而喘者，多属于虚。

2.实喘当辨外感内伤

外感引起者，起病急，病程短，多有表证。内伤引起者，病程较长，反复发作，外无表证。

3.虚喘应辨病变脏腑

详细内容见表1-2。

表1-2 虚喘脏腑病位辨别表

临床表现	喘息程度	伴有症状
肺虚	操劳后气短而喘	面色㿠白，自汗，易感冒
肾虚	静息也有气喘急促，动则更甚	面色苍白或颧红怕冷或烦热，腰酸疲软
心气（阳）虚	喘息持续不已	心悸，浮肿，发绀，颈静脉怒张，脉结代

有学者提出“三审两重”辨喘病，可谓深得要旨。所谓“三审”，一审动静之变化，动则喘促，是下元之虚，肾气不纳之虚喘；不因动静增减，便属邪气闭肺之实喘。二审寒热之有无，外感之喘属实，必有寒热之象，无寒热者多属虚喘。三审起病之

暴久，初病暴喘，病变在肺，属实；久发不已，由肺及肾，在肾属虚。“二重”即实喘重苔，虚喘重脉；实喘以寒喘、热喘为多，辨证以苔色为重，苔白而润者为寒喘，苔黄燥者多属热喘；若肺痨咳喘，阴虚火动，火动则痰生，阴虚夹痰热者甚多，痰热阻于肺络未必尽现于舌，应以脉为依据，如右寸滑大为痰热，右寸虚弱为肺虚，右寸虚而两尺弱为肺、肾俱亏，右寸滑大而两尺弱为上实下虚。

（二）治疗原则

喘病的治疗，其大法为虚则补之，实则泻之，虚实夹杂则标本兼治。患喘病者，多为脏腑先损，复感外邪，故必据邪正关系加以调治。外邪重者，则宜标本兼治，通常待外邪尽净，方可纯用扶正。若喘病反复发作，其病程久长，邪正交争，邪气虽盛而正气虚衰，当喘病发作之际，邪不易祛，喘必难平，治当以补养扶正之剂为主或培肺气或益肾气，扶正以祛邪，则常收事半功倍之效。

本病急性发作，着重治肺，分清寒热，紧扣宣肺祛邪、化痰利气；慢性迁延期，权衡轻重，标本兼治；症状缓解期，病在脾肾，培补为宜。喘病易于冬季复发或加重，采用“冬病夏治”可以起到预防性治疗效果。

（三）分证论治

1.实证

1）风寒束肺证

症舌脉：咳嗽气喘，胸部胀闷，痰多色白而清稀，口不渴或兼有恶寒、发热、头身疼痛、喉痒鼻塞等症，舌苔薄白，脉浮紧。

病机分析：因肺主气，司呼吸，外合皮毛，风寒袭入肌表，外伤皮毛，毛窍闭塞，内壅肺气，以致肺气壅实，不得宣降，故咳嗽气急而喘，喉痒鼻塞，胸部胀闷；肺气失宣，津聚为痰，故痰多色白而稀薄；风寒在表，皮毛闭塞，故恶寒发热，头身疼痛；口不渴、苔薄白、脉浮紧均为风寒之象。

治法：祛风散寒，宣肺平喘。

方药运用：

（1）常用方：麻黄汤加味。药用生麻黄、桂枝、杏仁、生甘草、苏子、前胡。

方中麻黄味苦辛性温，为肺经专药，兼入足太阳膀胱经，善能发越人体阳气，有开毛窍，宣肺气之功，故为君药；桂枝辛温，温通血脉，透营达卫，协同麻黄发汗解表，散寒平喘，故为臣药；本证之喘是由肺气郁而上逆所致，故佐以杏仁、苏子、前胡利肺下气，同麻、桂宣降同施，以增强散寒平喘之效；甘草调和诸药。

（2）加减：如表证不重者，可去桂枝，取三拗汤长于宣肺平喘之意；如风寒重者，加紫苏、生姜以增强疏风散寒之力；痰多者，加陈皮、半夏化痰；胸闷胀甚者，加枳壳、桔梗宣肺理气。

（3）临证参考：麻黄、桂枝为辛温发汗之峻药，年老体虚者，应慎用；得汗后喘尚未平，发热，汗出恶风，脉浮缓者，可用桂枝加厚朴杏子汤调营卫而下气平喘。

2)外寒内饮证

症舌脉：喘息咳嗽，痰多稀薄起沫，形寒肢冷，背冷，口不渴或渴喜热饮，恶寒发热无汗，舌质淡，苔白滑，脉弦紧。

病机分析：寒饮内伏，故形寒肢冷，背冷，口不渴；内饮被外寒引动，阻塞气道，肺气不宣，故咳嗽喘息，痰多稀薄起沫；风寒外束，故恶寒发热，无汗；舌质淡、苔白滑、脉弦滑均为寒饮之象。

治法：解表蠲饮，止咳平喘。

方药运用：

(1)常用方：小青龙汤加减。药用麻黄、桂枝、细辛、五味子、清半夏、紫菀、款冬花。

方中麻黄、桂枝解表宣肺平喘，此处用桂枝，既能助麻黄发汗解表，更有温胸阳、化痰饮之意；细辛辛热，归少阴经，善祛深伏于里的水寒之邪，干姜辛热，归阳明经，能振奋中阳，温化寒饮，半夏辛苦温，燥湿化痰，降气和胃，三药相伍，温肺化饮；五味子收敛肺气，既可防辛散耗伤肺气，又可防温燥重伤其阴，再配紫菀、款冬花辛散降气，化痰平喘。

(2)加减：表邪明显者，加苏子、生姜宣散表邪；痰多者，加白前、杏仁、葶苈子化痰平喘。

(3)临证参考：如外邪已解，而咳喘未除者，可去桂枝以减缓发散之力，麻黄用蜜炙以偏重宣肺平喘；如为素体阳虚，外有风寒，内有痰饮而能发越者，可用六君子汤加干姜、细辛、五味子。

3)表寒里热证

症舌脉：喘逆上气，呼吸急促，鼻翼煽动，胸部胀痛，咯痰色黄而质黏，恶寒发热，无汗身痛，舌边尖红，苔薄黄，脉浮数。

病机分析：多为肺有郁热，复受风寒或风寒束表，失于表散，入里化热而成。寒邪束表，肺有郁热，气道闭塞，肺气上逆，故喘逆上气，呼吸急促，鼻翼煽动，胸部胀痛；热郁于内，灼津为痰，故咯痰色黄而质黏；寒邪束肺，故恶寒发热，无汗身痛；舌边尖红、苔薄黄、脉浮数为外寒里热之象。

治法：外散风寒，兼清里热。

方药运用：

(1)常用方：麻杏石甘汤加减。药用麻黄、生石膏、杏仁、黄芩、桑白皮、苏子、炙甘草。

方中麻黄辛苦温，为肺经专药，能开皮毛，宣肺平喘；生石膏辛甘大寒，清中兼透，甘寒生津，麻黄、石膏相伍，宣肺解表，且石膏用量倍于麻黄，其目的在于清泄里热，使宣肺不助热，清肺而不留邪，即“火郁发之”之义，是相制为用；杏仁、苏子宣肺化痰平喘；黄芩、桑白皮清泄肺热化痰；炙甘草既能益气和中，又合石膏生津止渴，更能调和于寒温宣降之间。诸药合用，共奏辛凉宣泄，清肺平喘之功。

(2)加减：痰多色黄者，加栝楼、川贝母化痰清热；痰多喘逆，不得平卧者，加葶苈子、射干化痰肃肺平喘。

(3)临证参考：此证若见热重烦躁者，可选用大青龙汤或越婢加半夏汤。

4)风热犯肺证

症舌脉：喘逆气粗，甚则鼻煽，痰少而黏，口渴欲饮，发热，恶风，汗出，舌质尖红，苔薄黄，脉浮数。

病机分析：风热外袭，肺卫受邪，正邪相争，故发热恶风汗出；肺热内郁，肺气上逆，故咳喘气粗，甚则鼻煽；邪热煎熬津液，故痰少而黏，口渴欲饮；舌尖红，苔薄黄，脉浮数为风热之征。

治法：疏风清热，宣肺平喘。

方药运用：

(1)常用方：桑菊饮加减。药用桑叶、菊花、连翘、薄荷、桔梗、杏仁、生甘草、前胡、枇杷叶、栝楼。

方中桑叶清透肺络之热，菊花清散上焦风热，共为君药；臣以薄荷疏风清热，桔梗、杏仁宣肺化痰，前胡、枇杷叶、栝楼下气化痰平喘；佐以连翘透膈上之热；使以甘草调和诸药。

(2)加减：肺热甚者，可加石膏、知母清热；喘粗痰多者，加地龙、麻黄平喘。

(3)临证参考：邪热袭肺，易伤阴液。喘正发之时，滋阴增液易致邪留，应权衡利弊，待邪热缓解，再投滋养之品，调理善后。

5)燥邪伤肺证

症舌脉：喘作痰少，咽红喉干，心烦口渴，口唇干裂，痰中带血丝，身热恶风，胸胁作痛，舌尖红，苔薄黄而干，脉浮数。

病机分析：燥热之邪从口鼻而入，灼伤肺金，肺叶枯槁，肺火不宁而喘作痰少；燥热伤阴，故咽红喉干，心烦口渴，口唇干裂；热伤肺络，故胸胁作痛，痰中带血；舌尖红、苔薄黄而干、脉浮数均为燥热之象。

治法：清燥润肺，生金平喘。

方药运用：

(1)常用方：桑杏汤加减。药用桑叶、杏仁、淡豆豉、川贝母、栝楼、百部、桔梗、栀子、沙参、梨皮。

方中桑叶轻清凉散，善清肺经及在表之风热，而其性兼甘润，用治温燥之邪最为恰当，配豆豉疏风清热，二药相合，发汗而不伤津，共为主药；栀子清热除烦，川贝母、栝楼、百部、桔梗、杏仁宣肺利气化痰平喘，沙参、梨皮润肺生津。诸药相合，清宣温燥，润肺止咳，总以清宣凉润为功。

(2)加减：痰中带血丝者，加白茅根、仙鹤草凉血止血；喘咳痰黄，大便不通者，加大黄、莱菔子通便泻下；口干舌燥明显者，加麦冬、玉竹养阴生津。

(3)临证参考：若病情较重者，用清燥救肺汤；燥热化火而迫肺者，常用泻白散、黛蛤散加竹沥、贝母、马兜铃、杏仁、石膏、寒水石等。

6)暑伤肺络证

症舌脉：喘息气粗，鼻翼煽动，身重汗出，发热不解，头目不清，烦闷口渴，甚则神志昏蒙，心慌烦躁或见咯血，苔白腻，脉濡缓。

病机分析：暑热之邪上灼肺金，肺失清肃，故喘息气粗；肺气受阻，呼多吸少，故鼻翼煽动；暑必夹湿，故身重；热伤气分则汗出；湿热留连而发热不解；暑湿之邪上蒙清窍，则头目不清；里热炽盛，则烦闷口渴；暑热逼入营分，内陷心包，则神志昏蒙，心慌烦躁；暑伤肺络，络损则溢，故见咯血；苔白腻、脉濡缓皆为暑湿之象。

治法：清化暑湿，调气平喘。

方药运用：

(1)常用方：桂苓甘露饮加减。药用桂枝、茯苓、猪苓、泽泻、白术、滑石、生甘草、寒水石、生石膏、葶苈子、苦桔梗。

方中五苓散助气化利湿邪；六一散、寒水石、生石膏清暑利湿；葶苈子、苦桔梗一升一降，调节气机而平喘。暑湿在表，邪留经络当因其轻而扬之，在里则邪留脏腑，非用重剂清热利湿，终归无济。此方用三石以清上焦，五苓以利下焦，甘草以合上下，是为治暑之法。

(2)加减：身重，头目不清者，加羌活、苍术芳香化湿，兼利清窍；汗出、身热不解者，可重用石膏，加知母清解肺胃之气；神昏谵语者，加安宫牛黄丸等镇惊开窍；出血者，加三七粉凉血止血。

(3)临证参考：若暑伤气阴者，可用清暑益气汤。

7)邪热壅肺证

症舌脉：喘促气粗，声高息数，痰黄少黏而不易咯出，口干咽燥，身热汗出，胸痛，大便秘结，尿赤涩，舌红苔黄，脉滑数。

病机分析：邪热迫肺，肺气上逆，故喘促气粗，声高息数；邪热内盛，灼津为痰，故痰黄而黏不易咯出，口干咽燥；里热蒸腾，逼津外泄，则身热汗出；邪热壅肺，经气不利，则胸痛；邪热下迫，灼伤津液，则大便秘结，小便短赤；舌红、苔黄、脉滑数均为里热之象。

治法：清热泻肺，降气平喘。

方药运用：

(1)常用方：桑白皮汤加减。药用桑白皮、黄芩、黄连、栀子、苏子、杏仁、栝楼、生石膏。

方中桑白皮清热泻肺平喘为主药；配黄芩、黄连直拆火势，山栀、石膏善清郁热，共为辅药；佐以杏仁、栝楼、苏子复肺之宣降，化肺之痰浊。诸药相伍，使邪热得清，宣降以复，热喘自平。

(2)加减：便秘腹胀者，加大黄、芒硝泄热通便；喘促不能平卧者，加葶苈子、地龙泻肺平喘；痰黄腥臭者，加鱼腥草、桃仁、芦根解毒化瘀消痈。

(3)临证参考：因食滞化火而致，证见喘逆自汗，胸中满闷，泛恶欲吐，面赤便秘，脉滑数者，可予保和丸加减。若热毒内陷，突然喘憋，呼吸急促，高热烦躁，面红目赤，口渴便秘，甚则鼻煽抬肩，神昏谵语，舌红绛，苔黄，脉滑数，治当清热解毒，泻肺平喘，可用黄连解毒汤合千金苇茎汤加减。

8)痰热郁肺证

症舌脉：呼吸急促，喘息不停，喉中痰声辘辘，痰黄黏稠不易咯出，胸中烦热，口渴喜冷饮，舌红，苔黄腻，脉滑数。

病机分析：痰热郁肺，壅塞气道，肃降无权，故呼吸急促，喘息不停；痰热内蕴，故痰声辘辘，痰黄黏稠不易咯出；痰热郁蒸于肺，故胸中烦热，口渴喜冷饮；舌质红、苔黄腻、脉滑数为痰热内蕴之征。

治法：清热化痰，宣肺平喘。

方药运用：

(1)常用方：清金化痰汤加减。药用桑白皮、黄芩、栀子、川贝母、栝楼、桔梗、杏仁、麻黄、地龙。

方中桑白皮清肺消痰而降气平喘，为主药；辅以黄芩、栀子清肺泄热，以治痰必先降火，川贝母、栝楼清热化痰；佐以杏仁、麻黄、地龙、桔梗宣肺平喘。诸药合用，共奏清热化痰，宣肺平喘之效。热清火降，气顺痰清，诸症自愈。

(2)加减：痰黄如脓或腥臭者，加鱼腥草、苇茎、板蓝根解毒排脓；喘憋不能平卧者，加葶苈子、射干泻肺平喘；便秘不通者，加大黄、芒硝泄热通下。

(3)临证参考：痰热郁肺证类经治疗后，若见咳喘，咯痰不爽，涩而难出，咽喉干燥者，可用润燥化痰平喘方，选贝母栝楼散加减。

9)痰湿蕴肺证

症舌脉：喘咳胸闷，痰多易咯，痰黏或咯吐不爽，胸中窒闷，口腻，脘痞腹胀，舌质淡，苔白腻，脉弦滑。

病机分析：痰湿蕴肺，肺失宣降，故喘咳胸闷，痰多；痰湿生于脾胃，中焦气机不展，则脘痞腹胀，口腻；舌淡、苔腻、脉弦滑均为痰湿之象。

治法：化痰除湿，降逆平喘。

方药运用：

（1）常用方：二陈汤合三子养亲汤加味。药用陈皮、半夏、茯苓、生甘草、苏子、白芥子、莱菔子、枳壳、紫菀、款冬花。

方中半夏辛温性燥，燥湿化痰，降逆和胃；陈皮理气和中，燥湿化痰，有治痰先治气，气顺痰自消之意；茯苓健脾除湿，俾湿去脾旺，痰无由生；白芥子、莱菔子、苏子降气化痰平喘；枳壳、紫菀、款冬花宣肺降逆化痰；甘草调和诸药。全方脾肺同治，共奏化痰除湿，降逆平喘之效。

（2）加减：痰多气逆，喉中痰声辘辘，不能平卧者，加葶苈子、桑白皮泻肺平喘；咯痰略黄，有化热之象者，加黄芩、栝楼清热化痰。

（3）临证参考：痰湿之患，既可由气滞而致，又可导致气滞，因此治疗时，应注意顺气，气顺则一身之津液亦随气而顺。若痰饮内停，呼吸困难，不能平卧，咳嗽阵作，咯白色泡沫痰，心悸怔忡，面青唇紫，汗出，尿少肢肿，舌黯淡，苔白，脉沉细数，治当温阳化饮，泻肺行水，方用真武汤合葶苈大枣泻肺汤加减治疗。

10）肝火犯肺证

症舌脉：喘急气促，四肢厥逆，身冷，胸胁闷胀，精神忧郁或易怒，喘多由情志因素而发，舌质红，苔薄黄，脉弦数。

病机分析：郁怒伤肝，肝郁化火，上犯于肺，肺失肃降，故气促喘急；肝气不舒，肺气郁闭，故胸胁闷胀；肝气失疏，阳郁不达，故可见四肢厥逆，身冷；心肝气郁，心神不安，故精神忧郁或易怒；舌红、苔薄黄、脉弦数均为肝火犯肺之象。

治法：清肺泻肝，解郁平喘。

方药运用：

（1）常用方：化肝煎合泻白散加减。药用青皮、陈皮、赤芍、丹皮、栀子、浙贝母、桑白皮、黄芩。

方中青皮疏肝理气以泻肺气；陈皮理气化痰；赤芍、丹皮、栀子清肝泻火；桑白皮、黄芩清泻肺热；贝母化痰平喘。全方疏肝泻肝，清热降气，肝肺同治，脾气顺火降痰消，诸症自愈。

（2）加减：四肢厥逆，身冷明显者，加香附、柴胡、枳壳疏肝解郁；喘甚者，加旋覆花、代赭石降气平喘。

（3）临证参考：服药治疗的同时，须劝慰患者，让其心情开朗，避免精神刺激。此外，处方用药时，可少佐以消食、活血药物，如神曲、麦芽、丹参等，以减少食郁、血瘀的产生。

2.虚证

1)肺虚证

症舌脉:喘咳短气,咳声低微,自汗畏风,吐痰稀白或潮热盗汗,颧红咽干,舌质淡或红,脉虚细数。

病机分析:因外邪停滞、损伤肺气或因过劳耗伤肺气或久病肺弱,气液亏耗,以致肺气不足,短气而喘;肺气不足,故咳喘气短,咳声低微;肺虚卫外不固,故自汗畏风;肺阴虚,故潮热盗汗,颧红咽干;舌淡或红,脉虚细数,皆为虚象。

治法:益气养阴定喘。

方药运用:

(1)常用方:生脉散加味。药用人参、麦冬、五味子、白果、熟地、黄芪、炙甘草。

方中人参、黄芪、炙甘草补肺益气,气充则能化津,亦可固卫气而止汗以保津;麦冬、熟地养阴润肺,生津止渴;五味子、白果敛肺平喘。全方益气补肺,养阴敛肺,故可治气阴不足之肺虚喘咳。

(2)加减:咯痰清稀起沫,形寒者,去麦冬、熟地之寒凉,加干姜、细辛温肺化饮;肺气虚明显者,加冬虫夏草补肺益气;阴虚明显者,可用百合固金汤。

(3)临证参考:治疗时应兼顾肺脾肾三脏,如兼有脾气虚者,可加白术、茯苓健脾益气;如兼有肾气虚者,加山萸肉、胡桃肉、蛤蚧以纳气定喘。若正气欲脱,喘逆甚剧,大汗淋漓,四肢厥冷,面唇青紫,舌质淡,脉微者,治当益气养阴,回阳救逆,可用生脉散合四逆汤治疗。

2)脾虚证

症舌脉:咳喘短气,胸脘满胀,面色㿠白,倦怠乏力,四肢不温,纳少便溏,舌质淡嫩胖,苔薄白,脉细弱。

病机分析:因胃为水谷之海,虚则不能转化,脾土为湿所滞,水湿停滞三焦,阻遏清气,胃失和降,肺气壅塞,升降失调,因而成喘。因过劳忍饥或过饱失宜或久病延续,思虑过度,均可伤脾,脾气虚,健运失权,故面色㿠白,胸脘闷胀,乏力倦怠,纳少便溏,舌质淡嫩胖,苔薄白,脉细弱。

治法:健脾益气。

方药运用:

(1)常用方:补中益气汤加减。人参、炙黄芪、白术、炙甘草、升麻、北柴胡、茯苓、陈皮、山药、扁豆。

方中炙黄芪甘温质轻,入肺脾二经,补中气,升清阳,益肺气,实皮毛,重用以为君药;辅以人参、白术、炙甘草、茯苓、山药、扁豆健脾益气化痰,脾旺则正气自充,与君药共奏补中益气之功;佐以升麻、柴胡升举中阳,陈皮理气化痰。

(2)加减:胃脘冷痛,呕吐清水者,加附子、高良姜温中散寒止痛;食欲缺乏者,加山楂、神曲、麦芽消食健脾。

(3)临证参考:若肺脾气虚者,可用补中益气汤合生脉散;若妇女产后,月经后期,慢性失血,大便之后见喘促气短者,应大补气血,不能见喘平喘,可选用生脉散、归脾汤、当归补血汤、十全大补汤。

3)肾虚证

症舌脉:喘促日久,呼多吸少,气不接续,动则更甚,身寒肢冷,腰酸腿软,浮肿溏泻,汗出,舌质淡,脉沉细。

病机分析:多因真气耗损,肾不纳气,气不归元,气逆上奔,喘逆乃作,气不接续,呼多吸少;若劳则耗气,故动则更甚;肾阳虚衰,卫外之阳不固,故汗出;阳虚不能温暖脾土,则浮肿溏泻;阳气不得温养于外,故身寒肢冷,腰酸腿软,舌质淡,脉沉细。

治法:补肾纳气。

方药运用:

(1)常用方:金匮肾气丸合参蛤散加减。药用炮附子、肉桂、熟地、山药、山萸肉、五味子、蛤蚧、胡桃肉、补骨脂。

方中炮附子、肉桂、补骨脂温补肾阳,升发少火,鼓舞肾气;熟地、山药、山萸肉滋补肾精,以阴中求阳;五味子、蛤蚧、胡桃肉补肾纳气;人参大补元气。

(2)加减:肾阳虚甚者,加仙灵脾、仙茅温补肾阳;喘促甚者,加紫石英、沉香以平喘;肾阴虚者,可去温性之炮附子、肉桂、补骨脂,加龟甲、麦冬、西洋参补肾益阴。

(3)临证参考:肾阴不足,可选七味都气丸、河车大造丸;肺胃俱虚,心肾阳衰,元气欲脱,证见气喘痰鸣,气不接续,张口抬肩,鼻煽气促,不能平卧,四肢厥冷,心惊不安,面色㿠白,汗出如珠,脉浮大无根,急予扶阳固脱,用参附汤送服黑锡丹3~4.5g,蛤蚧粉1.5g。

4)水气凌心证

症舌脉:气喘息涌,痰多呈泡沫状,胸满不能平卧,肢体浮肿,心悸怔忡,尿少肢冷,面唇、指甲、舌质青紫,苔白滑,脉沉细、弦细数或结代。

病机分析:喘促日久,肺脾肾俱虚,真阳耗损,气不化水,水气内停,溢泛肌肤,则尿少肢肿;水饮凌心射肺,则气喘息涌,痰多呈泡沫状,胸满不能平卧,心悸怔忡;心气、心阳受损,不能鼓动血脉运行,血行瘀滞,则见面唇、指甲、舌质青紫,脉弦细数或结代;阳虚不温四肢,则形寒肢冷;苔白滑、脉沉细均为阳虚水停之象。

治法:温阳行水,活血化瘀。

方药运用:

(1)常用方:真武汤合苓桂术甘汤加减。药用炮附子、茯苓、白术、桂枝、生姜、丹参、桃仁、红花、川芎、泽兰、甘草。

方中炮附子大辛大热，温补肾阳，本证阳虚为本，故重用炮附子为君；桂枝温通心阳，茯苓、白术健脾利水，导水下行，生姜能入肺，温散水气，共为臣药；丹参、桃仁、红花、川芎、泽兰活血化瘀为佐药；甘草为和中调药，且配桂枝辛甘化阳为使药。诸药相配，使真阳得复，水湿得运，瘀血得化，诸症自除。

(2)加减：若喘咳多汗者，可加杏仁、苏子、干姜温中补气降逆。

(3)临证参考：若肾虚于下，痰浊壅盛于上，亦称“下虚上实”，证见咳喘痰多，气急胸闷，苔腻，脉细滑。治当化痰降逆，兼温肾纳气，方用苏子降气汤。若恶血攻肺，突然呼吸困难，端坐呼吸，咯吐大量粉红泡沫浆液样痰，口唇发绀，面色青紫，舌质紫黯，脉涩，治当活血化瘀，泻肺平喘，可用血府逐瘀汤合椒目栝楼汤治疗。

(四)特色治疗

1.专方专药

(1)气管炎糖浆：由紫石英、莱菔子、炙麻黄、黄芩、紫菀、细辛等组成。具有温肺化痰，止咳平喘的功效。每次 1 支，每支 20mL，3 次/d。

(2)咳喘安胶囊：由紫苏叶、炙麻黄、大腹皮、桂枝、干姜、乌梅、薄荷、炙桑白皮、苦杏仁、甘草等组成。方中以紫苏叶辛温发散，芳香和中，醒脾化痰；炙麻黄辛温散风寒，宣肺平喘，并兼润肺止咳为主药，力专解表化痰，止咳平喘。辅以桂枝、干姜发表解肌，温肺化痰，健脾。薄荷、炙桑白皮辛凉宣肺气，宣散风热，清肺润燥。苦杏仁宣肺止咳，化痰平喘，与麻黄相匹配走肺经，以增加宣肺平喘之力。佐以乌梅收敛肺气而止咳，又能防炙麻黄、桂枝、紫苏叶之辛散太过而耗伤肺气。大腹皮辛温，具有下气、宽中、利水消肿之功效。使以甘草润肺止咳和中健脾，调和诸药。组方重在解表宣肺，降气平喘，温肺化痰，攻补兼施，寒热并用。

(3)射干麻黄汤：由射干、麻黄、细辛、生姜、大枣、紫菀、款冬花、半夏、五味子组成。本方以射干、麻黄配伍宣肺利咽，降逆平喘；细辛配伍生姜，发散风寒，针对肾之实邪；细辛入少阴温逐饮邪，合五味子同入肾脏固敛逆气，镇咳平喘，散中有收；紫菀、款冬花、半夏温润降逆，化痰涤饮；大枣和中，顾护胃气。全方宣肺散寒，化饮降逆，清喉利咽，通过整体调整治疗寒饮型咳喘疗效显著。

(4)补肺颗粒：由黄芪、刺五加、丹参、山茱萸等组成。功效补肺益肾，纳气平喘。

(5)咳喘宁口服液：由麻黄、杏仁、黄芩、款冬花、百部、天竺黄、胡颓叶、半夏、陈皮、僵蚕、蜂房、甘草组成。方中麻黄、杏仁、百部、款冬花、天竺黄、胡颓叶等解表化痰，宣肺止咳；僵蚕、蜂房等祛风止痉。合用共奏解表宣肺，化痰止咳，祛风止痉之效。一般认为喉痒即咳、受凉即咳、晨起即咳，具有中医“风”和“痉”的特点，故加祛风止痉药为本方之特点。

2.针灸

1)慢性咳嗽、咳痰

(1)选穴:取列缺、尺泽、鱼际、少泽、合谷、解溪、昆仑等穴。

(2)针法:针刺各穴,进针 0.5～1.0 寸,得气后持续运针 1～2min,留针 10～20min。每日针 1～2 穴。1 次/d,10 次为 1 个疗程。

2)慢性支气管炎

尤适用于慢性咳嗽伴低热、畏寒者。

(1)选穴:取肺俞、风府、外关、合谷、列缺、大椎等穴。

(2)针法:针刺各穴,进针 0.5～1.0 寸,得气后持续运针 1～2min,留针 10～20min。每日针 1～2 穴。1 次/d,10 次为 1 个疗程。

3.推拿

取坐位,用拇指指腹端按揉内关、合谷、神门、曲池穴。

取仰卧位,立其头前,两拇指置于天突穴两侧,分别沿肋间隙自内向外推至腋中线,自上而下推至乳头,重复进行;再用拇指指腹端按揉天突、膻中、足三里、丰隆穴等。

取仰卧位,用掌摩法,以脐为中心圈,从小到大,顺时针摩腹;再用手掌自上而下拍胸。

取侧卧位,以手掌沿腋中线自上而下擦胁,以透热为度。

取俯卧位,用禅推法推背部两侧脾俞、胃俞、肾俞、膈俞、肺俞;再用滚法在上述各穴位处来回操作。

4.外治法

(1)穴位敷贴:由斑蝥、白芥子等组成(初伏:天突、双肺俞、双丰隆;中伏:大椎、双定喘、膻中;末伏:身柱、双肾俞、双足三里)。

(2)穴位注射:活血化瘀药(丹参注射液 2mL,当归注射液 2mL),选主穴:肺俞(双)、风门(双);配穴:曲池(双)、足三里(双)、丰隆(双)等。

5.食疗

(1)大蒜、食醋各 250g,红糖 90g。将大蒜去皮捣烂,浸泡在糖醋溶液中,1 周后取其汁服用,每次 1 汤匙,3 次/d。

(2)白萝卜 250g 洗净切片,冰糖 60g,蜂蜜适量,加水适量煮至熟烂,食萝卜饮汤,每日早晚各 1 次。

(3)白萝卜 250g 洗净切片,生姜 7 片,红糖 30g,加水适量煎汁服用,每日早晚各 1 次。

(4)红白萝卜 250g 洗净切片,加麦芽糖 25g 放置半天,取其汁液饮服,2～3 次/d。

(5)麦芽糖、蜂蜜、大葱汁各适量,熬溶后装瓶备用,每次取服 1 茶匙,3 次/d。

(6)鸡蛋 2 个,香油 50g,食醋适量。将鸡蛋打散放香油中炸熟,加食醋食之,早晚各1次。

(7)花生米100～150g,加冰糖和水各适量煮至熟烂,食花生米饮汤,1～2次/d。

(8)杏仁15g,反复捣烂加水滤汁,再加蜂蜜1茶匙,用开水冲服,2～3次/d。

(9)雪梨1个削皮去核,纳入贝母粉9g、冰糖30g,隔水蒸熟食之,每日早晚各1个。

(10)南瓜500g去皮切成小块,红枣15枚,红糖适量,加水适量煮汤服食,1～2次/d。

(丁于洲)

第五节　肺胀

一、定义

肺胀相当于西医学的“慢性阻塞性肺疾病(COPD)”。肺胀是指多种慢性肺脏病证反复发作,迁延不愈,导致肺脾肾三脏虚损,肺气虚弱致脾失健运,聚湿生痰,壅塞于肺,气道不畅;肺气虚久之肾气亦虚,肾不纳气,而致胸中胀满,不能敛降的一种病证。临床表现为胸部膨满,憋闷如塞,喘息上气,呼多吸少,咳嗽痰多,烦躁,心悸,面色晦暗或唇甲发绀,脘腹胀满等。其病程缠绵,时轻时重,经久难愈。肺气肿一般病程较长,发展缓慢,若不及时治疗,可导致慢性肺源性心脏病。

慢性阻塞性肺疾病(COPD)是一组以气流受限为特征的肺部疾病,气流受限不完全可逆,呈进行性发展,与肺部对有害颗粒或气体的异常炎症反应有关,是可以预防和治疗的疾病。COPD主要累及肺部,但也可以引起肺外各器官的损害。COPD是呼吸系统疾病中的常见病和多发病,患病率和病死率均居高不下。慢性咳嗽、咳痰常先于气流受限许多年存在,但不是所有有咳嗽、咳痰症状的患者均会发展为COPD。部分患者可仅有不可逆气流受限改变而无慢性咳嗽、咳痰症状。COPD与慢性支气管炎和肺气肿密切相关。通常,慢性支气管炎是指在排除慢性咳嗽的其他已知原因后,患者每年咳嗽、咳痰3个月以上,并连续2年。肺气肿则指肺部终末细支气管远端气腔出现异常持久的扩张,并伴有肺泡壁和细支气管的破坏而无明显的肺纤维化。当慢性支气管炎、肺气肿患者肺功能检查出现气流受限,并且不能完全可逆时,则能诊断为COPD。如患者只有慢性支气管炎和(或)肺气肿,而无气流受限,则不能诊断为COPD。总之,COPD不是一个独立存在的疾病,而是由慢性支气管炎、肺气肿这种疾病过程及相互交叉发展最终引起的不可逆性气道阻塞。

二、病因病机

(一)病因

1.外邪侵袭

常因重感风寒,邪袭于肺,内则壅遏肺气,外则郁闭皮毛,肺卫为邪所伤,肺气不得宣畅或因风热犯肺,肺气壅实,甚则热蒸液聚成痰,清肃失司,以致肺气上逆作喘。若表寒未解,内已化热或肺热素盛,寒邪外束,热不得泻,则热为寒郁,肺失宣降,气逆而喘。故《景岳全书·喘促篇》中说:“实喘之证,以邪实在肺也,肺之实邪,非风寒则火邪耳。”肺虚久病,卫外不固,六淫外邪每易乘袭,诱使本病发作,病情日益加重。

2.饮食不当

恣食肥甘生冷或嗜酒伤中,脾失健运,痰浊内生,上干于肺,壅阻肺气,升降不利,发为喘促。若湿痰久郁化热或肺火素盛,痰受热蒸,则痰火交阻,清肃之令不行,肺气为之上逆。《仁斋直指附遗方论·喘嗽》中指出“夫邪气伏藏,凝涎浮涌,呼不得呼,吸不得吸,于是上气促急”。即指痰浊涌盛之喘证而言。如复加外感诱发,可见痰浊与风寒邪热等内外合邪的错杂情况。

3.情志不调

情怀不遂,忧思气结,肺气痹阻,气机不利或郁怒伤肝,肝气上逆于肺,肺气不得肃降,升多降少,气逆而喘。此即《医学入门·喘》中所说“惊忧气郁,惕惕闷闷,引息鼻张气喘,呼吸急促而无痰声音”之类。

4.劳欲久病

内伤久咳、支饮、喘哮、肺痨等肺系慢性疾患,迁延失治,痰浊潴留,壅阻肺气,气之出纳失常,还于肺间,日久导致肺虚,成为发病的基础。咳伤肺气,肺之气阴不足,以致气失所主而短气喘促,故《证治准绳·喘》中说:“肺虚则少气而喘。”若久病迁延不愈,由肺及肾或劳欲伤肾,精气内夺,肺之气阴亏耗,不能下滋于肾,肾之真元伤损,根本不固,则气失摄纳,上出于肺,出多入少,逆气上奔而为喘。此即《医贯·喘》中所说:“真元损耗,喘出于肾气之上奔……乃气不归元也。”若肾阳衰弱,水无所主,凌心射肺,肺气上逆,心阳不振而致喘,则属虚中夹实之候。此外,中气虚弱,肺气失于充养,亦可导致气虚而为喘。

5.伤肺损脏

肺虚久病,卫外不固,六淫外邪每易乘袭,诱使本病发作,病情日益加重。病变首先在肺,继则影响脾、肾,后期病及于心。因肺主气,开窍于鼻,外合皮毛,职司卫外,为人身之藩篱,故外邪从口鼻、皮毛入侵,每多首先犯肺,以致肺之宣降功能不利,气逆于上而为咳,升降失常则为喘。久则肺虚,肺之主气功能失常,影响呼吸出入,肺气壅滞,还于肺间,导致肺气胀满,张缩无力,不能敛降。若肺病及脾,子盗母气，脾失健运，则可导致肺脾两虚。肺为气之主，肾为气之根，若久病肺虚及肾，金不生水，致肾气衰惫，肺不主气，肾不纳气，则气喘日益加重，呼吸短促难续，吸气尤为困难，动则更甚。心脉上通于肺，肺气辅佐心脏治理、调节心血的运行，阳根于命门真火，故肺虚治节失职或肾虚命门火衰，均可病及于心，使心气、心阳衰竭，甚则可以出现喘脱等危候。

6.痰瘀互患

病理因素主要为痰浊、水饮与血瘀互为影响，兼见同病。痰的产生，病初肺气郁滞，脾失健运，津液不归正化而成，渐因肺虚不能化津，脾虚不能转输，肾虚不能蒸化，痰浊愈易潴留，喘咳持续难已。久延阳虚阴盛，气不化津，痰从阴化为饮为水，饮留上焦，迫肺则咳逆上气，凌心则心悸气短；湿困于中焦，则纳减呕恶，脘腹胀满，便溏；饮溢肌肤则为水肿尿少；饮停胸胁、腹部而为悬饮之类。痰浊潴肺，病久势深，肺虚不能治理调节心血的运行，"心主"营运过劳，心气、心阳虚衰，无力推动血脉，则血行涩滞，可见心动悸，脉结代，唇、舌、甲床发绀，颈脉动甚。心主血而肝藏血，肝主疏泄，为调血之脏，心脉不利，肝脏疏调失职，血郁于肝，则致血瘀之象。痰浊、水饮、血瘀三者之间又互相影响和转化。如痰从寒化则成饮；饮溢肌表则为水；痰浊久留，肺气郁滞，心脉失畅则血郁为瘀；瘀阻血脉，"血不利则为水"。但一般早期以痰浊为主，渐而痰瘀并见，终至痰浊、血瘀、水饮错杂为患。病程中由于肺虚卫外不固，尤易感受外邪而使病情诱发或加重。若复感风寒，则可成为外寒内饮之证。感受风热或痰郁化热，可表现为痰热证。如痰浊壅盛或痰热内扰，闭阻气道，蒙蔽神窍，则可发生烦躁、嗜睡、昏迷等变证。

（二）病机

COPD的发病与外邪侵袭及肺、脾、肾等功能失调有关。多因久病肺虚，痰浊潴留，而致肺不敛降，气还肺间，肺气胀满，每因复感外邪诱使病情发作或加剧。病位初在肺，继则影响到脾肾，后期及心。因肺主气，开窍于鼻，外合皮毛，主表，卫外，故外邪从口鼻、皮毛入侵，首先犯肺，导致肺气宣降不利，上逆而为咳，升降失常则为喘，久则肺虚，主气功能失常。若肺病及脾，子耗母气，脾失健运，则可导致肺脾两虚。肺脾气虚，气不摄血，可致咳血、吐血、便血等。心主血而肝藏血，肝主疏泄，为调血之脏，心脉不利，肝脏疏调失职，血郁于肝，瘀结胁下，则致癥积。若痰热内郁，热动肝风，可见肉跳、震颤，甚则抽搐或因动血而致出血。肺为气之主，肾为气之根，肺伤及肾，肾气衰惫，摄纳失权，则气短不续，动则益甚。且肾主水，肾阳衰微，则气不化水，水邪泛溢则肿，上凌心肺则喘咳心悸。肺与心脉相通，肺气辅佐心脏运行血脉，肺虚治节失职，则血行涩滞，循环不利，血瘀肺脉，肺气更加壅塞，造成气虚血滞，血滞气郁，由肺及心的恶性后果，临床可见心悸、发绀、水肿、舌质暗紫等症。阳根于命门真火，肾阳不振，进一步导致心肾阳衰，可出现喘脱危候。

病理性质为标实本虚，但有偏实、偏虚的不同，且多以标实为急。本虚以气虚、气阴两虚为主或发展为阳虚；标实以痰、热、瘀为主。在本虚的基础上，痰浊与瘀血交阻，是其主要的病机特点。外感诱发时则偏于邪实，平时偏于本虚。早期由肺而及脾、肾，多属气虚、气阴两虚；晚期以肺、肾、心为主，气虚及阳或阴阳两虚，但纯属阴虚者罕见。正虚与邪实每多互为因果。如阳虚卫外不固，易感外邪，痰饮难蠲；阴虚则外邪、痰浊易从热化，故虚实诸候常夹杂出现，每致越发越频，经常反复发作，甚则持续不已，难期根治。尤其是老年患者，发病后若不及时控制，极易发生变端。

三、辨病

(一)症状

1.慢性咳嗽

慢性咳嗽通常为首发症状。初起咳嗽呈间歇性，早晨较重，但夜间咳嗽并不显著。少数病例咳嗽不伴咳痰。也有部分病例虽有明显气流受限但无咳嗽症状。慢性咳嗽随病程发展可终身不愈。常晨间咳嗽明显，夜间有阵咳或排痰。

2.咳痰

咳嗽后通常咳少量黏液性痰，部分患者在清晨较多；合并感染时痰量增多，常有脓性痰。咳痰一般为白色黏液或浆液性泡沫性痰，偶可带血丝，清晨排痰较多。急性发作期痰量增多，可有脓性痰。

3.气短或呼吸困难

这是COPD的标志性症状，是使患者焦虑不安的主要原因，初起仅在劳动、上楼或登山爬坡时有气短或呼吸困难；随着病情的发展，在平地活动时，甚至在静息时也感气短或呼吸困难。

4.喘息和胸闷

部分患者特别是重度患者或病情急性加重时出现喘息；胸部紧闷感通常于劳力后发生，与呼吸费力、肋间肌等容性收缩有关。

5.全身性症状

在疾病的过程中，特别是在较重患者，可能会发生全身性症状，如发绀、食欲减退、体重下降、外周肌肉萎缩和功能障碍、精神抑郁和(或)焦虑、水肿等。合并感染时可咳血痰或咯血。功能性呼吸困难分级：①0级，除非剧烈活动，无明显呼吸困难；1级，当快走或上缓坡时有气短；②2级，由于呼吸困难比同龄人步行慢或者以自己的速度在平地上行走时需要停下来呼吸；③3级，在平地上步行100m或数分钟后需要停下来呼吸；④4级，因明显的呼吸困难而不能离开房屋，或者当穿脱衣服时气短。

(二)体征

COPD早期体征可不明显。随疾病进展，常有以下体征：①视诊：胸廓形态异常，包括胸部过度膨胀、肋间隙增宽，前后径增大、膈运动受限；剑突下胸骨下角（腹上角）增宽及腹部膨凸等，称为桶状胸。常见呼吸变浅，频率增快，辅助呼吸肌如斜角肌及胸锁乳突肌参加呼吸运动，重症可见胸腹矛盾运动；晚期患者呼吸困难加重时，常采取身体前倾位，颈、肩部辅助呼吸肌参与呼吸运动，呼吸时常呈缩唇呼气以增加呼出气量；呼吸困难加重时常采取前倾坐位；低氧血症者可出现黏膜及皮肤发绀，伴右心衰竭者可见下肢水肿、肝脏增大。②触诊：双侧语颤减弱。③叩诊：由于肺过度充气使心浊音界缩小或不易叩出，肺下界和肝浊音界下降。肺叩诊可呈过清音。④听诊：两肺呼吸音可减低，呼气相延长，并发肺部感染时，可闻及干性音，两肺底或其他肺野可闻及湿性音；心音遥远，剑突部心音较清晰响亮。

（三）辅助检查

1.肺功能检查

肺功能检查是判断气流受限的主要客观指标，其重复性好，对 COPD 的诊断、严重程度评价、疾病进展、预后及治疗反应等均有重要意义。气流受限是以 FEV_1 和 FEV_1/FVC 降低来确定的。FEV_1/FVC 是 COPD 的一项敏感指标，可检出轻度气流受限。FEV_1 占预计值的百分比是中、重度气流受限的良好指标，它变异性小，易于操作，应作为 COPD 肺功能检查的基本项目。吸入支气管舒张剂后 $FEV_1/FVC<0.70$ 者，可确定为不能完全可逆的气流受限。呼气峰流速（PEF）及最大呼气流量-容积曲线（MEFV）也可作为气流受限的参考指标，但 COPD 时 PEF 与 FEV_1 的相关性不够强，PEF 有可能低估气流阻塞的程度。气流受限可导致肺过度充气，使肺总量（TLC）、功能残气量（FRC）和残气容积（RV）增高，肺活量（VC）减低。TLC 增加不及 RV 增加的程度大，故 RV/TLC 增高。肺泡隔破坏及肺毛细血管床丧失可使弥散功能受损，一氧化碳弥散量（DLC）降低，DLC 与肺泡通气量（VA）之比（DLC/VA）比单纯 DLC 更敏感。深吸气量（IC）是潮气量与补吸气量之和，IC/TLC 是反映肺过度膨胀的指标，在反映 COPD 呼吸困难程度甚至反映 COPD 生存率上具有意义。作为辅助检查，吸入支气管扩张药后 $FEV_1/FVC<70\%$ 及 $FEV_1<80\%$ 预计值者，可确定为不完全可逆的气流受限。但不能预测疾病的进展。

2.胸部 X 线检查

X 线检查对确定肺部并发症及与其他疾病（如肺间质纤维化、肺结核等）鉴别有重要意义。COPD 早期 X 线胸片可无明显变化，以后出现肺纹理增多、紊乱等非特征性改变；主要 X 线征为肺过度充气：肺容积增大，胸腔前后径增长，肋骨走向变平，肋间隙增宽；肺野透亮度增高，横膈位置低平，心脏悬垂狭长，肺门血管纹理呈残根状，肺野外周血管纹理纤细稀少等，有时可见肺大疱形成。并发肺动脉高压和肺源性心脏病时，除右心增大的 X 线征象外，还可有肺动脉圆锥膨隆、肺门血管影扩大及右下肺动脉增宽等。

3.胸部 CT 检查

CT 检查一般不作为常规检查。但是，在鉴别诊断时 CT 检查有益，高分辨率 CT(HRCT)对辨别小叶中心型或全小叶型肺气肿及确定肺大疱的大小和数量，有很高的敏感性和特异性，估计非大疱区域肺气肿的程度，对预计肺大疱切除或外科减容手术等的效果有一定价值。

4.血气检查

当 FEV_1＜40%预计值时或具有呼吸衰竭或右心衰竭的 COPD 患者均应做血气检查。血气异常首先表现为轻、中度低氧血症。随疾病进展，低氧血症逐渐加重，并出现高碳酸血症。呼吸衰竭的血气诊断标准为静息状态下海平面大气压下呼吸空气时，动脉血 PaO_2＜8kPa(60mmHg)，伴或不伴动脉血 $PaCO_2$ 增高＞6.67kPa(50mmHg)。血气分析对确定发生低氧血症、高碳酸血症、酸碱平衡失调及判断呼吸衰竭的类型有重要价值。

5.心电图检查

表现为右心室肥大的改变，电轴右偏，顺钟向转位，出现肺型 P 波等。

6.其他实验室检查

低氧血症，即 PaO_2＜7.33kPa(55mmHg)时，血红蛋白及红细胞可增高，血细胞比容＞55%可诊断为红细胞增多症。并发感染时痰涂片外周血白细胞增高，核左移。可见大量中性粒细胞，痰培养可检出各种病原菌，痰培养可能查出的病原菌常见者为肺炎链球菌、流感嗜血杆菌、卡他摩拉菌、肺炎克雷伯菌等。后期可有肝、肾功能的改变，血清电解质紊乱。

(四)诊断要点

个人及职业史：长期吸烟，吸入粉尘、烟雾或有害气体。

病史：有长期慢性咳喘病史及反复发作史。多于中年以后发病，症状好发于秋冬寒冷季节，随病情进展，急性加重愈渐频繁。慢性咳嗽，咳痰至少每年 3 个月，连续 2 年以上。每因外感时邪、过劳、暴怒而诱发。

证候：咳嗽、咳痰、气短、喘息。

体征：桶状胸，胸部叩诊呈过清音；心浊音量缩小，呼吸音降低。可闻及肺部哮鸣音及湿啰音，心音遥远等。呼吸频率增快，辅助呼吸肌运动，肋缘矛盾运动，缩唇呼吸，呼气相延长，发绀，颈静脉怒张，外周水肿。重则可见面色晦暗，唇舌发绀，脘腹胀满，四肢或颜面浮肿。有少数患者可无咳嗽、咳痰症状。

X 线检查：胸廓扩张，肋间隙增宽，肋骨平行，活动减弱，横膈降低且变平，两肺野透亮度增加，肺血管纹理增粗，右下肺动脉干扩张，右心室增大。肺功能检查有无阻塞性通气功能障碍。吸入支气管舒张药后 FEV_1/FVC＜70%及 FEV_1＜80%预计值。血气分析检查可见低氧血症或合并高碳酸血症。血液检查红细胞和血红蛋白可升高，全血黏度和血浆黏度可增加。白细胞总数可增高，中性粒细胞增加。

心电图检查表现为右心室肥大的改变，电轴右偏，顺钟向转位，出现肺型P波等。

（五）分级

肺功能检查应在吸入足够剂量的支气管舒张剂（如沙丁胺醇）后进行，如果FEV_1/FVC＜70％，表明有气流受限存在且不可逆，可诊断为COPD。Ⅰ级：轻度COPD，特点为轻度气流受限（FEV_1/FVC＜70％，但FEV_1≥80％预计值），通常有慢性咳嗽、咳痰症状，但不是所有的患者都有。在这一阶段，患者通常并没有意识到其肺功能异常。Ⅱ级：中度COPD，特点为气流受限程度加重（FEV_1/FVC＜70％，50％≤FEV_1＜80％预计值），出现呼吸困难，尤其是在活动后，咳嗽和咳痰有时也存在。这一阶段，患者往往因为慢性呼吸系统症状或疾病的急性加重而就诊。Ⅲ级：重度COPD，特点为气流受限进一步恶化（FEV_1/FVC＜70％，30％≤FEV_1＜50％预计值），呼吸困难加重、活动耐量下降、乏力和反复急性发作影响到生活质量。Ⅳ级：极重度COPD，特点为严重的气流受限（FEV_1/FVC＜70％，FEV_1＜30％预计值或FEV_1＜50％预计值伴有慢性呼吸衰竭）。呼吸衰竭定义为：在海平面大气压下呼吸室内空气时，动脉血PaO_2＜8kPa（60mmHg），伴或不伴有动脉血$PaCO_2$＞6.67kPa（50mmHg）。呼吸衰竭也可以影响心脏，如肺源性心脏病（右心功能不全）。肺源性心脏病的临床体征包括颈静脉压力升高和下肢可凹性水肿。如果出现以上并发症，即使FEV_1＞30％预计值，也划分为Ⅳ级。这一阶段，患者生活质量明显受损，急性发作可能危及生命。虽然FEV_1对反映COPD严重程度、健康状况及病死率有用，但FEV_1并不能完全反映COPD复杂的严重情况，除FEV_1以外，已证明体重指数（BMI）和呼吸困难分级在预测COPD生存率等方面有意义。BMI＜21的COPD患者病死率增加。

（六）分期

COPD病程可分为急性加重期与稳定期。急性加重期是指患者出现超越日常状况的持续恶化，并需改变基础COPD的常规用药。通常在疾病过程中，患者短期内咳嗽、咳痰、气短和（或）喘息加重，痰量增多，呈脓性或黏脓性，可伴发热等炎症明显加重的表现。稳定期则指患者咳嗽、咳痰、气短等症状稳定或轻微。

四、类病辨别

COPD以气流受限不完全可逆为体征，但一些已知病因或具有特征病理表现的气流受限疾病，如支气管扩张、肺结核纤维化病变、肺囊性纤维化、弥散性泛细支气管炎及闭塞性细支气管炎等，均不属于COPD。

肺胀与哮病、喘证均以咳而上气、喘满为主症，有其类似之处。区别言之，肺胀是多种慢性肺系疾病日久积渐而成，除咳喘外，尚有心悸、唇甲发绀、胸腹胀满、肢体浮肿等症状；哮是呈反复发作性的一个病种，以喉中哮鸣有声为特征；喘是多种急慢性疾病的一个症状，以呼吸气促困难为主要表现。从三者的相互关系来看，肺胀可以隶属于喘证的范畴，哮与喘病久不愈又可发展成为肺胀。此外，肺胀因外感诱发，病情加剧时，还可表现为痰饮病中的“支饮”证。凡此俱当联系互参，掌握其异同。本病应与以下疾病进行鉴别。

（一）支气管哮喘

COPD多发于中年以上患者，症状缓慢进展，逐渐加重，多有长期吸烟史和（或）有害气体、颗粒接触史，气流受限为不可逆性。支气管哮喘常于幼年和青年突然发病，以发作性喘息为特征，症状起伏很大，发作时两肺布满哮鸣音，缓解后可毫无症状。常伴过敏体质、过敏性鼻炎等，部分患者有哮喘家族史。典型病例不难区别，但支气管哮喘并发肺气肿，则难以区别。但此时在治疗上有很多相同之处，结合病史的支气管激发试验和支气管舒张试验可有助于鉴别。大多数哮喘患者的气流受限具有显著的可逆性，是其不同于COPD的一个关键特征。但是，部分哮喘患者随着病程延长，可出现较明显的气道重塑，导致气流受限的可逆性明显减小，临床很难与COPD相鉴别。COPD和哮喘可以发生于同一位患者。此时应根据临床及实验室所见全面分析，必要时做支气管激发试验、支气管舒张试验和（或）PEF昼夜变异率来进行鉴别。在少部分患者中，2种疾病可重叠存在，难以截然区分。

（二）支气管扩张

支气管扩张也有慢性咳嗽、咳痰反复发作的特点，合并感染时咯大量脓性痰或有反复和多少不等的咯血史。肺部以湿啰音为主，多位于一侧且固定在下肺，可有杵状指（趾）。胸部X线检查常见下肺纹理粗乱或呈卷发状影或呈多发性蜂窝状透光区，高分辨CT可见支气管扩张改变，支气管碘油造影可以鉴别。

（三）肺结核

肺结核患者多有结核中毒症状，如发热、乏力、盗汗、消瘦、咯血等。痰检可发现抗酸杆菌，胸部X线片检查可发现病灶。经胸部X线检查、PPD试验和痰结核菌检查等可以明确诊断。

（四）肺癌

对于40岁以上，特别是有多年吸烟史，发生刺激性咳嗽的男性患者，不宜轻易诊断为慢性支气管炎。肺癌常有反复发生或持续的痰中带血或者咳嗽性质发生改变。胸部X线检查及CT可发现有块状阴影或结节状影占位病变或阻塞性肺炎。抗生素治疗后，病变不能完全消散，应考虑肺癌的可能，查痰脱落细胞及经纤维支气管镜活检以至肺活检一般可明确诊断。

（五）弥散性泛细支气管炎

弥散性泛细支气管炎大多数为男性非吸烟者，几乎所有患者均有慢性鼻窦炎；X线胸片和高分辨率CT显示弥散性小叶中央结节影和过度充气征，红霉素治疗有效。

(六)其他原因所致呼吸气腔扩大

肺气肿是一病理诊断名词。呼吸气腔均匀规则扩大而不伴有肺泡壁的破坏时,虽不符合肺气肿的严格定义,但临床上也常习惯称为肺气肿,如代偿性肺气肿、老年性肺气肿、Down 综合征中的先天性肺气肿等。临床表现可以出现劳力性呼吸困难和肺气肿体征,但肺功能测定没有气流受限的改变,即 $FEV_1/FVC \geqslant 70\%$,与 COPD 不同。

(七)肺间质纤维化

慢性肺间质纤维化开始阶段是咳嗽、咳痰,偶感气短。详尽询问病史及仔细听诊,在肺下后侧可闻及爆裂音,肺功能呈限制性通气功能障碍,动脉血 PaO_2 降低,且可逐渐发生杵状指。

(八)尘肺

尘肺有粉尘接触史,胸部 X 线检查可见双肺有矽结节,肺门阴影扩大及网状纹理增多,可做出诊断。

五、治疗

(一)一般措施

(1)加强体育锻炼,增强抗病能力。可坚持慢跑、打太极拳,体弱者做床上八段锦等。

(2)慎风寒,适寒温,节饮食,戒烟酒。饮食宜清淡而富有营养,忌食辛辣刺激及甜黏肥腻之品以免助湿生痰动火。平素宜调畅情志,因情志致喘者,尤须怡情悦志,避免不良精神刺激。

(3)防止患者互相传染。已患感冒的患者要讲究个人卫生,不要对着别人咳嗽,不要在人多的场合随地吐痰。易感人群在公共场所要躲避咳嗽、发热的患者,必要时戴口罩。

(4)已病者要及早治疗。可坚持中医自血疗法、天灸等治疗以提高机体免疫力。

(二)中医药治疗

喘证的辨证首分虚实,实喘又当辨外感内伤。其治疗原则是按虚实论治。实喘治肺,治以祛邪利气。应区别寒、火、湿、风邪的不同,分别采用温化宣肺、清化肃肺、祛湿祛风等。虚喘治以培补摄纳或补肺或健脾或补肾。虚实夹杂、寒热互见者,当分清主次,权衡标本,辨证用药。

喘病多由其他疾病发展而来,积极治疗原发病,是阻断病势发展,提高临床疗效的关键。

1.辨证论治

1)痰浊阻肺

主症:咳嗽胸满胀闷,痰多色白,黏腻难咳,短气喘息,难以平卧,稍劳即甚,怕风易汗,脘腹痞满,食纳减少,倦怠乏力,舌质偏淡,苔浊腻,脉滑。

治法:降气化浊,宣肺止咳。

方药:高氏燥湿邪肺咳方。方中法半夏、陈皮、石菖蒲、紫苏叶、杏仁、荆芥、枳壳、胆南星、天竺黄、栝楼皮、前胡、浙贝、甘草各10g。诸药合用,功可降气化浊、宣肺止咳。口渴者加天花粉10g;大便稀薄者加葛根30g;胁痛者加三七10g。

2)风热犯肺

主症:发热畏寒,头痛咽干,咳声重浊,咳痰黄黏,痰居胸中,胸闷不适或咽痛或便干,舌边尖红,苔黄,脉浮数。

治法:清热利咽,化痰止咳。

方药:曲氏肺咳方加减。炙麻黄、杏仁、法半夏、橘红、茯苓、栝楼皮、浙贝、木蝴蝶、金荞麦、生石膏、甘草各10g。全方功可清热利咽、宣肺化痰。咽痛者加射干10g;便干者去栝楼皮,加栝楼仁30g;大便稀薄者加葛根30g;痰中带血者加仙鹤草30g;高热不退者加柴胡、黄芩各10g。

3)外寒内饮

主症:咳逆喘促,痰稀泡沫状,量多,口干不欲饮或伴恶寒重,发热,肢体酸楚,身痛无汗,严重时面浮目肿,唇舌发青或胸部膨隆胀满,不得卧,舌淡黯,苔白滑,脉浮紧。

治法:宣肺散寒,温化水饮。

方药:小青龙汤。炙麻黄、桂枝、白芍、法半夏各10g,五味子、干姜、甘草各6g,细辛5g。诸药合用,共奏宣肺散寒,温化水饮之功。若烦躁者加生石膏10g;若喉中痰鸣者加杏仁、紫菀、射干各10g;若鼻塞、涕多者加辛夷、白芷各10g;若下肢水肿者加茯苓20g。

以上方药,1剂/d,分2次温服。重者每日可服3次。

4)气阴两虚

主症:咳嗽反复发作且日久,气祛声低,咳声低弱或短气喘息,难以平卧,咯痰稀薄或痰少,烦热口干,咽喉不利,舌质淡或舌红,少苔,脉细数。

治法:清肺化痰,益气养阴。

方药:曲氏阴虚肺咳方。紫菀、款冬花、桔梗、陈皮、防风、杏仁、法半夏、浙贝、桑白皮、麦冬、党参、黄芪、甘草各10g。全方功可清肺化痰、益气养阴。若喘促痰鸣者加炙麻黄10g;痰稠黄绿者加金荞麦、鱼腥草各10g;口干渴者加天花粉15g;发热者加柴胡 20g;咽痛者加射干 10g;阴虚甚者加麦冬、沙参、石斛各 10g;肾不纳气者加蛤蚧 1 只、紫河车 5g。

5)肺气虚损

主症:偶咳,活动后气短,痰稀少易咳,自汗出略畏寒,食少便溏,舌体偏胖,质淡略黯,舌苔白滑,脉滑无力。

治法:补益脾肾化痰。

方药:异功散加减。党参、炒白术、茯苓、陈皮、补骨脂、山萸肉、甘草各 10g。诸药合用,共奏补益脾肾化痰之功。若鼻涕倒流者加辛夷、蔓荆子、白芷各 10g;若食后腹胀者加炒麦芽、炒谷芽、鸡内金各 10g;若咽干者加射干 10g。

2.特色专方

(1)栝楼薤白半夏汤:本方为《金匮要略》治疗胸痹的代表方,组方为栝楼、薤白、半夏,在此基础上选用杏仁、厚朴、苏子、蛤壳、竹沥、姜汁、连翘等酌情配伍,治疗慢阻肺急性发作期有较好疗效。但本病常涉及寒热转化,痰气兼并,更多的还须与他法配合使用,如化痰、化瘀、苦泄、补养等法。

(2)三拗汤:组方为麻黄、杏仁、甘草,本方重视祛散外邪,使肺气得以舒展,恢复正常升降,用于发作时控制症状。常加用防风、苏梗、薄荷、青蒿、蝉蜕等。梁乃津治疗慢阻肺第 2 步是消痰,是本病治标的关键环节。方用三子养亲汤、陈夏六君汤、制南星、橘红丸等,以温肺化饮、健脾除痰;如饮郁化热,痰热郁肺,则用桑白皮汤、葶苈大枣泻肺汤,治疗中可适当加用活血化瘀药,如桃仁、当归等以疏通脉络。缓解期的治疗除了益肺健脾外,更重要的是培补肾阳,在对症基础上酌加补骨脂、紫河车、杜仲、肉苁蓉、核桃肉、巴戟天等,使肾阳振复、肺气有根。

(3)苏子降气汤:组方为紫苏子、半夏各 9g,当归、甘草、前胡、姜厚朴各 6g,肉桂 6g,大枣 3g。1 剂/d,水煎服,早晚分服。功用降气平喘,祛痰止咳,主治痰涎壅肺,肾阳不足所致的上实下虚的喘咳证。若痰涎壅盛,喘咳气逆难卧者,可加沉香加强降气平喘之功,气虚者加人参益气。

(4)加味桂枝龙牡蛎汤:组方为龙骨 20g,牡蛎 30g,代赭石 30g,桂枝 5g,白芍 10g,当归 10g,炙苏子 10g,五味子 5g,沉香 3g,麦冬 10g,太子参 15g。1 剂/d,水煎服,早晚分服。功效补气益血纳气,主治肾不纳气、气虚喘咳之肺气肿。若太子参改为党参,其与麦冬、五味子相合,气阴并补,对久咳肺虚,气虚自汗者颇有功效。

(5)补肾定喘汤:组方为熟地黄 12g,炒山药 10g,补骨脂 10g,丝瓜络 9g,五味子 9g,炙黄芪 15g,葶苈子 12g,炙麻黄 9g,炒地龙 10g,代赭石 15g,露蜂房 9g,炙款冬花 30g,炙紫菀 30g,金银花 12g,麦冬 9g。1 剂/d,水煎服,早晚分服。功能补肾纳气以扶正固本,止咳、平喘、活血以治其标,主治虚实夹杂证。

(6)固本平喘汤:组方为白术 15g,山药 10g,诃子 10g,五味子 12g,菟丝子 15g,罂粟壳 10g。1 剂/d,水煎服,早晚分服。功效补益肺脾肾,主治本虚标实,反复咳喘吐痰的肺气肿。

(7)平喘合剂:组方为麻黄 3～5g,钩藤 15g,石韦 30g,乌梅 10g,老鹳草 30g,蝉蜕 9g。本方解痉平喘,用于喉中有哮鸣声,肺部听到哮鸣音等肺气不宣的实喘者。

(8)养心汤:组方为党参 15g,麦冬 12g,五味子 5g,石菖蒲 5g,麻黄 5g,杏仁 12g,炙甘草 5g,栝楼皮 15g,薤白 15g,枳壳 10g,厚朴 10g,法半夏 10g。水煎 2 次分 2 次服,2 剂/d。用于痰浊壅肺的喘证。

(9)紫河车粉:处方为紫河车 1 具,焙干研末,每次 3g,3 次/d。适用于阳虚水泛证。

3.中药成药

(1)止喘灵注射液:本品主要成分为麻黄、洋金花、苦杏仁、连翘,为浅黄色的澄明液体。功效:宣肺平喘,止咳祛痰。用于痰浊阻肺、肺失宣降的哮喘,咳嗽,胸闷痰多。肌内注射,1 次 2mL,2～3 次/d;7 岁以下儿童酌减。1～2 周为 1 个疗程,可用于肺胀、阻塞性肺疾病的气喘发作期。

(2)消咳喘胶囊:本品主要成分为满山红,为胶囊剂,每粒装 0.35g,内容物呈棕红色或棕黑色颗粒或粉末;气微,味苦、涩。功效:止咳,祛痰,平喘。口服,1 次 2 粒,3 次/d。用于痰浊阻肺型肺胀咳喘。

(3)橘红丸:主要成分为半夏、陈皮、地黄、茯苓、甘草、栝楼皮、滑石粉、化橘红、桔梗、苦杏仁、款冬花、麦冬、石膏、浙贝母、紫苏子、紫菀、硬脂酸镁。每丸重 6g,口服 1 次 3g,2 次/d。用于痰热壅肺型肺胀。

(4)安宫牛黄丸:主要成分为牛黄、郁金、犀角、黄芩、黄连、雄黄、栀子、朱砂各 30g,冰片、麝香各 5g,珍珠 15g,金箔为衣。1.5g 大蜜丸,口服。1 次 1 丸,1 次/d;小儿 3 岁以内 1 次1/4 丸,4～6 岁 1 次 1/2 丸,1 次/d。用于痰蒙神窍的肺胀咳喘。

(5)醒脑静脉注射射液:主要成分为麝香、栀子、郁金、冰片。本品清热泻火,凉血解毒,开窍醒脑。肌内注射,1 次 2～4mL,1～2 次/d。静脉滴注,1 次 10～20mL,用 5%～10%的葡萄糖注射液或氯化钠注射液 250～500mL 稀释后滴注。用于痰蒙神窍的肺胀咳喘。

(6)蛤蚧定喘丸:主要成分为蛤蚧、栝楼子、紫菀、麻黄、鳖甲(醋制)、黄芩、甘草、麦冬、黄连、百合、紫苏子(炒)、石膏、苦杏仁(炒)、石膏(煅),辅料为蜂蜜。本品滋阴清肺,止咳平喘,用于肺肾阴虚、阴虚肺热的咳喘。本品 6g/丸,口服,1 次 1 丸,2 次/d。

(7)丹红注射液：该注射液主要以丹参、红花为主要提取成分，每日 40mL 静脉滴注，1 次/d，疗程 14d，对 COPD 气道炎症具有明显的抑制作用。

(8)血栓通：主要成分为中药三七中提取的三七总皂苷，300mg/d，1 次/d，1 周为 1 个疗程。

(9)黄芪注射液：为黄芪提取物，主要有效成分为黄芪皂苷Ⅳ等。黄芪是重要的益气中药，具有补虚益气等功效。每天 20mL 静脉滴注，10d 为 1 个疗程。

4.针灸疗法

针刺：①主穴：膻中、尺泽、列缺、足三里、阴陵泉、丰隆、三阴交、太溪。用 0.25mm×40mm 毫针进针后行提插捻转平补平泻手法，至得气后留针 30min，不采用电针。②耳穴：神门、肺、气管、咽喉、对耳屏尖(平喘点)。操作方法：耳郭常规消毒，选用王不留行籽贴在穴位上后进行按压，直至患者产生疼痛并能耐受为度。嘱每天按压 3～5 次，每次每穴按压 10～20 下，1 次/d，左右耳穴交替选用。

5.其他特色疗法

(1)鼻腔冲洗疗法：用双黄连冻干粉针 1.8g 加入 0.9%的氯化钠注射液 500mL，鼻腔冲洗，每日 1 次，30～90d 为 1 个疗程。治疗急、慢性鼻窦炎效佳。主症：鼻涕倒流，痰色白黏，10d 以上或打呼噜或张口睡或口干鼻臭，舌淡红，苔白腻，脉滑。

(2)穴位贴敷疗法：以白芥子散(白芥子、延胡索、细辛、甘遂用量比例为 2∶2∶1∶1)进行穴位贴敷，常选用肺俞、膏肓、肾俞、脾俞等背俞穴，其他穴位有膻中、大椎、定喘、心俞、膈俞等，可根据咳喘的症状及证型来辨证选穴，实证贴敷肺俞、尺泽、列缺等穴位，虚证则贴敷肺俞、定喘、太渊等穴位。也可根据咳喘发作期和间歇期来加减选穴，发作期加定喘、风门和膻中；间歇期选膏肓和肾俞。

(3)天灸疗法：选取穴位为大椎、风门、定喘、肺俞、膏肓、肾俞、大肠俞、天突、气海、关元、足三里、丰隆。贴药时间为每年三伏天(5 次，初伏前、中伏后各加强 1 次)和三九天(4 次，一九、二九、三九、三九后加强 1 次)。选用药物白芥子、甘遂、延胡索、细辛 4 药按比例研粉(120 目)后，密封袋装备用；使用时用新鲜姜汁调成膏状，配少许凡士林，以增强其黏附性。

(4)埋线法：①选取穴位：大椎、风门、定喘、肺俞、膏肓、肾俞、大肠俞、天突、气海、关元、足三里、丰隆。②选用材料及操作方法：将医用可吸收羊肠线剪成 0.8cm 长，置入一次性的 9 号注射用针头针芯内，再将针灸针剪平针尖(现在直接使用该品牌的平尖针)，穿入注射针尾；在进针点做常规消毒，用针灸针将羊肠线顶入穴位中，边推针灸针边退注射针头，使羊肠线埋入穴位皮下或肌层，确保线头不能外露，拔针后外敷创可贴 2～3h，每月治疗 1 次。

(5)针刺或穴位贴敷配合拔罐：①主穴：肾俞、关元、三阴交、足三里；可据病情配合丰隆、百劳、太溪、大椎、定喘、脾俞、肺俞、太冲、血海等。②方法：据穴位选择体位，先针刺或贴敷，再拔火罐，留罐10～15min，10次为1个疗程，2个疗程间休息1周。

(6)穴位注射：①主穴：肺俞、肾俞、定喘、天突、曲池、足三里、合谷、内关。②药液：黄芪注射液、鱼腥草注射液、喘可治、斯奇康。药任选1种。③方法：每次选主穴1～2个，酌配配穴。注射时，将针头刺入穴位得气后注入药液。如为急性发作，推药速度可稍快，一般宜缓缓注药。用药量：每穴0.5～1mL，隔日穴注1次，5～10次为1个疗程。疗程之间间隔3～5d。

(7)自血穴位注射疗法：①主穴：肺俞、肾俞、定喘、曲池、足三里、合谷、丰隆。②方法：抽患者自身血液2mL，每次穴4个。每穴0.5mL，隔日穴注1次，5次为1疗程。疗程之间间隔3～5d。3个疗程后可据病情改为1周1次或1周2次，一般建议患者坚持3个月至1年。该疗法有宣肺定喘，补益肺肾，健脾化痰等功效，并有调整人体免疫功能的作用。

(8)刮痧疗法：①主穴：大椎、风门、肺俞、身柱、膻中、中府。放痧穴：肺俞、太冲。②方法：泻法，太冲、肺俞可放痧。先刮颈部大椎，再刮背部风门、肺俞、身柱，然后刮胸部中府、膻中，最后刮足背部太冲。③大椎为诸阳经交会穴，可疏泄阳邪而退热；肺俞、中府相配可调补肺气，止咳化痰；风门主上气咳喘；膻中理气化痰，止咳平喘；太冲可泄肝火止咳；身柱配肺俞清热宣肺，治疗咳嗽喘疾。

(9)穴位激光照射疗法：主穴通常取肺俞、膻中、定喘、天突。寒偏重者加合谷、至阳、关元；热偏重者加大椎、风门、孔最；痰多者加丰隆、足三里、脾俞；有瘀象者加血海、膈俞、三阴交；肺脾气虚者加脾俞、足三里、魄户、膏肓、胸段华佗夹脊、周荣、大包；脾肾两虚者加肾俞、关元、脾俞、足三里、灵台、身柱。照射方法用医疗氦-氖激光器或CO_2激光器均可，每次选取1～2个主穴位和2～3个配穴。照射功率可根据激光器型号的不同选用3～6mW为宜。照射距离5cm左右，光斑直径为1.5～2mm，单穴照射时间3～5min，每周连续照射5次，休息2d后进行下一周的治疗，4周为1个疗程。

(10)中药穴位导入法：首先根据患者辨证分型进行辨证处方遣药。将选择好的处方药物用600～800mL水浸泡30min后先以武火煎开，继以文火再煎15min，滤出药液250mL。把2次所煎好的药液充分混合后，平均分开罩于2个容器内。然后，将预先制备好的2块10cm×15cm大小、0.5cm厚的纱布垫(儿童使用时，垫子尺寸可适当缩小)，分别浸入2个有药液的容器内，备用。连接好穴位导入治疗仪，将浸有适宜温度药液的药垫，一个平置于以第4胸椎水平为中心的平面上，使肺俞(双)、魄户(双)、厥阴俞(双)、膏肓(双)各穴位均被覆盖;另一个药垫平置于以第1胸椎水平为中心的平面上,使定喘(双)、百劳(双)、大杼(双)各穴位均被覆盖(注意勿使两药垫相接触)。然后,在预置好的2个药垫上,分别放置配备的比药垫尺寸略小的铅板,再在其上压置500g重的沙袋或袋装食盐。最后,将阴阳极导线板分别连接到2块铅板的接线柱上(阴阳板与哪块铅板连接没有严格的要求),接通电源,调节电流控制开关,使刺激达到患者感到适宜的强度。治疗时间通常为30min,治疗结束后让患者静卧5min后再坐起、行走。每天治疗1次,10次为1个疗程,疗程之间间隔3d。本疗法适宜于急性发作期轻、中度患者的施治;慢性持续期、缓解期亦可实施。

(11)呼吸体操:主要适用于缓解期患者。

①腹式呼吸:取半卧或平卧位,双膝半屈,放松腹肌,一手平放于腹部,一手放于胸前,可以感觉胸腹的起伏,吸气时腹部手感向上抬,而胸部无明显移动感,呼气时腹部移动相反,即是腹式呼气。2次/d,每次10～15min,熟练后可增加训练次数和时间,并可采取各种体位进行练习。②缩唇呼吸操练习:呼气时将嘴唇缩成吹笛样,延长呼气时间,并配合腹式呼吸训练。③全身性呼吸体操锻炼:熟练运用腹式呼吸后,结合扩胸、弯腰、下蹲等动作,每次5～10min,2次/d,并逐步延长时间和次数。

(丁于洲)

第六节　肺痨

一、定义

中医学认为本病是由于体质虚弱、气血不足,感染"痨虫",侵蚀肺脏所致的具有传染性的慢性虚弱性疾患。临床主要以咳嗽、咯血、潮热、盗汗及身体逐渐消瘦等为其特征。肺痨之病,历代医家命名甚多,如有"尸疰""劳疰""虫疰""毒疰""传尸""骨蒸""劳嗽""急痨""痨瘵"等,由于劳损在肺,故现今一般通称肺痨。

肺痨属于西医学的"肺结核"。肺结核是由结核杆菌引起的慢性肺部感染性传染病,临床上多呈慢性过程,以低热、消瘦、乏力、食欲缺乏等全身中毒症状及咳嗽、咯血、呼吸困难、胸痛等呼吸系统症状为主要表现,占各器官结核病总数的80%以上。排菌患者为其重要的传染源。结核杆菌可在人体组织内长期潜伏,常在人体抵抗力低下时发病。其病理形态以结节、浸润、干酪性坏死和空洞形成等混合存在为特征。本病的确诊有赖于细菌学的检出。

结核病在许多国家和地区失控的主要原因一方面是人免疫缺陷病毒(HIV)感染的流行、多重耐药(至少耐异烟肼和利福平)结核分枝杆菌感染的增多、贫困、人口增长和移民等客观因素;另一方面则是由于缺乏对结核病流行回升的警惕性和结核病控制复杂性的深刻认识,误认为结核病问题已解决,因而放松和削弱对结核病控制工作的投入和管理等主观因素所致。

二、病因病机

(一)病因

本病的致病因素主要有2个方面:一为外因感染,"痨虫"袭肺;一为内伤体虚,气虚不足,阴精耗损。两者互为因果。病位在肺,尤以肺肾为重,甚则传及五脏。正气旺盛,虽然感染"痨虫"但不一定发病,正气不强则感染后易于致病。正虚不仅是发病的关键,也是本病传变、转归、预后的决定性因素。

1."痨虫"传染

"痨虫"传染是形成本病的病因。"痨虫"侵袭肺脏,腐蚀肺叶,肺体受损,肺阴耗伤,肺失滋润,清肃失调而发生肺痨咳嗽、咳痰、胸痛、气喘等。如损伤肺中络脉,则发生咯血;阴虚火旺,津液外泄,则出现潮热、盗汗。直接接触本病的患者是导致"痨虫"传染的条件。

2.酒色劳倦

青壮之年,摄生不当者,酒色过度,耗损精血,最易感染发病,或劳倦太过,忧思伤脾,脾虚肺弱,易被"痨虫"入侵而发病。

3.禀赋不足

由于先天素质不强,小儿发育未充,抗病能力差,极易被父母及周围人传染"痨虫"而致病。

4.病后失调

大病或久病后失于调治,如麻疹、外感久咳及产后等,耗伤气血津液,正气亏虚,抗病力弱,易于感受"痨虫"而致病。

5.营养不良

生活贫困,营养不良,体虚不复,体虚不能抗邪,则"痨虫"乘虚袭人而发病。本病在贫困地区发病率较高。

(二)病机

1.伤及肺阴

从"痨虫"侵犯的病变部位而言,主要在肺。由于肺主呼吸,受气于天,吸清呼浊,若肺脏本体虚弱,卫外功能不强或因其他脏器病变耗伤肺气,导致肺虚,则"痨虫”极易犯肺，侵蚀肺体，而致发病。肺喜润而恶燥，“痨虫”犯肺，侵蚀肺叶，肺体受病，阴分先伤，故见阴虚肺燥之候。本病初期主要表现出肺阴受耗、肺阴受伤、肺失滋润之候；阴虚是本病的基本病机。因而在临床表现上，多见干咳、咽燥、痰中带血以及喉疮声嘶、潮热、盗汗等肺阴虚症状。

2.损及脾肾

肺肾相生，肾为肺之子，肺虚肾失滋生之源或肾虚相火灼金，上耗母气，可致肺肾两虚。在肺阴亏损的基础上，伴见骨蒸、潮热、男子遗精、女子月经不调等肾虚症状。若肺虚不能制肝，肾虚不能养肝，肝火偏旺，上逆侮肺，可见性急善怒、胸肋掣痛等症。如肺虚心火乘之，肾虚水不济火，心火偏亢，还可伴见虚烦不寐、盗汗等症。脾为肺之母，肺虚子盗母气则脾亦虚；脾虚不能化水谷精微，上输以养肺，则肺亦虚，终致肺脾同病，土不生金，肺阴虚与脾气虚两候同时出现，伴见疲乏、食少、便溏等脾虚症状。

3.肺脾肾俱损

肺痨久延而病重者，因精血亏损可以发展到肺、脾、肾三脏亏虚，或因肺病及肾，肾虚不能助肺纳气，或因脾病及肾，脾不能化精以滋肾，由后天而损及先天；甚则肺虚不能佐心治节血脉之运行，而致气虚血瘀，出现气短、喘息、心慌、唇紫、浮肿、肢冷等重症。

病理性质主要为阴虚，并可导致气、阴两虚，甚则阴损及阳。一般而言，初起肺体受损，肺阴耗伤，肺失滋润，故见肺阴亏损之候；继则阴虚生内热，而致阴虚火旺，或因阴伤气耗，阴虚不能化气，导致气阴两虚，后期肺、脾、肾三脏俱亏，阴损及阳，元气耗伤，出现阴、阳两虚的严重局面。

三、辨病

(一)症状

有下列表现应考虑肺结核的可能，应进一步做痰和胸部 X 线检查。应注意约有 20％的活动性肺结核患者也可以无症状或仅有轻微症状。

(1)咳嗽、咳痰 3 周或以上，可伴有咯血、胸痛、呼吸困难等症状。咳嗽较轻，干咳或少量黏液痰。有空洞形成时，痰量增多，若合并其他细菌感染，痰可呈脓性。若合并支气管结核，表现为刺激性咳嗽。咯血量多少不定，多数患者为少量咯血，少数为大咯血。结核累及胸膜时可表现胸痛，为胸膜性胸痛，随呼吸运动和咳嗽加重。呼吸困难多见于干酪样肺炎和大量胸腔积液患者。

(2)发热(常午后低热)，可伴盗汗、乏力、食欲降低、体重减轻、月经失调。多为长期午后潮热，即下午或傍晚开始升高，翌晨降至正常。部分患者有倦怠乏力、盗汗、食欲减退和体重减轻等。育龄女性患者可以有月经不调。

(3)结核变态反应引起的过敏表现:结节性红斑、泡性结膜炎和结核风湿症(Poncet 病)等。

(二)体征

病变范围较小时,可以没有任何体征;渗出性病变范围较大或干酪样坏死时,则可以有肺实变体征,如触觉语颤增强、叩诊浊音、听诊闻及支气管呼吸音和细湿啰音。较大的空洞性病变或并发支气管扩张时听诊也可以闻及支气管呼吸音或湿啰音。当有较大范围的纤维条索形成时,气管向患侧移位,患侧胸廓塌陷、叩诊浊音、听诊呼吸音减弱并可闻及湿啰音。结核性胸膜炎时有胸腔积液体征:气管向健侧移位,患侧胸廓望诊饱满、触觉语颤减弱、叩诊实音、听诊呼吸音消失。支气管结核可有局限性哮鸣音。肺上界缩小提示肺尖有病变。少数患者可以有类似风湿热样表现,称为结核性风湿病,多见于青少年女性,常累及四肢大关节。在受累关节附近可见结节性红斑或环形红斑,间歇出现。

(三)辅助检查

1.影像学诊断

(1)胸部 X 线检查:是诊断肺结核的重要方法,诊断最常用的摄影方法是正、侧位胸片,常能将心影、肺门、血管、纵隔等遮掩的病变以及中叶舌段的病变显示清晰,可以发现早期轻微的结核病变,确定病变范围、部位、形态、密度、与周围组织的关系、病变阴影的伴随影像;判断病变性质、有无活动性、有无空洞、空洞大小和洞壁特点等。最早的原发性肺结核在胸片上可以完全正常。肺结核影像特点是病变多发生在上叶的尖后段和下叶的背段,密度不均匀、边缘较清楚和变化较慢,易形成空洞和播散病灶。典型特征有原发灶、淋巴管炎和肺门或纵隔肿大的淋巴结组成哑铃状病灶。急性血行播散型肺结核在 X 线胸片上呈现分布均匀、大小密度相近的粟粒状阴影。继发性肺结核的常见 X 线表现包括浸润性病灶,如云雾状,边缘模糊,密度相对较淡;干酪性病灶,密度相对较高,且不均一;空洞即形成不同形状的透亮区;纤维钙化的硬结病灶,如条索、结节状、斑点状病灶,边缘清晰,密度相对较高。可以表现多样、复杂,在 1 个病灶中可以有几种影像改变同时存在,且以某 1 种病变为主,多发生于上叶尖后段或下叶尖端。浸润、干酪性变和空洞形成,均考虑活动性病变。条索状、结节状病灶经过一定时间的观察稳定无变化或纤维硬结,则属于非活动性病灶。值得注意的是,X 线胸片诊断肺结核缺乏特异性,尤其病变在非好发部位及形态不典型时更是如此。胸部 X 线表现可有如下特点:①多发生在肺上叶尖后段、肺下叶背段、后基底段。②病变可局限也可多肺段侵犯。③X 线影像可呈多形态表现(即同时呈现渗出、增殖、纤维和干酪性病变),也可伴有钙化。④易合并空洞。⑤可伴有支气管播散灶。⑥可伴胸腔积液、胸膜增厚与粘连。⑦

呈球形病灶时(结核球)直径多在 3cm 以内,周围可有卫星病灶,内侧端可有引流支气管征。⑧病变吸收慢(1 个月以内变化较小)。

(2) CT 能提供横断面的图像,减少重叠影像,易发现隐蔽的病变而减少微小病变的漏诊;比普通胸片更早期显示微小的粟粒结节;能清晰显示各型肺结核病变的特点和性质、与支气管的关系、有无空洞及进展恶化和吸收好转的变化;能准确显示纵隔淋巴结有无肿大。常用于对肺结核的诊断及与其他胸部疾病的鉴别诊断,也可用于引导穿刺、引流和介入性治疗等。耐多药肺结核考虑外科手术治疗时,需要明确病变累及范围,则应考虑予胸部 CT 检查。

胸部 CT 扫描对如下情况有补充性诊断价值:①发现胸内隐匿部位病变,包括气管、支气管内的病变。②早期发现肺内粟粒阴影。③诊断有困难的肿块阴影、空洞、孤立结节和浸润阴影的鉴别诊断。④了解肺门、纵隔淋巴结肿大情况,鉴别纵隔淋巴结结核与肿瘤。⑤少量胸腔积液、包裹积液、叶间积液和其他胸膜病变的检出。⑥囊肿与实体肿块的鉴别。

2.肺结核的病原学诊断

痰结核分枝杆菌检查是确诊肺结核的主要方法,也是制订化疗方案和考核治疗效果的主要依据。每一个有肺结核可疑症状或肺部有异常阴影的患者都必须查痰。

(1)痰标本的收集:肺结核患者的排菌具有间断性和不均匀性的特点,传染性患者查一次痰也许查不出,所以要多次查痰。标本来源:痰液、超声雾化导痰、下呼吸道采样、支气管冲洗液、支气管肺泡灌洗液(BALF)、肺及支气管活检标本。痰标本质量好坏,是否停抗结核药直接影响结核菌检出阳性结果和培养分离率。晨痰涂片阳性率比较高,当患者痰少时,可采用高渗盐水超声雾化导痰。菌阳患者 1 个痰标本涂片检查约 80%呈阳性,2 个痰标本涂片检查约 90%呈阳性,3 个痰标本涂片检查约 95%呈阳性。通常初诊患者要送 3 份痰标本,包括清晨痰、夜间痰和即时痰,如无夜间痰,宜在留清晨痰后 23h 再留 1 份痰标本。复诊患者每次送 2 份痰标本,无痰患者可采用痰诱导技术获取痰标本。

(2)痰涂片检查:是简单、快速、易行和可靠的方法,但欠敏感。每毫升痰中至少含 5000～10000 个细菌时可呈阳性结果。常采用的是齐-尼氏染色法。痰涂片检查阳性只能说明痰中含有抗酸杆菌,不能区分是结核分枝杆菌还是非结核性分枝杆菌,由于非结核性分枝杆菌少,故痰中检出抗酸杆菌有极重要的意义。

(3)培养法:结核分枝杆菌培养为痰结核分枝杆菌检查提供准确可靠的结果,常作为结核病诊断的金标准。同时也为药物敏感性测定和菌种鉴定提供菌株。结核分枝杆菌培养费时较长,一般为 26 周,阳性结果随时报告,培养至 8 周仍未生长者报告阴性。常用的培养方法为改良罗氏法和小川法。近期采用测定细菌代谢产物的 BACTECTB460 法或 BACTECMGT960 法，2 周左右可获得结果。

(4)药物敏感性测定：主要为临床耐药病例的诊断、制订合理的化疗方案及流行病学监测提供依据。

(5)其他检测技术：如 PCR、核酸探针检测特异性 DNA 片段、色谱技术检测结核硬脂酸和分枝菌酸等菌体特异成分以及采用免疫学方法检测特异性抗原和抗体等，使结核病快速诊断取得一些进展，但这些方法仍在研究阶段，尚需改进和完善。

3.结核菌素试验

结核菌素试验广泛应用于检出结核分枝杆菌的感染，而非检出结核病。结核菌素试验对儿童、少年和青年的结核病诊断有参考意义。由于许多国家和地区广泛推行卡介苗接种，结核菌素试验阳性不能区分是结核分枝杆菌的自然感染还是卡介苗接种的免疫反应，因此，在卡介苗普遍接种的地区，结核菌素试验对检出结核分枝杆菌感染受到很大限制。目前 WHO 和国际防痨和肺病联合会推荐使用的结核菌素为纯蛋白衍化物(PPD) PPDRT23，以便于国际间结核感染率的比较。结核菌素试验选择左侧前臂屈侧中上部 1/3 处，0.1mL(5U)皮内注射，试验后 48～72h 观察和记录结果，手指轻摸硬结边缘，测量硬结的横径和纵径，得出平均直径＝(横径＋纵径)/2，而不是测量红晕直径，硬结为特异性变态反应，而红晕为非特异性反应。硬结直径≤4mm 为阴性，5～9mm 为弱阳性，10～19mm 为阳性，≥20mm 或虽＜20mm 但局部出现水疱和淋巴管炎为强阳性反应。结核菌素试验反应越强，对结核病的诊断，特别是对婴幼儿的结核病诊断越重要。凡是阴性反应结果的儿童，一般来说，表明没有受过结核分枝杆菌的感染，可以除外结核病。但在某些情况下，也不能完全排除结核病，因为结核菌素试验可受许多因素影响，结核分枝杆菌感染后需 48 周才建立充分变态反应，在此之前，结核菌素试验可呈阴性；营养不良、机体应激、免疫抑制剂应用、HIV 感染、麻疹、水痘、慢性消耗性疾病、癌症、严重的细菌感染包括重症结核病如粟粒型结核病和结核性脑膜炎等，结核菌素反应受到抑制，结核菌素试验结果则多为阴性和弱阳性。病情好转或免疫功能恢复后，结核菌素反应可转为阳性。

4.纤维支气管镜检查

纤维支气管镜检查常应用于支气管结核和淋巴结支气管炎的诊断，支气管结核表现为黏膜充血、溃疡、糜烂、组织增生、形成瘢痕和支气管狭窄，可以在病灶部位钳取活体组织进行病理学检查、结核分枝杆菌培养。对于肺内结核病灶，可行刷检、冲洗或吸引标本做病原体检查，也可以经支气管肺活检获取标本检查，有利于提高肺结核的诊断敏感性和特异性，尤其适用于痰涂片阴性等诊断困难患者。纤维支气管镜对于支气管结核的诊断和鉴别诊断尤其具有价值。

5.其他

少数患者可出现继发性贫血，白细胞可轻度升高，个别患者出现明显白细胞升高,类似白血病反应。少数患者出现血液细胞三系减少,血沉(ESR)和C反应蛋白(CRP)升高。

(四)诊断标准

1.疑似病例

凡符合下列项目之一者为疑似病例:①痰结核菌检查阴性,胸部X线检查怀疑活动性肺结核病变者。②痰结核菌检查阴性,胸部X线检查有异常阴影,患者有咳嗽、咳痰、低热、盗汗等肺结核病症状或按肺炎治疗观察2～4周未见吸收。③儿童结核菌素试验(5个单位,相当于1∶2000)强阳性反应伴有结核病临床症状。

2.确诊病例

凡符合下列项目之一者为确诊病例:①痰结核菌检查阳性(包括涂片或培养)。②痰结核菌阴性,胸部X线检查有典型的活动性结核病变表现。③肺部病变标本病理学诊断为结核病变。④疑似肺结核患病者,经临床X线随诊观察后可排除其他肺部病变。⑤临床上已排除其他原因引起的胸腔积液,可诊断为结核性胸膜炎。

3.结核病分类

(1)原发性肺结核:此型肺结核为原发结核感染所致的临床病症,含原发综合征及胸内淋巴结结核,多见于少年儿童,无症状或症状轻微,多有结核病家庭接触史,结核菌素试验多为强阳性,X线胸片表现为哑铃形阴影,即原发病灶、引流淋巴管炎和肿大的肺门淋巴结,形成典型的原发综合征。原发病灶一般吸收较快,可不留任何痕迹。若X线胸片只有肺门淋巴结肿大,则诊断为胸内淋巴结结核。肺门淋巴结结核可呈团块状、边缘清晰和密度高的肿瘤型或边缘不清,伴有炎性浸润的炎症型。

(2)血行播散型肺结核:含急性血行播散型肺结核(急性粟粒型肺结核)及亚急性、慢性血行播散型肺结核。急性粟粒型肺结核多见于婴幼儿和青少年,特别是营养不良、患传染病和长期应用免疫抑制剂导致抵抗力明显下降的小儿,多同时伴有原发性肺结核。成人也可发生急性粟粒型肺结核,可由病变中和淋巴结内的结核分枝杆菌侵入血管所致。本型起病急,持续高热,中毒症状严重,约一半以上的小儿和成人合并结核性脑膜炎。虽然病变侵及两肺,但极少有呼吸困难。全身浅表淋巴结肿大,肝和脾大,有时可发现皮肤淡红色粟粒疹,可出现颈项强直等脑膜刺激征,眼底检查约1/3的患者可发现脉络膜结核结节。部分患者结核菌素试验阴性,随病情好转可转为阳性。X线胸片和CT检查开始为肺纹理重,在症状出现2周左右可发现由肺尖至肺底呈大小、密度和分布都均匀的粟粒状结节阴影,结节直径2mm左右。亚急性、慢性血行播散型肺结核起病较缓,症状较轻,X线胸片呈双上、中肺野为主的大小不等、密度不同和分布不均的粟粒状或结节状阴影,新鲜渗出与陈旧硬结和钙化病灶共存。慢性血行播散型肺结核多无明显中毒症状。

(3)继发性肺结核:可出现以增殖病变为主、浸润病变为主、干酪病变为主或以空洞为主等多种病理改变;多发生在成人,病程长、易反复。肺内病变多为含有大量结核分枝杆菌的早期渗出性病变,易进展,多发生干酪样坏死、液化、空洞形成和支气管播散;同时又多出现病变周围纤维组织增生,使病变局限化和瘢痕形成。病变轻重多寡相差悬殊,活动性渗出病变、干酪样病变和愈合性病变共存。因此,继发性肺结核的X线表现特点为多态性,好发在上叶尖后段和下叶背段。痰结核分枝杆菌检查常为阳性。继发性肺结核含浸润型肺结核、纤维空洞性肺结核和干酪样肺炎等。临床特点如下:

①浸润型肺结核:浸润渗出性肺结核病变和纤维干酪增殖病变多发生在肺尖和锁骨下,影像学检查表现为小片状或斑点状阴影,可融合和形成空洞。渗出性病变易吸收,而纤维干酪增殖病变吸收很慢,可长期无改变。②空洞性肺结核:纤维空洞性肺结核的特点是病程长,反复进展恶化,肺组织破坏重,肺功能严重受损,空洞形态不一。多由干酪渗出病变溶解形成洞壁不明显的、多个空腔的虫蚀样空洞;伴有周围浸润病变的新鲜的薄壁空洞,当引流支气管壁出现炎症半堵塞时,因活瓣形成,而出现壁薄的、可迅速扩大和缩小的张力性空洞以及肺结核球干酪样坏死物质排出后形成的干酪溶解性空洞。双侧或单侧出现纤维厚壁空洞和广泛的纤维增生,造成肺门抬高和肺纹理呈垂柳样,患侧肺组织收缩,纵隔向患侧移位。空洞性肺结核多有支气管播散病变,临床症状较多,发热,咳嗽,咳痰和咯血等。空洞性肺结核患者痰中经常排菌。应用有效的化学治疗后,出现空洞不闭合,但长期多次查痰阴性,空洞壁由纤维组织或上皮细胞覆盖,诊断为“净化空洞”。但有些患者空洞还残留一些干酪组织,长期多次查痰阴性,临床上诊断为“开放菌阴综合征”。③结核球:多由干酪样病变吸收和周边纤维膜包裹或干酪空洞阻塞性愈合而形成。结核球内有钙化灶或液化坏死形成的空洞,多数结核球有卫星灶,可作为诊断和鉴别诊断的参考。直径为2～4cm,多小于3cm。④干酪样肺炎:多发生在机体免疫力和体质衰弱,又受到大量结核分枝杆菌感染的患者或有淋巴结支气管炎,淋巴结中的大量干酪样物质经支气管进入肺内而发生。大叶性干酪样肺炎X线呈大叶性密度均匀磨玻璃状阴影,逐渐出现溶解区,呈虫蚀样空洞,可出现播散病灶,痰中能查出结核分枝杆菌。小叶性干酪样肺炎的症状和体征都比大叶性干酪样肺炎轻,X线呈小叶斑片播散病灶,多发生在双肺中下部。

(4)结核性胸膜炎:为临床上已排除其他原因引起的胸膜炎。在结核性胸膜炎发展的不同阶段,有结核性干性胸膜炎、结核性渗出性胸膜炎、结核性脓胸。

(5)其他肺外结核:按部位和脏器命名,如骨关节结核、肾结核、结核性脑膜炎、肠结核等。

(6)菌阴肺结核:菌阴肺结核为3次痰涂片及1次培养阴性的肺结核,其诊断标准为：①典型的肺结核临床症状和胸部X线表现。②抗结核治疗有效。③临床可排除其他非结核性肺部疾患。④PPD(5U)强阳性，血清抗结核抗体阳性。⑤痰结核菌PCR和探针检测呈阳性。⑥肺外组织病理证实结核病变。⑦支气管肺泡灌洗(BALF)液中检出抗酸分枝杆菌。⑧支气管或肺部组织病理证实结核病变。具备①～⑥中的3项或⑦～⑧中的任何1项可确诊。

(7)特殊人群和不典型肺结核：某些特殊人群患肺结核可在症状、体征和胸部X线表现及临床经过等诸多方面与一般肺结核患者有许多不同特点，即所谓"不典型肺结核"，较易延误诊断。为引起临床重视，概括有如下情况。

①免疫损害者(指原发免疫缺陷性疾病及接受放化疗和免疫抑制药物治疗的患者)，由于皮质激素或其他免疫抑制药物和因素的干扰或掩盖，肺结核的症状隐匿或轻微，可缺乏呼吸道症状，也可由于免疫防御机制受损以突发高热起病，病变进展迅速呈暴发性经过。②免疫损害患者的肺结核，以血行播散型肺结核居多，合并胸膜炎或肺外结核多。X线上"多形性"不明显，以均质性片絮状阴影表现多，可在结核病非好发部位、中下肺叶及上叶前段发生，需和急性肺炎鉴别。③极度免疫功能低下患者可首先出现高热，侵犯肝、脾和淋巴结等全身症状，而肺部X线阴影出现时间明显延长或长时间表现为无典型粟粒样病变的无反应性结核病(暴发性结核性败血症)。④艾滋病合并肺结核时可表现肺门、纵隔淋巴结肿大，中下肺野浸润病变多，类似原发肺结核表现，且有合并胸膜炎与肺外结核多、PPD试验阳性等特点。⑤糖尿病合并肺结核时X线特点以渗出干酪为主，可呈大片状、巨块状，易形成空洞，好发于肺门区及中下肺野，病变进展快，应注意与急性肺炎、肺化脓症、肺癌鉴别。⑥支气管结核所致肺结核多在中下肺野或邻近肺段，由于有支气管狭窄因素存在，常可合并细菌感染致病变表现不典型，易与肺炎混淆；肺不张也常是支气管结核的并发症。

4.肺结核的记录方式

1)痰菌检查

是确定传染和诊断、治疗的主要指标。痰菌检查阳性，以(＋)表示；阴性以(－)表示。需注明痰检方法。如涂片、培养等，以涂(＋)、涂(－)、培(＋)、培(－)书写。当患者无痰或未查痰时，则注明(无痰)或(未查)。

2)化疗史

分初治与复治。初治：凡既往未用过抗结核药物治疗或用药时间＜1个月的新发病例。复治：凡既往应用抗结核药物1个月以上的新发病例、复发病例、初治治疗失败病例等。

(1)初治：有下列情况之一者为初治：①尚未开始抗结核治疗的患者；②正进行标准化疗方案用药而未满疗程的患者；③不规则化疗未满1个月的患者。

(2)复治:有下列情况之一者为复治:①初治失败的患者;②规则用药满疗程后痰菌又复阳的患者;③不规律化疗超过1个月的患者;④慢性排菌患者。

5.临床分期

肺结核的分期用来判断病灶的活动性及转归情况,应综合患者的临床表现、肺内病变、有无空洞及痰菌等情况决定,分为3期:①进展期:凡具备下述1项者属进展期:新发现的活动性病变;病变较前扩大增多或恶化;新出现空洞或空洞增大;痰菌转为阳性。②好转期:凡具备下述1项者属好转期:病变较前吸收好转;空洞闭合或缩小;痰菌减少或转阴。③稳定期:病变无活动性,空洞闭合,痰菌连续阴性(每月至少查痰1次)达6个月以上或者空洞仍然存在,而痰菌需连续阴性1年以上。

进展期或好转期均属活动性,需要治疗;稳定期为非活动性肺结核,属临床治愈。

记录方式按结核病分类,病变部位、范围,痰菌情况,分期,化疗史程序书写。例如,原发性肺结核右中涂(－),初治;继发性肺结核双上涂(＋),复治;血行播散型肺结核可注明(急性)或(慢性);继发性肺结核可注明(浸润性)或(纤维空洞)等。并发症(如自发性气胸、肺不张等)、并存病(如矽肺、糖尿病等)、手术(如肺切除术后、胸廓成形术后等)可在化疗史后按并发症、并存病、手术等顺序书写。

(五)诊断要点

虽然肺结核缺乏特征性的症状和体征,但大多数婴幼儿和儿童患者可能有与结核患者的密切接触史,且症状发展过程具有特殊性。因此,询问病史和临床表现对于肺结核诊断是必不可少的。临床上咳嗽持续2周以上,咯血,午后低热,乏力,盗汗,月经不调或闭经,有肺结核接触史或肺外结核的患者,均应考虑有肺结核的可能。可通过X线及其他系统检查,确定病变性质是否为结核性。痰结核菌检查为确诊的最特异方法,但阳性检出率较低。如一时难以确定,可短期观察后复查。

四、类病辨别

1.肺炎

各种肺炎因病原体不同而临床特点各异,但大都起病急伴有发热,咳嗽、咳痰明显。胸片表现密度较淡且较均匀的片状或斑片状阴影,抗菌治疗后体温迅速下降,12周左右阴影有明显吸收。典型肺炎链球菌肺炎与浸润型肺结核区别不难。原发综合征的肺门淋巴结结核不明显或原发灶周围存在大片渗出,病变波及整个肺叶并将肺门掩盖时以及继发性肺结核主要表现为渗出性病变或干酪性肺炎时,需与肺炎特别是肺炎链球菌肺炎鉴别。肺炎链球菌肺炎起病急骤、高热、寒战、胸痛伴气急，咳铁锈色痰，X 线征象病变常局限于一叶，血白细胞总数及中性粒细胞增多，痰涂片或培养可分离到细菌，结核菌阴性，抗生素治疗有效。而病情进展较快的继发性肺结核，扩大到整个肺叶，形成干酪样肺炎。干酪样肺炎则多有结核中毒症状，起病较慢，咯黄色黏液痰，X 线征象病变多位于右上叶，可波及右上叶尖、后段，呈云絮状、密度不均，可出现虫蚀样空洞，抗结核治疗有效，痰中易找到结核菌。有轻度咳嗽、低热的支原体肺炎、病毒性肺炎或过敏性肺炎(嗜酸性粒细胞肺浸润症)在 X 线上的炎症征象，与早期继发性肺结核相似，对这类一时难以鉴别的病例，不宜急于抗结核治疗。支原体肺炎通常在短时间内(2～3 周)可自行消散；过敏性肺炎的肺内浸润常呈游走性，血中嗜酸性粒细胞增多。

2.慢性支气管炎

老年慢性支气管炎的症状酷似继发性肺结核，且近年来老年人肺结核的发病率有所增高，慢性支气管炎 X 线片检查仅有肺纹理增粗改变，继发性肺结核有特征表现。慢性支气管炎与支气管内膜结核难以鉴别，纤维支气管镜检查可以确诊。

3.COPD

COPD 发病年龄较大，常无明显的全身中毒症状，多表现为慢性咳嗽、咳痰，很少咯血，冬季多发，急性加重期可以有发热。肺功能检查为阻塞性通气功能障碍，胸部影像学检查有助于鉴别诊断，抗感染治疗有效，老年患者肺结核常与慢性支气管炎并存，应注意鉴别。

4.支气管扩张

支气管扩张常从幼年发病，慢性反复咳嗽、咳痰，多有大量脓痰，可有臭味，常反复咯血，常有杵状指(趾)。轻者 X 线胸片无异常或仅见肺纹理增粗，典型者可见卷发样改变，支气管造影或 CT 特别是高分辨 CT 能发现支气管腔扩大可确诊。

5.肺脓肿

肺脓肿起病急，发热，畏寒，咳嗽，咳大量脓臭痰，静止后痰可分 3 层，慢性患者有杵状指(趾)，白细胞和中性粒细胞明显增高，X 线检查示带有液平面的空洞伴周围浓密的炎性阴影。肺脓肿空洞多见于肺下叶，脓肿周围的炎症浸润较严重，空洞内常有液平面。肺结核空洞则多发生在肺上叶，空洞壁较薄，洞内很少有液平面。此外，肺脓肿起病较急，高热、大量脓痰，痰中无结核菌，但有多种其他细菌，血白细胞总数及中性粒细胞增多，抗生素治疗有效。继发性肺结核中形成慢性纤维空洞合并感染时易与慢性肺脓肿混淆，后者痰结核菌阴性。

6.肺癌

肺癌多见于 40 岁以上的患者，可有长期吸烟史，表现为刺激性咳嗽、痰中带血、胸痛和消瘦等症状，常无发热等全身中毒症状，痰液脱落细胞检查可发现癌细胞，X线检查示肿块可呈球状、分叶状，有毛刺、切迹。癌组织坏死液化后，可形成偏心厚壁空洞。结核球周围可有卫星病灶、钙化。支气管镜检查有其特征性改变。但近年来老年肺结核患者有增加趋势，应警惕两者并存的可能。癌性胸膜渗出液多为血性，抽吸后再生快，胸腔积液内可查到癌细胞，抗痨无效。肺癌与肺结核的并存，亦需注意发现。

7.纵隔和肺门疾病

原发性肺结核应与纵隔和肺门疾病相鉴别。小儿胸腺在婴幼儿时期多见，胸内甲状腺多发生于右上纵隔，淋巴系统肿瘤多位于中纵隔，多见于青年人，症状多，结核菌素试验可呈阴性或弱阳性。皮样囊肿和畸胎瘤多呈边缘清晰的囊状阴影，多发生于前纵隔。

8.其他发热性疾病

各型肺结核常有不同类型的发热，因此肺结核常需与临床上其他发热性疾病相鉴别。伤寒、败血症、白血病、纵隔淋巴瘤及结节病等与结核病有诸多相似之处。伤寒有高热、白细胞计数减少及肝脾大等临床表现，易与急性血行播散型肺结核混淆。但伤寒热型常呈稽留热，有相对缓脉、皮肤玫瑰疹，血清伤寒凝集试验阳性；血、粪便伤寒杆菌培养阳性；肥达试验可以确诊。败血症起病急、寒战及弛张热型，白细胞及中性粒细胞增多，常有近期皮肤感染、疮疖挤压史，或尿路、胆道等感染史，皮肤常见瘀点，病程中出现迁徙病灶或感染性休克，血或骨髓培养可发现致病菌。急性血行播散型肺结核有发热、肝脾肿大，起病数周后出现特异性X线表现，偶见血常规呈类白血病反应或单核细胞异常增多，需与白血病鉴别。后者多有明显出血倾向，骨髓涂片及动态X线胸片随访有助于确立诊断。成人原发性肺结核中支气管淋巴结结核常表现为发热及肺门淋巴结肿大，应与结节病、纵隔淋巴瘤等鉴别。结核病患者结核菌素试验阳性，抗结核治疗有效；而淋巴瘤发展迅速，常有肝脾及浅表淋巴结肿大，确诊常需组织活检。结节病通常不发热，肺门淋巴结肿大多为双侧性、对称性，结核菌素试验阴性，糖皮质激素治疗有效，必要时应做活检以明确诊断。

五、治疗

（一）一般措施

（1）保持呼吸道通畅，及时清除呼吸道分泌物，并做好呼吸道分泌物的消毒处理。

（2）尽量做到餐具的隔离消毒。咳嗽、喷嚏时尽量用纸巾遮掩口鼻，避免飞沫传播病菌。

(3)避免淋雨、受寒、疲劳、醉酒，注意卧床休息，节制房事，保养元气，爱惜精血。

(4)保持病室内空气新鲜、整洁、舒适，空气流通，开边窗，避免直接吹风。

(5)饮食要适宜，宜清淡又富有营养，不可饥饿；忌油腻及鱼虾腥荤等生痰助热之品；戒烟。体虚时，可服用补药。可身佩安息香或用雄黄擦鼻，防止继发感染。

(6)加强锻炼，增强体质，提高正气是防止疾病传变恶化的重要措施。

(二)中医药治疗

1.古代方剂研究

中医学对肺痨的认识历史悠久，且逐渐深入，本病名称，历代所用甚多，但都认识到肺痨的传染性特点。由于本病的传染性和诸多症状，故有很多名称，如尸疰、劳疰、虫疰、传尸、肺痨、劳嗽、骨蒸、伏连、急痨等，直到宋代的《三因极一病证方论》始以“痨瘵”定名。《医学正传・劳极》中确立了杀虫与补虚的两大治疗原则，迄今仍然对肺痨病的治疗具有重要的指导意义。

1)《十药神书》

元代葛可久的《十药神书》为我国现存的第一部治疗肺痨的专著。

(1)甲字十灰散：治呕血，吐血，咯血，嗽血，先用此药止之。

大蓟、小蓟、荷叶、扁柏叶、茅根、茜根、山栀、大黄、牡丹皮、棕榈皮。

上药各等份，烧灰存性，研极细末，用纸包，碗盖于地上一夕，出为毒。用时先将白藕捣汁或萝卜汁磨京墨半碗，调服五钱，食后服下。如病势轻，用此立止，如血出成升斗者，用后药止之。

(2)乙字花蕊石散：五藏崩损，涌，喷血成升斗，用此止之。

花蕊石火煅存性，研为末。

上药用童便一盅，炖温，调末三钱，甚者一钱，食后服下。男子用酒一半，女人用醋一半。

(3)丙字独参汤：止血后，此药补之。

大人参二两，去芦。

上药每服水二盏，枣五枚，煎一盏，细呷之，服后熟睡一觉，后服诸药除根。

(4)丁字保和汤：久嗽肺痿。知母、贝母、天门冬、款冬花各三钱，天花粉、薏苡仁、杏仁五味子各二钱，甘草、兜铃、紫菀、百合、桔梗、阿胶、紫苏、薄荷、百部各一钱五分。

上药以水二盏，生姜三片，煎一盏，入饴糖一匙调服，日三食后各进一盅，与保真汤相间服。

血盛加炒蒲黄、茜根、藕节、大蓟、小蓟、茅花、当归。痰盛加南星、半夏、陈皮、茯苓、枳实、枳壳。喘盛加桑白皮、陈皮、莱菔子、葶苈子、苏子。热甚加山栀子、黄连、黄芩、黄柏、连翘、大黄、款冬花。风甚加荆芥、防风、菊花、细辛、香附子、旋覆花。寒甚加人参、桂枝、蜡片、芍药。

(5)戊字保真汤:治虚弱,骨蒸,体虚。

当归、生地黄、白术、黄芪人参各三钱,赤茯苓、陈皮、赤芍药、甘草、白茯苓、厚朴各一钱五分,天冬、麦冬、白芍药、知母、黄柏、五味子、柴胡、地骨皮、熟地黄各一钱。

每服水二盏,姜三片,枣五枚煎,与保和汤间服,每日1服。

惊悸加茯神、远志、柏子仁、酸枣仁。淋浊加萆薢、乌药、猪苓、泽泻。便涩加石韦、萹蓄、木通、茯苓。遗精加龙骨、牡蛎、莲心、莲须。燥热加石膏、滑石、鳖甲、青蒿。盗汗加浮小麦、牡蛎、黄芪、麻黄根。

(6)己字太平丸:治久嗽、肺痿、肺痈。

天门冬、麦门冬、知母、贝母、款冬花各二两,杏仁、当归、熟地、生地、黄连、阿胶珠各一两五钱,蒲黄、京墨、桔梗、薄荷各一两,白蜜四两、麝香少许。

上药为细末,和匀;用银石器先下白蜜,炼熟后下诸药末,搅匀再上火;入麝香,略熬三二沸。丸如弹子大,每日三食后细嚼一丸,薄荷煎汤缓缓化下。临卧时如痰盛,先用饴糖拌消化丸吞下,却含嚼此丸,仰卧使药流入肺窍,则肺清润,其嗽退除,服七日病痊。凡咳嗽只服此药立愈。

(7)庚字沉香消化丸:治热嗽壅盛。

青礞石、明矾飞(研细)、猪牙皂角、生南星、生半夏、白茯苓、陈皮各二两,枳壳枳实各一两五钱,黄芩、薄荷各一两,沉香五钱。

上药为细末和匀,姜汁浸神曲为丸,梧桐子大,每服一百丸,每夜临卧前饴糖拌吞,嚼噙太平丸,二药相攻,痰、嗽除根。

(8)辛字润肺膏:久嗽,肺燥,肺痿。

羊肺一具,杏仁(净研)、柿霜、真酥、真粉各一两,白蜜二两。

上药先将羊肺洗净,次将五味入水搅黏,灌入肺中,白水煮熟,如常服食。

(9)壬字白凤膏:一切久怯极虚惫,咳嗽吐痰,咯血发热。

黑嘴白鸭一只,大京枣二升,参苓平胃散一升,陈煮酒一瓶。

上药将鸭缚定脚,量患人饮酒多少,随量以酒烫温,将鸭项开,滴血入酒,搅匀饮之,直入肺经,润补其肺。却将鸭干剥去毛,于胁边开一孔,取去肠杂,拭干;次将枣子去核,每个中实纳参苓平胃散末,填满鸭肚中,用麻扎定;以砂瓶一个,置鸭在内,四周用火慢煨,将陈煮酒作三次添入,煮干为度,然后食。枣子阴干,随意用参汤化下,后服补髓丹,则补髓生精、和血顺气。

(10)癸字补髓丹:久痨虚惫,髓干精竭,血枯气少,服煎愈后服此药。

猪脊髓一条,羊脊髓一条,甲鱼一只,乌鸡一只。

四味制净,去骨存肉,用酒一大碗,于砂瓮内煮熟擂细,再用后药:

大山药五条,莲肉半斤,京枣一百枚,霜柿十个。

四味制净,用井花水一大瓶,于砂瓮内煮熟擂细,与前熟肉一处用慢火熬之,却逐渐下明胶四两、黄蜡三两,与前八味和一处研成膏子,和平胃散末、四君子汤并知母黄柏末各一两,共和成剂。如十分坚硬,入白蜜同熬,取起放青石上,用水捶打如泥,丸如梧桐子大,每服一百丸不拘时候,枣汤下。

2)《丹溪心法·劳瘵》

朱丹溪倡"痨瘵主乎阴虚"之说,突出病理重点,确立了滋阴降火的治疗大法。

(1)莲心散:此方详细内容如下。

主治:治虚劳或大病后,心虚脾弱,盗汗遗精。

组成:人参、白茯苓、莲肉各二两,白术、甘草、白扁豆(炒)、薏苡仁(炒)、桔梗(炒)、干葛(炒)、黄芪各一两,当归半两,桑皮、半夏曲、百合、干姜(炮)、山药(炒)、五味、木香、丁香、杏仁(炒)、白芷、神曲(炒)各一两。

用法:上剉,每服五钱,生姜三片,枣同煎,空腹温服。

(2)乐令建中汤:此方详细内容如下。

主治:治脏腑虚损,身体消瘦,潮热自汗,将成劳瘵。

此药退虚热,生血气。

组成:前胡一两,细辛、黄芪、人参、橘皮、麦门冬、桂心、当归、白芍、茯苓、甘草各一两,半夏七钱。

用法:上剉,每服四钱,姜三片,枣一枚,水煎服。

(3)黄芪鳖甲散:此方详细内容如下。

主治:治虚劳客热,肌肉消瘦,四肢烦热,心悸盗汗,减食多渴,咳嗽有血。

组成:生地三两,桑白皮、半夏各三两半,天门冬五两,鳖甲(醋煮)五两,紫菀二两半,秦艽三两三钱,知母、赤芍、黄芪各三两半,人参、肉桂、桔梗二两六钱半,白茯苓、地骨皮、柴胡各三两三钱,甘草二两半。

用法:上剉,每服三钱,水煎服。

(4)清骨散:此方详细内容如下。

主治:治男子妇人,五心烦热,欲成劳瘵。

组成:北柴胡、生地各二两,人参、防风、熟地、秦艽各一两,赤苓一两,胡黄连半两,薄荷七钱半。

用法:上每服四钱,水煎,温服。

3)《千金方》治肺痨方

主治:治肺劳热,生虫在肺为病。

组成:狼牙三两,东行桑根白皮(切),一升,东行吴茱萸根白皮五合。

用法:上三味,㕮咀,以酒七升,煮取一升,平旦顿服之。

4)《医方集解》:人参固本丸

主治:治肺劳虚热。肺主气,气者,人身之根本也。肺气既虚,火又克之,则成肺劳而发热,有咳嗽、咯血、肺痿诸证也。

组成:人参二两,天冬、炒麦冬、炒生地黄、熟地黄各四两。

用法:蜜丸。

5)张锡纯方

(1)补络补管汤加减:此方详细内容如下。

主治:阴虚肺热之咯血。

组成:生龙骨 30g,生牡蛎 30g,山萸肉 30g,三七 6g,白及 10g(冲服),茜草 10g。阴虚明显者,加百合、麦门冬、生地;痰盛者,加贝母、甘草;咯血量多者,加阿胶。

(2)清金解毒汤:此方详细内容如下。

主治:清金解毒,滋阴化痰,化瘀生肌。

组成:生明乳香 9g,生明没药 9g,粉甘草 9g,生黄芪 9g,玄参 9g,沙参 9g,牛蒡子 9g,贝母 9g,知母 9g,三七 6g(捣细,药汁送服)。

用法:水煎,1 剂/d,分早晚 2 次温服。

方论:生黄芪、粉甘草补肺益气;玄参、沙参、知母养阴清热,润肺;牛蒡子、贝母清热化痰,利气;生明乳香、生明没药、三七活血化瘀,敛疮生肌。

(3)安肺宁嗽丸:此方详细内容如下。

主治:清热润肺,理肺止嗽。

组成:桑叶 30g,儿茶 30g,硼砂 30g,苏子 30g,粉甘草 30g。

用法:上药 5 味为细末,蜜做丸 9g 重,早晚各服 1 丸,开水送下。

方论:肺脏具翕辟之机,治肺之药,过于散则有碍于翕,过于敛则有碍于辟。桑得土之精气而生,故长于理肺家之病,以土生金之义也。至其叶凉而宣通,最解肺中风热,其能散可知。又善固气化,治崩带脱肛(肺气旺自无诸疾),其能敛可知。敛而且散之妙用,于肺脏翕辟之机尤投合也。硼砂之性凉而滑,能通利肺窍,儿茶之性凉而涩,能安敛肺叶。二药并用,与肺之合辟亦甚投合。又佐以苏子之降气定喘,甘草之益土生金,蜂蜜之润肺清燥,所以治嗽甚效也。

6)《明医杂著》

然必须患者爱命,坚心定志,绝房室、息妄想、戒恼怒、节饮食,以自培其根,否则虽服良药，亦无用也。

今制一方于后，治色欲证，先见潮热、盗汗、咳嗽、倦怠，趁早服之。

生地黄（酒洗）、甘草（炙）、干姜（炮）各五分，川芎、熟地各一钱，白芍药（炒）一钱三分，陈皮七分，当归、白术各一钱三分，黄柏（蜜水浸炙）七分，知母（蜜水浸拌炒）、天门冬（去心皮）各一钱，生姜三片。

水煎，空心温服。

若咳嗽盛，加桑白皮、马兜铃、栝楼仁各七钱，五味子十粒。

若痰盛，加姜制半夏、贝母、栝楼仁各一钱。

若潮热盛，加桑白皮、沙参、地骨皮各七分。

若梦遗、精滑，加牡蛎、龙骨、山茱萸各七分。

若盗汗多，加牡蛎、酸枣仁各七分，浮小麦一撮。

若赤白浊，加白茯苓一钱，黄连三分（炒）。

若兼衄血、咳血，出于肺也，加桑白皮一钱，黄芩、山栀子各五分（炒）。

若兼嗽血、痰血，出于脾也，加桑白皮、贝母、黄连、栝楼仁各七分。

若兼呕吐血，出于胃也，加山栀、黄连、干姜、蒲黄（炒）各一钱，韭汁半盏，姜汁少许。

若兼咯唾血，出于肾也，加桔梗、玄参、侧柏叶（炒）各一钱。

7）唐容川方

专事杀虫，宜天灵盖散或金蟾丸，金线蛙烧服亦妙或黑猫杀取肝，可代獭肝或獭爪为末酒下。痨虫居肺叶间，咯血声嘶者，皆能治之。唐氏喜用干漆、雄黄、川椒、楝根皮、白颈蚯蚓、升麻、郁金，取其杀虫治瘀，标本皆治。

补虚当分阴阳，阴虚居多，十居八九，以补肺健脾为主。宜琼玉膏。

2.辨证论治

中医学认为本病主要病理变化为阴虚，随着疾病发展可由阴及阳产生气阴两虚，阴阳两虚。病变脏腑，初期主要在肺，病久可由肺而迁延至脾、肾、心、肝。治疗应以补虚杀虫为原则，补益肺和脾、肾，根据病理“主乎阴虚”的特点，应以滋阴为主法，火旺者兼以清火，气虚的予以补气，结合主症，适当随证加减。本病为沉疴痼疾，要注重培土生金，配伍甘淡实脾之品，以畅化源，并能防止纯阴滋腻之弊。在疾病的发展中，表现为虚实夹杂之证，祛邪要不忘扶正，做到攻补兼施。

1）肺阴亏损

主症：干咳，咳声短促或咯少量黏痰或痰中带有血丝，色鲜红，胸部隐隐闷痛，午后自觉手足心热或见少量盗汗，皮肤干灼，口干咽燥，疲倦乏力，纳食不香，苔薄白，舌边尖红，脉细数。

治法：滋阴润肺。

方药：月华丸加减。

组成：天冬、生地、麦冬、熟地、山药、百部、沙参、川贝母、真阿胶各 30g，茯苓、獭肝、广三七各 15g。用白菊花 60g（去蒂），桑叶 60g（经霜者）熬膏，将阿胶化入膏内和药，稍加炼蜜为丸，如弹子大。每服 1 丸，含化，3 次/d。

方中北沙参、麦冬、天冬、生地、熟地滋阴润肺；百部、川贝润肺止嗽，兼能杀虫；桑叶、白菊花清肺止咳；阿胶、三七止血和营；茯苓、山药健脾补气，以资生化之源。全方以滋阴降火保肺为主，辅以宁嗽止血，消风热，杀痨虫。咳甚加川贝母、甜杏仁、桑白皮。咯血配蛤粉炒阿胶、藕节、白茅花。低热加功劳叶、青蒿、地骨皮。胸痛加广郁金。

2）虚火灼肺

主症：呛咳气急，痰少质黏或吐痰黄稠量多，时时咯血，血色鲜红，混有泡沫痰涎，午后潮热，骨蒸，五心烦热，颧红，盗汗量多，口渴心烦，失眠，性情急躁易怒或胸胁掣痛，男子可见遗精，女子月经不调，形体日益消瘦，舌干而红，苔薄黄而剥，脉细数。

治法：滋阴降火。

方药：百合固金汤或秦艽鳖甲散加减。

百合固金汤：熟地、生地、当归各 20g，白芍、甘草、桔梗、玄参各 10g，贝母、麦冬、百合各 15g。方中百合、生熟地滋养肺肾阴液，并为君药；麦冬助百合以养肺阴，清肺热，玄参助生熟地以益肾阴，降虚火，共为臣药；当归、芍药养血和营，贝母、桔梗化痰止咳为佐；甘草调和诸药为使。诸药合用，使阴液恢复，肺金得固，则咳嗽、吐血诸证自愈。

秦艽鳖甲散：柴胡、鳖甲、地骨皮各 30g，秦艽、当归、知母各 15g。为粗末，每服 15g，加青蒿 5 叶、乌梅 1 个，水煎服。方中鳖甲、知母、当归滋阴养血，秦艽、柴胡、地骨皮、青蒿清热除蒸，乌梅敛阴止汗。诸药合用，既能滋阴养血以治本，又能退热除蒸以治标。临床上常用于结核病的潮热，温热病后期阴亏津伤，余热未尽以及原因不明的长期反复低热属于阴虚型者。

咳嗽痰黏色黄，酌配黄芩、知母、海蛤粉、鱼腥草、白毛夏枯草。咳血酌加丹皮、山栀子、紫珠草、茜根炭、醋制大黄。血出紫黯，伴有胸痛，酌配锻花蕊石、血余炭、广郁金、参三七粉。潮热酌加银柴胡、炙鳖甲、白薇。盗汗酌配乌梅、牡蛎、浮小麦。

3）气阴耗伤

主症：咳嗽无力，气短声低，咳痰清稀色白，量较多，偶或夹血或咯血，血色淡红，午后潮热，伴有畏风，怕冷，自汗与盗汗可并见，纳少神疲，便溏，面色㿠白，颧红，舌质光淡，边有齿痕，苔薄，脉细弱而数。

治法：益气养阴。

方药：保真汤加减。

组成：当归、人参、生地黄、熟地黄、白术、黄芪各 9g，赤茯苓、白茯苓各 4.5g，天门冬、麦门冬各 6g，赤芍药、白芍药、知母、黄柏、五味子、柴胡、地骨皮各 6g，甘草、陈皮、厚朴各 4.5g。

本方为四君子汤加味而成，具有补益脾肺、养阴清热之功。方中四君子（参、苓、术、草）合黄芪益气健脾、培土生金；天冬、麦冬、生地、熟地、当归、五味子、白芍以育阴养荣、填补精血；地骨皮、黄柏、知母、柴胡以滋阴清热；厚朴、陈皮以理气运脾。

咳嗽酌配紫菀、款冬、苏子。如胸闷，痰多白沫，苔白腻，配法半夏、陈皮；食少、便溏、腹胀，酌加扁豆、薏苡仁、砂仁壳，均应忌用地黄、麦冬、阿胶等滋腻药。劳热、自汗、畏风，可酌配桂枝、白芍、红枣、瘪桃干、浮小麦或佐以鳖甲、地骨皮。咳血配三七粉、仙鹤草。失音配诃子、胡桃肉、凤凰衣。

4）阴阳虚损

主症：咳逆喘息，少气，咳痰色白有沫或夹血丝，血色黯淡，潮热，自汗，盗汗，声嘶或失音，面浮肢肿，心慌，唇紫，肢冷，形寒或见五更泄泻，口舌生糜，大肉尽脱，男子遗精阳痿，女子经闭，苔黄而剥，舌质光淡隐紫，少津，脉微细而数或虚大无力。

治法：滋阴补阳。

方药：补天大造丸加减。

组成：人参 60g，黄芪（蜜炙）90g，白术（陈土蒸）90g，当归（酒蒸）45g，枣仁（去壳，炒）45g，远志（去心，甘草水泡，炒）45g，白芍（酒炒）45g，山药（乳蒸）45g，茯苓（乳蒸）45g，枸杞子（酒蒸）120g，大熟地（九蒸，晒）120g，紫河车 1 个（甘草水洗），鹿角 500g（熬膏），龟板 12000g（与鹿角同熬膏）。

本方为八珍汤加减化裁而来，具有滋阴补阳、培元固本之功。方中党参、黄芪、白术、山药、茯苓以补肺脾之气；白芍、地黄、当归、枸杞、龟板培补阴精，以滋养阴血；鹿角胶、紫河车助真阳而填精髓；枣仁、远志敛阴止汗、宁心止悸。

若肾虚气逆喘息者，配冬虫夏草、诃子、钟乳石摄纳肾气；心慌者加龙骨、丹参、茯神镇心安神；五更泄泻，配煨肉蔻、补骨脂补火暖土，并去地黄、阿胶等滋腻碍脾药物。

3.特色专方

(1)保肺丸：朱良春创保肺丸（地鳖虫、紫河车各 120g，百部 180g，制首乌、白及各 450g，共碾粉末。另以生地榆、葎草、黄精各 180g 煎取浓汁泛丸烘干或晒干，每服 9g，2～3 次/d）治疗各型肺结核屡收卓效。在临床中遇长期发热者配合“地榆葎草汤”（由生地榆、怀山药各 30g，青蒿子、葎草各 20g，百部 15g，甘草 6g 组成，1 剂/d 水煎服）。如属顽固性肺结核或空洞，配合“外敷肺痨膏”（由干蟾皮、壁虎、乳香、没药、蜈蚣共粉碎，搅入市售之外科黑膏药内，用软猪皮废角料做成膏药备用，用时微火烘软,敷在肺俞、膻中等穴,3d 一换)。此方配伍精当,用地鳖虫活血散瘀,穿透厚壁空洞,推陈致新,配合白及补肺泄热,敛肺止血,逐瘀生新,消肿生肌;首乌制用能滋补肝肾;紫河车大补气血,性虽温而不燥,有疗诸虚百损之功能。

(2)何氏加味地黄丸:何任家传何氏加味地黄丸,甚有治效。方用:干地黄、天冬、麦冬、北沙参、五味子、黄柏、百部、山萸肉、牡丹皮、山药、茯苓、龟板、平地木、仙鹤草。视症状加减,随证治之。

(3)治痨方:章叔赓老中医经验方:桂枝 30~60g,牡蛎 30~60g,三棱、莪术各 15~18g,桃仁、杏仁各 12g,红花 15g,红藤 30~60g。

肺气虚,加黄芪、党参(或太子参、移山参)、山药、甘草、茯苓;肺阴虚,加沙参、麦冬(或天冬)、玉竹、生地、阿胶;肺气阴虚,加党参、五味子、麦冬、玉竹、甘草;肺脾两虚,加党参、白术、山药、甘草、茯苓;肺虚肝旺,加石决明、鳖甲、生地、白芍、山栀;肺心两虚,加龟板、生地、枣仁(或远志)、麦冬、甘草;肺肾两虚,加龟板、熟地、首乌、川断、冬虫夏草;阴虚发热,加银柴胡、白薇、地骨皮;吐血,加茜草根、藕节、十灰丸;咳嗽重,加川贝、紫菀、款冬;夹湿重者,加二陈汤或平胃散。

(4)芩部丹:有学者根据李时珍记载用黄芩治疗肺结核的经验,研制出芩部丹。

组成:黄芩 1 份,百部 2 份,丹参 2 份。

用法:共为细末,加工制成片剂,每日 10 片(含黄芩 10g、百部 18g、丹参 10g),分 2 次饭后口服。3 个月为 1 个疗程。

加减:临床症状明显时,可以本方为基础煎汤口服一个时期,然后再服片剂,服用汤剂时,咯血加茜草根 15g、生侧柏叶 30g;痰黄量多或有臭味者加鱼腥草 30g、连翘 15g;潮热加青蒿 12g、地骨皮 12g;盗汗加五味子 4.5g、糯稻根 30g;自汗加黄芪 9g、防风 9g;咳嗽加紫菀 9g、姜半夏 9g、海浮石 18g、车前草 15g。

通过药理实验发现芩部丹通过上调巨噬细胞表面 TLR2 的表达,调节免疫功能。

(5)岳美中:治肺痨咳血验方,通过临床观察,白芍用量若在 30g 以上,对大量吐血的确有较好的止血效果。

白芍 12~30g,藕节 30g,三七 3g,生地 12~24g。水煎服。

(6)蒲辅周:治肺结核吐血经验方。一老中医口传予我,此方配合有理。

生龙骨粉 60g,生牡蛎粉 60g,生三七粉 30g,生鸡内金粉 60g,生白及粉 30g,生百部粉 30g。

6 味细末和匀,磁器收贮。早晚各用 3g 加入调熟的藕粉或山药粉内服。服完后多永不再吐血,以后单用白及粉续服数克,肺结核可痊愈。我过去嘱患者自采白及约 30g 许,煮稀粥每日吃或用羊肺汤送服白及粉,治疗半年,数例患者恢复了健康。

(7)高氏柴胡清热饮:高仲山家传柴胡清热饮,对肺痨骨蒸潮热甚有效。方用黄芩、生地、麦冬、地骨皮、赤芍、青蒿、知母、甘草。剂量随证加减。

4.中成药

(1)利肺片:本药成分包括冬虫夏草、蛤蚧粉、百部、百合、五味子、枇杷叶、白及、牡蛎、甘草。有学者用利肺片配合抗结核药物治疗糖尿病合并肺结核 46 例,其中有效 41 例,无效 5 例,恶化 0 例,有效率为89.1%。方中冬虫夏草、蛤蚧粉为君药。冬虫夏草具有补肺益肾、抗痨杀虫、止咳化痰之功效,用于治疗肺虚久咳、肾虚劳嗽、病后体虚自汗等;百合能滋肺阴、润肺燥,正合“肺喜润而恶燥”之特点;枇杷叶、白及性偏寒,具有收敛肺气,清热化痰止咳作用,主治肺虚咳喘,对结核杆菌有显著的抑制作用;牡蛎为重镇之品,一方面能平肝阳而起到安神之功,另一方面能够软坚散结;五味子、甘草补肺益气,润肺止咳,调和诸药的功效,具有调节机体免疫功能作用,抗炎、抗过敏。

(2)结核灵:结核灵的主要成分为狼毒。有学者将 140 例复治菌阳肺结核患者随机分为2 组,治疗组 70 例,在采用常规抗结核药治疗的同时,配合结核灵进行治疗;对照组 70 例,单纯予常规抗结核药治疗。治疗组和对照组在强化期痰菌阴转率分别为 82.86%和 67.14%。狼毒始载于《神农本草经》,味苦、辛,性平,具有逐水祛痰、破积、杀虫之功效,有一定的毒性,主治水肿、腹胀、痰食、虫积、心腹疼痛、咳嗽、气喘及淋巴结、皮肤、骨等结核和疥癣、痔瘘等。

(3)康复新液:康复新液其主要成分系美洲蠊的提取物,具有清热养阴、消癥散结等多种功效。肖洁观察康复新液与西药短期化疗联合治疗 63 例肺结核,总有效率为 91.5%,治疗 2 个月末及疗程末痰菌转阴率为 96.8%,均优于单纯西药常规化疗。

(4)雪梨止咳糖浆:梨清膏、枇杷叶、紫菀、款冬花、桔梗、前胡。本品为棕红色黏稠液,味甜,功效清肺、止咳、化痰,用于燥痰阻肺所致咳嗽、痰少。

5.针灸疗法

(1)针刺:痰多不易咳出者,针刺足三里、丰隆、天突;喘咳甚者,针刺肺俞、定喘、天突、膻中。

(2)灸法:平时宜常艾灸大椎、肺俞、肾俞、命门、足三里、三阴交等穴以固本纳气平喘。

(3)耳针:选平喘、肺、下屏尖、神门、脑、下脚端等穴,每次取 2～3 穴,强刺激,留针 20～30min,每日或隔日 1 次,适用于肺结核进展为肺胀患者。

6.其他特色疗法

(1)抗痨膏外敷:抗痨膏 30g(药物制作:干蟾皮 10g,壁虎 20g,乳香 20g,黄连 10g,白芥子 20g,五灵脂 20g,没药 20g,蜈蚣 5 条,粉碎成末,分装备用)用麝香壮骨膏调和敷贴在双侧肺俞穴和痨穴上,每穴取蚕豆大小药膏 1 块,贴于穴位,覆盖纱布，胶布固定，2d 换贴 1 次，休息 3d，继续贴用。10d 为 1 个疗程。

(2)穴位注射：清晨 3～5 时，双侧尺泽穴注射 0.25%～0.5%的普鲁卡因各 1mL，行泻法，咯血时可加用 1 次；清晨 5～7 时，双侧太渊穴各注射立止血 0.5kU，行补法。

(3)雾化吸入：制备雾化吸入药物（百合 30g、百部 15g、川贝 10g、知母 10g 煎汤浓缩至 30mL 左右），2 次/d。

（丁于洲）

第二章 心脑病证

第一节 心悸

一、定义

心悸包括惊悸和怔忡，是指病人自觉心中悸动、惊惕不安，甚则不能自主的一种病证。临床一般多呈阵发性，每因情志波动或劳累过度而发作。且常与失眠健忘、眩晕耳鸣等症同时并见。现代医学称“心律失常”，指心律起源部位，脉搏频率与节律冲动传导等方面的异常。心律失常一般分为冲动起源异常和冲动传导异常两大类。前者包括窦性心律失常（过速、过缓、心律不齐、暂停），异位心律（被动性，主动性）；后者包括传导阻滞和房室传导加速或预激现象。最常见的临床症状是心悸，心律不齐。心电图检查有助于明确诊断。

二、病因病机

本病多因体质素虚（久病或先天所致的气血阴阳亏虚或脏腑功能失调）、情志内伤及外邪侵袭引起三者相互影响、互为因果。其中体质素虚是发病的根本。病变部位在心，但与其他脏腑亦有密切关系，病理变化有虚有实；痰饮内停或血脉淤阻而致心脉不畅者，是为实；临床上亦每每虚实夹杂。

三、辨证论治

（一）辨证要点

1.辨惊悸与怔忡

惊悸与怔忡同属于心悸，但二者有区别。惊悸常由外因而成，偶受外来刺激或因惊恐或因恼怒，均可发病，发则心悸，时作时止，病来虽速，但全身情况较好，病势浅而发作持续短暂，以实证居多，但也有内虚的因素存在；怔忡每由内因引起，并无外惊，自觉心中惕惕，稍劳即发，病来虽渐，但全身情况较差，病情较为深重，以虚证居多。但两者又有密切关系。惊悸日久可发展为怔忡，怔忡患者又容易受外惊所扰而使病情加重。

2.辨标本虚实

心悸属本虚标实之病，而以本虚为主。凡心悸气短，神疲乏力，自汗出，易感冒者属气虚；心悸头晕而面色不华者，属血虚；心悸盗汗，口干潮热者属阴虚；心悸肢冷，畏寒气喘者属阳虚；心悸胸闷，胁腹胀气，遇情志波动，症状加重者属气滞；心悸唇暗，舌有瘀斑，脉结代者为血瘀；心悸体丰，恶心纳呆，舌苔腻者属痰湿；心悸舌苔水滑或肢肿而浮，尿少者属水饮。

（二）治疗原则

由于心悸的主要病机为气血不足、阴阳失调、气滞血瘀、痰浊水饮等，故益气养血、滋阴温阳、行气化瘀、化痰涤饮以及养心安神、重镇安神等均为心悸的治疗大法。虚当补之，实当泻之。若久病，虚实夹杂，病机复杂者则宜标本兼顾，攻补兼施。若出现心阳暴脱的厥脱、抽搐等危候应积极采取中西医结合抢救措施。

（三）应急措施

1.脉率快速型心悸（心率≥120 次/min）

生脉注射液 20～30mL 加入 50％的葡萄糖注射液 20～40mL 中静脉推注，连用 3～5 次多能控制病情，继以 2 次/d，巩固疗效。

2.脉率过缓型心悸

（1）参附注射液 10～20mL 加入 50％的葡萄糖注射液 20～40mL 中缓慢静脉推注，2～3 次/d 或以大剂量静点。

（2）人参注射液 10～20mL 加入 50％的葡萄糖注射液 20～40mL 中静脉推注，2～3 次/d。

3.脉率不整型心悸

福寿草片，每次 1 片，病情顽固者每次 2 片，2～3 次/d。病情控制后每次1/3～1/2 片。必要时应及时进行中西医结合抢救治疗。

（四）分证论治

1.心虚胆怯证

症舌脉：心悸不宁，善惊易恐，坐卧不安，少寐多梦易醒，恶闻声响，舌苔薄白或如常，脉数或虚弦。

病机分析：惊则气乱，心神不能自主，故发为心悸；心不藏神，则心中惕惕，善惊易恐，坐卧不安，少寐多梦易醒，恶闻声响；脉数或虚弦为心神不安，气血逆乱之象。本型病情较轻者，时发时止；重者怔忡不宁，心慌神乱，不能自主。

治法：益气养心，镇惊安神。

方药运用：

（1）常用方：平补镇心丹加减。药用人参、麦冬、五味子、山药、生地黄、熟地黄、肉桂、炙远志、磁石、生龙骨、生牡蛎、酸枣仁、茯神、炙甘草。

病由心胆气虚而心悸易惊，故当益气养心壮胆治其本。方中人参、麦冬、五味子益气养心壮胆，是为君药；山药、生熟地黄、肉桂调补阴阳，辅君药益心壮胆扶正为臣药；生龙骨、生牡蛎、磁石重镇安神定惊，酸枣仁、远志、茯神养心壮胆以安神定惊，共为佐药；炙甘草调和诸药为使药。

(2)加减：心气虚者，加黄芪；心阴不足者，重用酸枣仁、五味子，并加柏子仁；痰浊蕴热见心悸而烦，善惊痰多，食少泛恶，舌苔黄腻，脉滑数者，可用黄连温胆汤或加味温胆汤加安神养心之品。

(3)临证参考：本证亦可用安神定志丸加琥珀、磁石、朱砂治之。在药物治疗的同时当配合心理治疗，并避免不良精神刺激。

2.心气不足证

症舌脉：心悸气短，头晕乏力，动则心悸、静则悸缓，自汗，舌淡红，苔薄白，脉细弱。

病机分析：心气不足，不能鼓动血液正常运行，心失所养，则心悸气短，脉细弱；清窍失养，则头晕乏力；气虚而表卫不固，则自汗；舌淡红、苔白均为心气不足之征。

治法：补益心气，养心安神。

方药运用：

(1)常用方：五味子汤加减。药用五味子、黄芪、人参、麦冬、玉竹、沙参、酸枣仁、柏子仁、合欢皮、炙甘草。

心气不足，鼓动血脉无力，心之脉络失养，故须补益心气治其本。方中五味子、人参、黄芪补益心气为君药；麦冬、玉竹、沙参补心益阴，合君药可使心之气血阴阳和调为臣药；心主神，心气虚，神不守舍，故用酸枣仁、柏子仁、合欢皮宁心安神以定悸为佐药；炙甘草既可益心气，又能调和诸药为使药。

(2)临证参考：本证亦可用炙甘草汤加减。由于心气不足者常有不同程度的心功能减退，可加人参皂苷片、福寿草苷片或用生脉注射液、人参注射液缓慢静脉滴注或重用黄芪至30g；气虚症状明显者，可用肉桂或附片3～5g，取少火生气之意，增加益气药物的效应。

3.心脾两虚证

症舌脉：心悸气短，头晕目眩，面色不华，神疲乏力或纳呆腹胀，便溏，舌淡红、苔薄，脉细弱。

病机分析：脾胃虚弱，运化失司，则纳呆腹胀便溏；气血生化乏源，气虚血亏，周身失养则倦怠乏力，头晕目眩，面色不华；心血失养、血不养心，心神失守则见心悸气短；舌淡红、苔薄、脉细弱亦为血亏之征。

治法：益气健脾，补血安神。

方药运用：

(1)常用方：归脾汤加减。药用炙黄芪、人参、白术、当归、龙眼肉、酸枣仁、茯神、远志、木香、生甘草。

脾胃虚弱，气血生化乏源，心血不足，心神失养、神不守舍而成心悸，故当补益脾胃，养血益心以安神。方中黄芪、人参、白术益气健脾，补益后天之本，鼓舞气血生化之源，故为主药；当归、龙眼肉、酸枣仁助主药补养心血而安神为辅药；茯神、远志宁心安神以定悸，木香行气悦脾，以防补养药壅滞碍胃为佐药；甘草既可健脾益气，又可调和诸药，是为使药。

（2）加减：纳呆腹胀者，加陈皮、谷麦芽、神曲、山楂、枳壳、鸡内金；乏力、气短、神疲者，重用人参、黄芪、白术、甘草，少佐肉桂，取少火生气之意；失眠多梦者，加合欢皮、夜交藤、五味子、柏子仁、莲子心。

（3）临证参考：本证多由思虑劳倦过度，脾虚气血生化乏源以及心血暗耗所致，临床常为功能性心律失常，因此起居有节，劳逸有度，睡前避免不良刺激，为辅助治疗措施。

4.心阴亏虚证

症舌脉：心悸易惊，心烦失眠，五心烦热，口干盗汗或头晕目眩，耳鸣腰酸，舌红少津，苔少或无苔，脉细数。

病机分析：肾阴不足，水不济火，阴血不能上济于心，以致心阴亏虚，心火内动，扰动心神，故心悸易惊、心烦失眠；阴亏于下，则见腰酸；阳扰于上，则头晕目眩耳鸣；五心烦热、口干盗汗、舌红少津、苔少或无苔、脉细数均为阴虚火旺之征。

治法：滋养阴血，宁心安神。

方药运用：

（1）常用方：天王补心丹加减。药用生地黄、玄参、麦冬、天冬、丹参、当归、人参、五味子、酸枣仁、柏子仁、远志、桔梗。

心阴血不足，心失所养，神不守舍而成心悸，故宜滋养阴血，养心阴安心神。方中生地黄、玄参滋阴填精固本以制虚火为君药；麦冬、天冬助君药以养心阴，丹参、当归养血助阴，人参、五味子益气以生阴，共为臣药；酸枣仁、柏子仁、远志养心宁神以定悸为佐药；桔梗载药入心为使药。

（2）加减：若兼口干口苦，咽燥心烦者，为阴虚内热较甚，加黄连、栀子、淡竹叶、朱砂以清心火、宁心神或用朱砂安神丸治之；盗汗者，加山萸肉、乌梅滋阴敛汗；若心肾不交者，可合用黄连阿胶汤以交通心肾、滋阴补肾、清心降火。

（3）临证参考：临证应辨阴虚与火旺孰轻孰重，从而确定以滋阴为主，还是以清心降火为主。

5.心阳不振证

症舌脉：心悸不安，胸闷气短，面色苍白，形寒肢冷，舌淡苔薄，脉象虚弱或沉细而数。

病机分析：久病体虚，损伤心阳，心失温养，故心悸不安；胸中阳气不足，故胸闷气短；心阳虚衰，血液运行迟缓，肢体失于温煦，故形寒肢冷，面色苍白；舌淡苔薄，脉象虚弱或沉细而数，均为心阳不足，鼓动无力之征。

治法：温补心阳，安神定悸。

方药运用：

(1)常用方：桂枝甘草龙骨牡蛎汤合参附汤加减。药用桂枝、人参、炮附片、黄芪、玉竹、麦冬、煅龙骨、煅牡蛎、炙甘草。

心阳不振，无以温养心神，心神不守而成心悸，治宜温振心阳为主。方中桂枝、附片为辛热之品，峻补元阳以温振心阳，为君药；人参、黄芪益气助阳，玉竹、麦冬滋阴以助心阳，有阳得阴助则生化无穷之意为臣药；龙骨、牡蛎重镇安神以定悸，为佐药；炙甘草益气养心，调和诸药，为使药。

(2)加减：形寒肢冷者，重用人参、附片、黄芪、肉桂；大汗出者，重用人参、黄芪及煅龙骨、煅牡蛎，加用山萸肉或用独参汤煎服；兼见水饮内停者，加葶苈子、五加皮、车前子、泽泻等；夹瘀血者，加丹参、赤芍、桃仁、红花。

(3)临证参考：对兼有肾阳不足症状者，应以温补心肾为主，可选用麻黄附子细辛汤加减治疗。

6.水饮凌心证

症舌脉：心悸眩晕，胸脘痞满，形寒肢冷，小便短少或下肢浮肿，渴不欲饮，恶心吐涎，舌苔白滑，脉象弦滑。

病机分析：水为阴邪，赖阳气化之，今阳虚不能化水，水邪内停，上凌于心，故见心悸；阳气不能达于四肢，不能充于肌表，故形寒肢冷；饮阻于中，清阳不升，则见眩晕；气机不利，故胸脘痞满；如气化不利，水液内停，则渴不欲饮，小便短少或下肢浮肿；饮邪上逆，则恶心吐涎；舌苔白滑、脉象弦滑亦为水饮内停之象。

治法：温阳化饮，宁心安神。

方药运用：

(1)常用方：苓桂术甘汤合真武汤加减。药用炮附片、桂枝、茯苓、白术、猪苓、泽泻、五加皮、葶苈子、防己、甘草。

脾肾阳虚，水湿泛滥，上凌心脉，发为心悸，故须温运脾肾阳气以化水饮为主。方中附片大辛大热之品，峻补元阳，温运脾肾，故为君药；桂枝助君药温振心阳，为臣药；茯苓、白术、猪苓健脾利水，泽泻、五加皮、葶苈子、防己皆能通调水道以利水，共为佐药；甘草甘缓和中，且能调和诸药，为使药。

(2)加减：恶心呕吐者，加姜半夏、陈皮、生姜皮；尿少肢肿者，重用泽泻、猪苓、茯苓、防己、葶苈子，加大腹皮、车前子；兼有肺气不宣者，加杏仁、前胡、桔梗；兼见瘀血者，加当归、川芎、刘寄奴、泽兰叶、益母草。

(3)临证参考：本证多见于各种原因引起的心功能不全而伴有浮肿、尿少、夜间阵发性咳嗽或端坐呼吸之时，治应温阳利水。对病情危重者，可反复、大量应用独参针、生脉针静脉推注或静脉滴注。

7.心脉瘀阻证

症舌脉：心悸不安，胸闷不舒，心痛时作或见唇甲青紫，舌质紫黯或有瘀斑，脉涩或结代。

病机分析：心主血脉，心脉瘀阻，心失所养，故心悸不安；血瘀气滞，心阳被遏，则胸闷不舒；心络挛急，则心痛时作；脉络瘀阻，故见唇甲青紫；舌质紫黯或有瘀斑，脉涩或结代，均为瘀血蓄积，心阳阻遏之征。

治法：活血化瘀，理气通络。

方药运用：

(1)常用方：血府逐瘀汤加减。药用桃仁、红花、川芎、赤芍、川牛膝、当归、生地黄、北柴胡、枳壳、炙甘草。

病在血分，瘀血阻滞心络，气血运行不畅，心失所养而成心悸，故宜活血化瘀通络治其本。方中桃仁、红花、川芎、赤芍、川牛膝活血化瘀通络，共为主药；当归、生地黄养血活血，使诸药活血通络而不伤正，柴胡、枳壳行气以活血通络，取气为血帅之意，共为辅药；炙甘草调和药性为使药。

(2)加减：气滞血瘀者，重用柴胡、枳壳，加香附、郁金、延胡索、陈皮；因虚致瘀者，去柴胡、枳壳，加党参、黄芪；血虚者，加何首乌、枸杞子、熟地黄；阴虚者，加麦冬、玉竹、女贞子、旱莲草；阳虚者，加附片、肉桂、淫羊藿、巴戟天；心悸明显者，加龙骨、牡蛎、琥珀、磁石。

(3)临证参考：本证病在血分，为瘀血阻络。治宜在上方基础上配合丹参注射液 20～40mL 加入 5%～10%的葡萄糖注射液中静脉滴注，1 次/d。

（罗 愚）

第二节 胸痹

一、定义

胸痹是因冠状动脉供血不足，心肌发生急剧的、暂时的缺血与缺氧所引起的临床综合征，可伴有心功能障碍，但无心肌坏死。其特点为阵发性的前胸压榨性或窒息样疼痛感觉，主要位于胸骨后，可放射至心前区与左上肢尺侧面，持续数分钟，往往休息或舌下含化硝酸甘油后迅速消失。本病多见于男性，多数患者在 40 岁以上，劳累、情绪激动、饱食、受寒、阴雨天气、急性循环衰竭等为常见的诱因。

二、病因病机

（一）病因

1.寒邪内侵，凝滞心脉

如寒邪内袭，痹阻心阳，致使胸阳不振，血行不畅，心脉瘀滞，不通则痛。若素体阳虚，阴寒内盛，心阳不足，胸阳不振，血脉失于温运而痹阻不畅，亦可致心痛诸症发生。

2.情志失调，气血瘀滞

郁怒伤肝，肝失疏泄，肝郁气滞，甚则气郁化火，灼津成痰。忧思伤脾，脾失健运，津液不布，遂聚为痰。无论气滞或痰阻，均可使血行失畅，脉络不利，而致气血瘀滞，心脉痹阻，不通则痛，而发胸痹。总之，情志刺激可损伤心脏，是胸痹心痛的病因，又能加重病情。

3.饮食失调，痰浊内蕴

饮食不节是导致冠心病发生的重要致病因素之一。经常恣食肥甘厚味，可损伤脾胃，使脾失健运，聚湿成痰，上犯心胸，气机不畅，痹阻心脉而发为胸痹心痛或痰浊久留，痰瘀交阻，阻滞心脉而发病或因饱餐伤气，气行无力，气血运行不畅而发病。

4.劳逸不节，气血失调

劳倦伤脾，脾虚转输失能，气血生化乏源，无以濡养心脉，拘急而痛。积劳伤阳，心肾阳微，鼓动无力，胸阳失展，阴寒内侵，血行涩滞，而发胸痹。过度安逸、少动多坐，胸阳不振，气机不畅而致胸痹。过劳则气阴两伤，久病者气血虚损，心气不足，血不养心，则心痛作矣。

5.年老体弱，肾脏虚衰

年老脏腑气血自然虚损，肾气渐亏。肾阳虚衰则不能鼓动五脏之阳，引起心阳不振或心气不足，血脉失于温煦，鼓动无力而致血脉痹阻不通或因肾阴亏虚，则不能润养五脏之阴，肾水不能上济于心，使心阴失养、心阴亏虚、脉道失润而发心痛。

6.脏腑亏虚，他脏及心

本病的病变部位虽在心脉，因脏腑彼此相关，病虽在心，但与其各脏腑之间都有密切关系。《证治准绳》中谓："心痛有心脏本病而痛，有他脏干之而痛。"脾、肝、肾、肺等脏腑病变，在一定条件下，均可累及心脏而引发胸痹心痛。

（二）病机

1.病理变化

病理变化主要为心脉痹阻，乃本虚标实之证。

冠心病心绞痛的病机关键在于外感或内伤引起心脉痹阻，其病位在心，与肝、脾、肺、肾等脏腑功能的失调有密切的联系。心主血脉，肺主治节，两者相互协调，气血运行自畅。心病不能推动血脉，肺气治节失司，则血行瘀滞；肝病疏泄失职，气郁血滞；脾失健运，聚生痰浊，气血乏源；肾阴亏损，心血失荣，肾阳虚衰，君火失用，均可引致心脉痹阻，胸阳失旷而发胸痹心痛。

2.病理因素

病理因素为虚、痰浊、瘀血、寒凝、气滞、郁热。

心阳虚与心阴虚是本病的始发病机。心为君主之官，通过供给全身血液以濡养脏腑、经络、四肢百骸，而其血液的正常运行"上下贯通，如环无端"，"流行不止，环周不休"，均需以心的阳气为动力。其温煦、推动功能正常，则心的机能旺盛。心阳不足，温煦推动功能失职，可生痰致瘀，发为胸痹。心阴不足，脉失所养；阴虚火旺，灼津生痰；脉失所充，停而为瘀，常可发为胸痹。临床中亦有作为兼症出现者，多由心阳虚日久伤阴或过用辛燥药物伤及阴血而成。因而心阳虚与心阴虚是本病的始发病机，是第一位的病理因素。

痰浊、血瘀既是病理产物又是致病因素，为演变的必然过程。在胸痹的发病过程中，痰、瘀一经形成，往往缠绵难愈，贯穿疾病的始终，相互转化。津血同源为痰瘀互化的生理基础。津血互化、运行正常以发挥营养和滋润脏腑经络的生理功能。若津液停聚，积水成饮，饮凝成痰，痰阻脉络，血滞则瘀，痰夹瘀血，窠囊遂生；若血瘀脉中或溢脉外，停而为瘀，阻滞气机，水湿亦停，聚而成痰，痰瘀互结。而心阳为推动津血运行之动力，心阳虚衰，推动无力，痰瘀易生，亦常互化；心阴内耗，阴虚火旺，煎熬津液成痰，燔灼血液为瘀，痰瘀同生。

寒凝、气滞、郁热是病机演变日渐复杂与急性发病的主要病理因素。寒邪内袭，痹阻心阳或素体阳虚，阴寒内盛，心阳不足、胸阳不振，血脉失于温运而痹阻不畅。气是构成人体和维持人体生命活动的基本物质，气机阻滞，推动无力，气不行津运血，而加重痰阻血瘀，则可引起病情的恶化与急性发病。胸痹者，心阳虚为主要病理基础，阳虚生寒，寒极则郁而为热；阳损及阴，心阴亏少，虚火自生；痰、瘀为有形之邪，皆阻碍气机，郁而生热。如遇诱因或情志失调或嗜酒过度或过食辛热或过服芳香温热药物皆可生郁热。郁热一经形成，既可煎熬津液，加重痰阻，又可燔灼血液，加重血瘀，亦可伤阴耗气，加重本虚；重则郁热日久化火，火邪痹阻心脉而厥。因而寒凝、气滞、郁热是病机演变日渐复杂与急性发病的主要病理因素。

3.病理转归

病机转化可有先虚后实，亦可因虚致实。心气不足，鼓动无力，易致气滞血瘀；心肾阴虚，水亏火炎，炼液为痰；心阳虚衰，阳虚外寒，寒痰凝络。此三者皆由虚而致实。痰踞心胸，胸阳痹阻，病延日久，每可耗气伤阳，向心气不足或阴阳并损证转化；阴寒凝结，气失温运，日久寒邪伤人阳气，亦可向心阳虚衰转化；瘀阻脉络，血行滞涩，瘀血不去，新血不生，留瘀日久，心气痹阻，心阳不振。此三者皆因实致虚。但临床表现多是虚实夹杂或以实证为主或以虚证为主。

本病多在中年以后发生，如治疗及时得当，可获较长时间稳定缓解，如反复发作，则病情较为顽固。病情进一步进展，可见心胸猝然大痛，出现真心痛证候，甚则可“旦发夕死，夕发旦死”。

三、治疗

（一）辨证论治

1.寒凝心脉证

（1）抓主症：猝然心痛如绞或心痛彻背，背痛彻心或感寒痛甚，心悸气短。

（2）察次症：形寒肢冷，面色苍白，冷汗自出。其多因气候骤冷或感寒而发病或加重。

（3）审舌脉：舌苔薄白，脉沉紧或促。

（4）择治法：温经散寒，活血通痹。

（5）选用方药思路：本证因心阳亏虚，阳不制阴，阴寒内生或心气内虚，又外感阴寒之邪，寒主收引，脉络拘急，血液凝瘀，心脉涩而不行而发，方用栝楼薤白白酒汤（《金匮要略》）合当归四逆汤（《伤寒论》）。方以栝楼、薤白通阳开痹；桂枝、细辛温散寒邪，通阳止痛；当归、芍药养血活血；芍药、甘草缓急止痛；通草通利血脉；大枣健脾益气。全方共奏温经散寒，活血通痹之效。

（6）据兼证化裁：若疼痛剧烈，心痛彻背，背痛彻心，痛无休止，伴有身寒肢冷，气短喘息，脉沉紧或沉微者，为阴寒极盛，胸痹心痛重症，治以温阳逐寒止痛，方用乌头赤石脂丸（《金匮要略》）加荜拨、高良姜、细辛；若剧痛四肢不温，冷汗自出，即舌下含化苏合香丸（《太平惠民和剂局方》）或冠心苏合丸，芳香化浊，理气温通开窍。

2.气滞心胸证

（1）抓主症：心胸满闷不适，隐痛阵发。

（2）察次症：痛无定处，时欲太息，遇情志不遂时容易诱发或加重，或兼有脘腹胀闷，得嗳气或矢气则舒。

（3）审舌脉：苔薄或薄腻，脉细弦。

（4）择治法：疏调气机，和血舒脉。

（5）选用方药思路：本证多因情志不遂，郁怒伤肝，肝失疏泄，肝郁气滞，使血行失畅，心脉痹阻而发，方用柴胡疏肝散（《医学统旨》）。方以柴胡与枳壳相配可升降气机，白芍与甘草同用可缓急舒脉止痛，加香附、陈皮以增强理气解郁之功，香附又为气中血药，川芎为血中气药，故可活血且能调畅气机。全方共奏疏调气机，和血舒脉之效。

（6）据兼证化裁：若兼有脘胀、嗳气、纳少等脾虚气滞的表现，可用逍遥散（《太平惠民和剂局方》）疏肝行气、理脾和血。若气郁日久化热、心烦易怒、口干、便秘、舌红苔黄、脉数者，用丹栀逍遥散（《太平惠民和剂局方》）疏肝清热。如胸闷心痛明显，为气滞血瘀之象，可合用失笑散（《太平惠民和剂局方》），以增强活血行瘀、散结止痛之作用。如气滞兼见阴虚者可选用佛手、香橼等理气而不伤阴。

3.痰浊闭阻证

（1）抓主症：胸闷重而心痛轻，形体肥胖，痰多气短。

（2）察次症：遇阴雨天而易发作或加重，伴有倦怠乏力、纳呆便溏、口黏、恶心、咳吐痰涎。

（3）审舌脉：苔白腻或白滑，脉滑。

（4）择治法：通阳泄浊，豁痰开结。

（5）选用方药思路：本证因饮食不当，恣食肥甘厚味或经常饱餐过度，日久损伤脾胃，运化失司，酿湿生痰，上犯心胸，清阳不展，气机不畅，心脉痹阻而发，方用栝楼薤白半夏汤（《金匮要略》）加味。方以栝楼、薤白化痰通阳，行气止痛；半夏理气化痰。常加枳实、陈皮行气滞，破痰结；加石菖蒲化浊开窍；加桂枝温阳化气通脉；加干姜、细辛温阳化饮，散寒止痛。全方加味后共奏通阳化饮、泄浊化痰、散结止痛之效。

（6）据兼证化裁：若患者痰黏稠、色黄、大便干、苔黄腻、脉滑数，为痰浊郁而化热之象，用黄连温胆汤（《六因条辨》）清热化痰，因痰阻气机，可引起气滞血瘀，另外，痰热与瘀血往往互结为患，故要考虑到血脉滞涩的可能，常配伍郁金、川芎理气活血，化瘀通脉。若痰浊闭塞心脉，卒然剧痛，可用苏合香丸（《太平惠民和剂局方》）芳香温通止痛；因痰热闭塞心脉者，用猴枣散（《药物出产辨》）清热化痰、开窍镇惊止痛。

4.瘀血痹阻证

（1）抓主症：心胸疼痛剧烈，如刺如绞，甚则心痛彻背，背痛彻心或痛引肩背。

（2）察次症：痛有定处，有胸闷，日久不愈，可因暴怒而加重。

（3）审舌脉：舌质暗红或紫暗，有瘀斑，舌下瘀筋，苔薄，脉涩或结、代、促。

（4）择治法：活血化瘀，通脉止痛。

（5）选用方药思路：本证因久病体虚，思虑劳心过度或痰湿内阻或失血过多等，使脉不充盈，心之阳气不足，无力推动血液运行，血行瘀滞，胸阳痹阻，心脉不畅而发，方用血府逐瘀汤（《医林改错》）。方以桃仁、红花、川芎、赤芍、牛膝活血祛瘀而通血脉；柴胡、桔梗、枳壳、甘草调气疏肝；当归、生地补血调肝，活血而不耗血，理气而不伤阴。

(6)据兼证化裁：兼寒者，可加细辛、桂枝等温通散寒之品；兼气滞者，可加沉香、檀香辛香理气止痛之品；兼气虚者，加黄芪、党参、白术等补中益气之品。若瘀血痹阻重症，表现胸痛剧烈，可加乳香、没药、郁金、延胡索、降香、丹参等加强活血理气止痛的作用。

5.心气不足证

(1)抓主症：心胸阵阵隐痛，胸闷气短，动则益甚，心中动悸。

(2)察次症：倦怠乏力，神疲懒言，面色㿠白或易出汗。

(3)审舌脉：舌质淡红，舌体胖且边有齿痕，苔薄白，脉细缓或结、代。

(4)择治法：补养心气，鼓动心脉。

(5)选用方药思路：本证因年老体虚，肾气、肾阳虚衰，不能鼓动五脏之阳，引起心气不足，血脉失于气之鼓动，导致气血运行滞涩不畅而发，方用保元汤(《博爱心监》)。方以人参、黄芪大补元气，扶助心气；甘草炙用，甘温益气，通经利脉，行血气；肉桂辛热补阳，温通血脉或以桂枝易肉桂，有通阳、行瘀之功；生姜温中。可加丹参或当归，养血活血。

(6)据兼证化裁：若兼见心悸气短、头昏乏力、胸闷隐痛、口干咽干、心烦失眠、舌红或有齿痕者，为气阴两虚，可用养心汤(《仁斋直指》)养心宁神，方中当归、生地黄、熟地黄、麦冬滋阴补血；人参、五味子、炙甘草补益心气；酸枣仁、柏子仁、茯神养心安神。

6.心阴亏损证

(1)抓主症：心胸疼痛时作或灼痛或隐痛，心悸怔忡。

(2)察次症：五心烦热，口燥咽干，潮热盗汗。

(3)审舌脉：舌红少津，苔薄或剥，脉细数或结、代。

(4)择治法：滋阴清热，养心安神。

(5)选用方药思路：本证因肾阴亏虚，不能滋养五脏之阴，阴亏则火旺，灼津为痰，痰热上犯于心，心脉痹阻而发，方用天王补心丹(《世医得效方》)。方以生地黄、玄参、天冬、麦冬、丹参、当归滋阴养血而泻虚火；人参、茯苓、柏子仁、酸枣仁、五味子、远志补心气，养心神；朱砂重镇安神；桔梗载药上行，直达病所为引。

(6)据兼证化裁：若阴不敛阳，虚火内扰心神，心烦不寐，舌尖红少津者，可用酸枣仁汤(《金匮要略》)清热除烦安神；如不效者，再予黄连阿胶汤滋阴清火、宁心安神。若阴虚导致阴阳气血失和，心悸、怔忡症状明显，脉结代者，用炙甘草汤(《伤寒论》)，方中重用生地黄，配以阿胶、麦冬、麻仁滋阴补血，以养心阴；人参、大枣补气益胃，资脉之本源；桂枝、生姜以行心阳。诸药同用，使阴血得充，阴阳调和，心脉通畅。若心肾阴虚，兼见头晕、耳鸣、口干、烦热、心悸不宁、腰膝酸软，用左归饮补益肾阴或河车大造丸滋肾养阴清热。若阴虚阳亢，风阳上扰，加珍珠母、磁石、石决明等重镇潜阳之品或用羚羊钩藤汤加减。如心肾真阴欲竭，当用大剂量西洋参、鲜生地黄、石斛、麦冬、山萸肉等急救真阴，并佐用生牡蛎、乌梅肉、五味子、甘草等酸甘化阴且敛其阴。

7.心阳不振证

(1)抓主症：胸闷或心痛较著，气短，心悸怔忡。

(2)察次症：自汗，动则更甚，神倦怯寒，面色㿠白，四肢欠温或肿胀。

(3)审舌脉：舌质淡胖，苔白腻，脉沉细迟。

(4)择治法：补益阳气，温振心阳。

(5)选用方药思路：本证因年老、体虚、久病，脾肾阳气亏虚，不能鼓动五脏之阳，引起心阳不振，血脉失于阳之温煦、气之鼓动，导致气血运行滞涩不畅而发，方用参附汤(《正体类要》)合桂枝甘草汤(《伤寒论》)。方中人参、附子大补元气、温补真阳；桂枝、甘草温阳化气、振奋心阳，两方共奏补益阳气，温振心阳之功。

(6)据兼证化裁：若阳虚寒凝心脉，心痛较剧者，可酌加鹿角片、蜀椒、吴茱萸、荜拨、高良姜、细辛、川乌、赤石脂。若阳虚寒凝而兼气滞血瘀者，可选用薤白、沉香、降香、檀香、焦延胡索、乳香、没药等偏于温性的理气活血药物。

(二)中成药选用

1.血塞通分散片

药物组成：五加科人参属植物三七提取的有效部位三七总苷，主要为人参皂苷 Rg_1、人参皂苷 Rb_1、三七皂苷 R_1。

功能作用：活血祛瘀，通脉活络，抑制血小板聚集和增加脑血流量。用于脑络瘀阻，中风偏瘫，心脉瘀阻，胸痹心痛；脑血管后遗症、冠心病、心绞痛属上述证候者。

用法用量：口服：1 次 50～100mg(1～2 片)，3 次/d。

2.救心丸

药物组成：人参茎叶总皂苷、牛胆膏粉、麝香、珍珠、牛黄、冰片、蟾酥、三七膏粉。

功能作用：益气活血，化痰通络。用于痰浊瘀血阻心脉而致的胸心痛、胸闷、短气、心悸、怔忡等。

用法用量：舌下含服或口服，1 次 1～2 粒，2 次/d。

3.灯盏生脉胶囊

药物组成：灯盏细辛、人参、五味子、麦冬。

功能作用：益气养阴，活血健脑。用于气阴两虚，瘀阻脑络引起的胸痹心痛、中风后遗症以及手足麻木、冠心病心绞痛、缺血性心脑血管疾病、高脂血症。

用法用量：口服，1 次 2 粒，3 次/d，饭后 30min 服用。2 个月为 1 个疗程，2 个疗程可连续。巩固疗效或预防复发，1 次 1 粒，3 次/d。

4.复方丹参片

药物组成：丹参、三七、冰片。

功能作用：活血化瘀，理气止痛。用于气滞血瘀所致的胸痹及冠心病心绞痛，症见胸闷、心前区刺痛。

用法用量：口服，1 次 3 片，3 次/d。

5.补心气口服液

药物组成：黄芪、人参、石菖蒲、薤白。

功能作用：补益心气，理气止痛。用于气短、心悸、乏力、头晕等心气虚损型胸痹心痛。

用法用量：口服，1 次 10mL，3 次/d。

6.冠心苏合丸

药物组成：苏合香、冰片、乳香、檀香、土木香。辅料为蜂蜜。

功能作用：理气宽胸，止痛。用于心绞痛，胸闷憋气。

用法用量：嚼碎服。1 次 1 丸，1～3 次/d。

7.香菊活血丸

药物组成：沉香、丁香、菊花、肉豆蔻、木香、白芸香、珍珠、广枣、马钱子。

功能作用：行气活血，化浊止痛。用于气滞血瘀，湿浊阻络所致胸痹心痛；冠心病、心绞痛见上述证候者。

用法用量：嚼服，1 次 1 丸，1 次/d；清晨空腹服用；儿童减半或遵医嘱。

（三）单方验方

（1）三七磨成粉，生粉服用，早晚各服 1 次，每次 2～4g，温开水送服。可用于瘀血痹阻型胸痹心痛。

（2）补中益气汤：黄芪 15g，白术 10g，党参 15g，当归 6g，陈皮 6g，柴胡 5g，升麻 5g，炙甘草 5g。升阳补中，可用于气虚血瘀型胸痹心痛。

（3）化浊祛湿通心方：藿香 12g，苏梗 12g，厚朴 12g，杏仁 9g，白蔻仁 5g，石菖蒲 10g，郁金 12g。可用于湿浊痹阻之胸痹心痛。

（4）附子 3～6g，党参 15～30g，石菖蒲 10～15g，蒲黄 10～15g，生地黄 15～30g，酸枣仁 15～30g，炙甘草 3～6g。本方有温阳化瘀、补心安神作用，可用于阳气虚衰型胸痹心痛。

（5）三棱、莪术粉各 1g，温开水送服，2～3 次/d。可用于气滞血瘀型胸痹心痛。

(四)中医特色技术

1.冬病夏治穴位贴敷

方药组成:丹参 20g,延胡索 20g,薤白 20g,栝楼 20g,黄芪 30g,川芎 15g,檀香 15g,党参 15g,五味子 10g,炙甘草 10g,冰片 5g。

取穴:膻中、虚里、内关、三阴交。

功效:宽胸止痛,益气化瘀。

组方分析:方中重用黄芪和丹参,以其为君药,黄芪可发挥补气益血之效,丹参可发挥活血化瘀之效,两者联用,可起到显著的益气化瘀作用。党参可发挥明显的益气强心功效,可使机体心气得以大补,从而促使机体血脉能够保持畅通。川芎可发挥行气活血祛瘀之功效;延胡索可发挥行气活血之效,同时兼备止痛之功;此 2 味药可和党参起到协同作用,从而使得补气不留滞,行气却不伤正气,共同达到益气化瘀的目的。薤白可理气宽胸,栝楼可化痰散结,此 2 味中药联用,可对胸痹起到有效的治疗作用。上述 5 味中药均为臣药。檀香可发挥行气温中止痛之功效,五味子可发挥益气敛气之功效,冰片可发挥通窍止痛之功效,此 3 味中药为佐药。甘草可发挥止痛之效,同时可对上述诸药进行调和,为使药。上述药物联合应用,可发挥宽胸止痛,益气化瘀之效。同时取穴膻中、虚里、内关、三阴交,穴药配合,互为协调,使得药物的作用得到有效发挥,达到理想的治疗效果。

2.耳穴治疗

主穴:心、小肠、心血管系统皮质下、交感。

配穴:肝、心脏点。

方义:心主血脉,刺激心区改善心肌缺血,调整心肌功能;心与肠相表里,取小肠有利于循环功能改善;取交感、心血管系统皮质下以调节血量;心脏点于心律失常时取之,以调节心律及心率。

3.中药足浴

中药熏蒸是中医重要的外治法之一,将其应用于足疗中,能借助水蒸气扩张足部的毛细血管,使中药的有效成分充分地通过毛细血管循环至全身经络,再循经络运行到五脏六腑,从而达到内病外治,上病下治的作用。

处方:丹参、赤芍、生地黄各 12g,广郁金、当归各 10g,川芎、红花各 9g。气短乏力加党参、黄芪。心神不宁,失眠多梦,加柏子仁、酸枣仁、磁石、生龙骨。形寒肢冷加桂枝、淫羊藿。

治法:1 剂/d,水煎,先熏后泡脚,至头部(或周身)微汗,每次 30min,再按摩足底部 5~10min。1 次/d。

功效:活血通脉,养心安神。

(罗　愚)

第三节 眩晕

一、定义

眩晕是目眩与头晕的总称。目眩以眼花或眼前发黑、视物模糊为特征，头晕以感觉自身或外界景物旋转、站立不稳为特征。两者常同时并见，故统称眩晕。外感、内伤均可发生眩晕。

二、病因病机

（一）病因

1.外感风邪

风性善动，主升发向上，风邪外袭，上扰头目，故致眩晕。

2.七情内伤

忧郁太过，肝失条达，肝郁化火或恼怒伤肝，肝阳上亢，上扰清窍，发为眩晕；忧思太过，伤及脾胃，气血生化乏源，清窍失养或惊恐伤肾，肾精亏虚，髓海失养，亦可发为眩晕。

3.饮食不节

膏粱厚味、饥饱无度、过食生冷，均可损伤脾胃，脾失健运，水湿内停，聚而成痰，痰饮水湿上犯清窍或饮食不节，脾胃日虚，气血生化乏源，清窍失养则可发为眩晕。

4.劳倦过度

劳倦伤脾、气血不足或房事不节、肾精亏虚，均可导致清窍失养而发为眩晕。

5.年迈体衰

年迈体衰，肾之精气不足，脾气不充，气血生化不旺，清窍失养则可发为眩晕。

6.久病失血

大病、久病均可伤及气血阴阳，致脑髓失养发为眩晕；失血日久，气血亏虚，无以上充脑髓，易致眩晕。

7.跌仆坠损

头颅外伤，瘀血停留，脑脉阻滞，发为眩晕。

此外凡外感六淫、内伤七情、饮食不节、劳欲过度、大病之后，亦均可诱发或加重本病。

（二）病机

1.发病

由外感风邪、情志郁勃、饮食不节、跌仆坠损所致之眩晕，一般呈急骤发作；而老年气衰、久病或失血、不寐、癫痫所致之眩晕，多为缓慢发生，但可呈阵发性加剧。

2.病位

眩晕病位在脑，但与心、肝、脾、肾密切相关，其中又以肝为主。

3.病性

气血不足，肝肾阴虚为病之本，风、火、痰、瘀为病之标。临床见症往往标本兼见，虚实交错。

4.病势

总的趋势是病初以风、火、痰、瘀实证为主，久则伤肝及脾及肾，最终可致肝脾肾俱虚。

5.病机转化

眩晕以本虚标实为主。早期一般标实证候多，如肝阳上亢、痰浊中阻、瘀血内阻、外感风邪等；中期由于肾水不足，肝阳上亢，尤其年迈精衰者，往往转化为肾精亏虚证或气血不足之证，病机复杂，病情较重，且常易发生变证、坏证。

三、辨病

依据国家中医药管理局发布的中医药行业标准——《中医病证诊断疗效标准》进行辨病。

(1)头晕目眩，视物旋转，轻者闭目即止，重者如坐车船，甚则仆倒。

(2)可伴恶心呕吐，眼球震颤，耳鸣耳聋，汗出，面色苍白等。

(3)慢性起病逐渐加重或急性起病或反复发作。

(4)测血压，查血色素、红细胞计数及心电图、电测听、脑干诱发电位、眼震电图及颈椎X线摄片、经颅多普勒超声等有助明确诊断。有条件者可做CT、磁共振检查。

四、类病辨别

1.中风

中风是以卒然昏仆、不省人事、口舌㖞斜、语言謇涩、半身不遂等为主症的一种疾病或以不经昏仆而仅㖞僻不遂为特征。而眩晕除昏仆与中风相似外，无昏迷及㖞僻不遂等症，与中风迥然不同。但中年以上患者，肝阳上亢之眩晕，极易化为肝风，成为中风之先兆，演变为中风病。

2.头痛

眩晕和头痛均可单独出现，亦可同时互见，二者对比，头痛病因有外感、内伤2个方面，眩晕则以内伤为主。在辨证方面头痛偏于实证者多，而眩晕则以虚证为主。在主症方面头痛以痛为主，眩晕以晕为主，如头晕伴有头痛，亦可参考头痛辨证论治。

3.厥病

厥病以突然昏仆，不省人事或伴有四肢逆冷为主，患者一般短时内逐渐苏醒，醒后无偏瘫等后遗症，但亦有一厥不复而死亡者。眩晕则以头晕目眩，甚则如坐舟车，站立不稳，晕眩欲仆或晕旋仆倒现象，与厥病十分相似，但无昏迷及不醒人事的表现，患者始终神志清醒，与厥病有异。

五、辨证论治

（一）辨证要点

1.证候特征

以头晕与目眩为主要证候。可突然起病，也有逐渐加重者；可时发时止，发则目眩，甚则眼前发黑，外界景物旋转颠倒不定或自觉头身动摇，如坐车船，站立不稳，眩晕欲仆或晕眩倒地。

2.辨病性

凡急性起病，伴有恶寒发热、鼻塞流涕或咳嗽或咽喉红肿或头身如裹脉浮等表证者，属外感眩晕，病性属实证。而本病证以内伤者居多，内伤眩晕病性多为本虚标实、虚实夹杂之证。若由情志郁勃引起眩晕、面红目赤、口苦者，属肝阳上亢；若由饮食不节引起头晕、腹胀、头重如蒙、时吐痰涎、苔白腻者，病属痰浊；若眩晕伴有遗精滑泄、耳鸣脱发、腰脊酸软者，病性属肾虚；眩晕伴有面色黧黑，口唇色黯，舌质有瘀斑、瘀点者，属血瘀；若面色皖白，神疲气短，劳累后眩晕加剧，舌质胖嫩、边有齿痕者，属气血两虚。

（二）治疗原则

眩晕一证多为虚实夹杂，本虚标实之证，故治疗大法为补虚泻实，调整阴阳气血。阳亢者予镇潜息风；痰湿者予燥湿祛痰；痰火者予清热化痰；瘀血者予活血化瘀通络；气血虚者应益气补血，健脾养胃，助生化之源；肾精不足者应补肾填精；对由失血引起的晕眩，应首先治疗失血。

（三）分证论治

1.肝阳

主症：眩晕、头胀痛，怒则增剧，可伴耳鸣、面红、烦躁、口干苦、舌红、苔黄，脉弦数。

治法：平肝潜阳。

处方：天麻钩藤饮加减。

天麻12g，钩藤15～30g，石决明15～30g，栀子10g，黄芩10g，怀牛膝15g，杜仲10g，夜交藤30g，白芍15g，生地30g，甘草5g。

阐述：本方适用于肝阳上亢并夹肝火上冲之证。若头胀痛甚者，方中怀牛膝加至30g，再加夏枯草30g，反佐川芎3g；便秘者加芦荟3g（轧细吞服）；呕吐痰涎者，去白芍、甘草，加旋覆花、胆星各10g，鲜竹沥100mL(兑服)。

若肝肾阴亏较著，其人眩晕耳鸣，腰膝酸软，四肢麻木，肌肉瞤动者，改用叶天士“潜阳息风法”，药用：熟地24g，龟甲12g，生牡蛎12g，灵磁石12g，山萸肉6g，山药12g，茯神9g，怀牛膝9g，五味子4.5g，青盐2.4g，或加服二至丸。

若肝阳上亢太过，而夹冲气、胃气上逆，脉象弦长有力或上盛下虚，其人眩晕益甚，时常嗳气或肢体渐觉不利者，改用镇肝息风汤，以防中风。

2.痰浊

主症：眩晕，头重如蒙，伴胸闷呕恶或心悸怔忡。苔白厚或浊腻，脉濡滑。

治法：化痰降浊。

处方：半夏白术天麻汤加减。

法夏15g，白术12g，天麻12g，陈皮10g，茯苓15g，泽泻30g，枳壳10g，白芥子10g，生姜10g。

阐述：若呕恶较频或呕吐者，本方加旋覆花10g、赭石30g，生姜改用生姜汁；口苦者，加柴胡、黄芩各10g；口甜者，加佩兰、藿香各15g；口咸者，白术、茯苓各增至30g，加干姜10g；心悸怔忡者，加桂枝12g、甘草3g；耳有闭塞感者，加石菖蒲、远志、郁金各10g；纳差，乏力者，加党参、黄芪各15g，甘草3g。

若脾失转输不利，水湿停聚，舌苔水滑或白厚如霜雪者，改用五苓散(重用桂枝15～30g通阳化气)。

若肾阳虚衰，水气上泛，其人眩晕，畏寒，心下悸，身瞤动，振颤欲倒者，改用真武汤。

若痰郁日久，化热而上扰，伴有虚烦不寐，惊悸，口苦吐涎，舌苔黄腻，脉弦滑者，改用黄连温胆汤加冬桑叶、杭菊花、白蒺藜、黄芩。

3.气虚

主症：眩晕，头倾喜卧，站立加重，劳累易发，伴少气乏力、倦怠懒言、舌淡，脉弱。

治法：补气升清。

处方：补中益气汤加减。

黄芪30g，党参15g，白术15g，甘草6g，陈皮10g，茯苓15g，法夏12g，升麻6g，柴胡6g。

阐述：若畏寒、便溏者，加桂枝、干姜各6～10g；腰脊酸痛者，加巴戟、续断各12g。服本方数剂，无显效者，加红参10g(另炖)、仙鹤草100g(煮汤代水煎药)或改用益气聪明汤。

若气血两虚、面色无华，唇舌淡白，心悸神疲者，改用归脾汤。服数剂，无显效者，重加熟地60～90g。

若眩晕因于失血者，须明察其出血原因及全身症状，谨守病机，按法治之。若系急证，一般可遵循“有形之血不能速生，无形之气所当急固”的原则，急用大剂当归补血汤加红参、三七；若因失血日久，而致血虚，其人“风动而眩，火动而晕”者，唐宗海主以四物汤酌加玄参、枸杞、肉苁蓉、玉竹、天麻、细辛、知母、黄柏、山茱萸、牛膝等（《血证论》），可供参考。

4.肾虚

主症：眩晕经久不愈、精神萎靡、腰膝酸软，可伴面色㿠白或黧黑、耳鸣、遗精、阳痿。舌淡嫩，尺脉细弱。

治法：益肾填精。

处方：河车大造丸加味。

紫河车粉10g（分次冲服），红参10g，熟地30g，杜仲15g，天冬15g，龟甲12g，黄柏6g，麦冬12g，茯苓10g，怀牛膝12g，山萸肉15g，菟丝子15g。

阐述：若遗精较频，可配服金锁固精丸。若偏于肾阴虚，伴有夜热、咽干、发落、便秘、舌红少津、脉细数者，改用杞菊地黄汤加草决明、肉苁蓉、生首乌、桑葚等；偏于肾阳虚，伴有怯寒、足冷、脐腹拘急、舌淡、脉沉弱者，改用金匮肾气丸加鹿角胶、巴戟、仙茅、仙灵脾等。

此外，尚有瘀血阻络、脑失所养而致的眩晕，审其唇舌紫黯、舌有瘀斑或瘀点、脉带涩象者，宜化瘀通络，可用血府逐瘀汤；气虚血瘀者，可用补阳还五汤。

（罗　愚）

第四节　不寐

一、定义

不寐是指外邪扰动或正虚失养，导致神不安舍，临床以经常性不能获得正常睡眠为特征的一种病证。

二、病因病机

人的寤寐，由心神控制，而营卫阴阳的正常运行是保证心神调节寤寐的基础。《灵枢·营卫生会》云：“阴阳相贯，如环无端……营卫之行不失其常，故昼精而夜瞑。”凡影响营卫气血阴阳的正常运行，使神不安舍，都会成为不寐的病因病机。

（一）病因

1.感受外邪

《灵枢·邪客》云：“邪气之客人也或令人目不瞑，不卧出。”外邪中以火热为直接原因较多，其他如阴寒、水湿、风寒等多是形成不寐的间接原因。

2.情志失常

喜怒忧思悲恐惊等情志过极是不寐常见的直接病因，而思虑劳倦是长期不寐的重要原因。

3.饮食不节

暴饮暴食是不寐的原发病因。《素问·逆调论》中云："阳明者胃脉也……胃不和则卧不安。"有些饮料如酒、咖啡、浓茶也是造成不寐的直接原因，长期嗜食肥甘厚味亦可成为不寐的间接原因。

4.体虚不足

或因禀赋不足，心胆虚怯或因年老体衰，阴阳亏虚。如明代《证治准绳·杂病·不得卧》中云："年高人，阳衰不寐。"

5.久病之人

不寐常继发于各种疾病过程中或疾病之后。病久或因耗伤正气而致体虚不足或因痰火内扰，致心神失舍而不寐。

（二）病机

1.发病

凡因外感火热之邪或饮浓茶或大喜大悲大惊大恐等因素直接影响心神者，发病多较急；凡因体虚不足或他病之后等以内伤为主者，发病一般较缓。

2.病位

本病病位在心，总因心神失舍而成，但与肝（胆）、脾（胃）、肾有关。

3.病性

总属营卫失和，阴阳不交，心神失守，虚多实少之证。因饮食、火热、痰饮所致者为实，但实中有虚；因气血阴阳亏虚，心神失养或阴虚火扰所致者为虚，但时有虚中夹实。

4.病势

本病为心不藏神，神不安其宅，其病势总是由外向内，由其他脏腑向心主发展。

5.病机转化

本病的根本病机在于外邪侵袭、饮食不节、情志所伤、体虚劳倦等因素所致，造成脏腑功能失调，产生火（实火、虚火）、湿、痰等病邪及气、血、阴阳亏虚，互相联系，相互转化，最终形成邪气扰动心神或心神失其濡养温煦，致使神不安宅而成为不寐。

三、辨病

依据国家中医药管理局发布的中医药行业标准——《中医病证诊断疗效标准》

进行辨病。

(1)轻者入寐困难或寐而易醒,醒后不寐,重者彻夜难眠。

(2)常伴有头痛、头昏、心悸、健忘、多梦等症。

(3)经各系统和实验室检查未发现异常。

四、类病辨别

喘息不得卧

《伤寒论・辨少阴病脉证并治》中谓"少阴病,得之二三日以上,心中烦,不得卧"中的"不得卧",是指烦躁不眠,辗转反侧的病证。《素问・评热病论》中谓"诸水病者,故不得卧,卧则惊,惊则咳甚也"、《金匮要略・痰饮咳嗽病脉证治》中谓"咳逆倚息不得卧"、《金匮要略・胸痹心痛短气病脉证治》中谓"胸痹不得卧"等虽病不同,抑或出现不寐,但所指的"不得卧",均是因其病出现气息不匀,呼吸困难,不能平卧的现象,与不寐的"不得卧"有别。

五、辨证论证

(一)治疗原则

本病重在阴阳平衡,脏腑调和,气血健运,以"补不足,泻有余,调虚实"为原则。灵活运用安神定志、补益心脾、滋阴降火、育阴潜阳、交通心肾、疏肝解郁、活血化瘀、化痰清心、安魂定惊等法。

(二)分证论治

1.肝火扰心证

证候:突发失眠,性情急躁易怒,不易入睡或入睡后多梦惊醒,胸胁胀闷,善太息,口苦咽干,头晕头胀,目赤易怒,便秘溲赤,舌质红苔黄,脉弦数。

治法:疏肝泻火。

方药:方选丹栀逍遥散。药用:当归 15g,炒白芍 15g,茯神 20g,炒山栀 10g,白术 15g,醋柴胡 10g,牡丹皮 10g,炙甘草 6g。

加减:心火重者,加炒黄连;肝火甚者,加夏枯草、石决明、珍珠母;阴虚重者,加生地、首乌藤、炒乌梅;多梦易惊者,加合欢皮(花)、龙骨;溲赤涩痛者,加灯芯草。

中成药:加味逍遥散,龙胆泻肝丸。

2.痰热扰心证

证候:失眠时作,噩梦纷纭,易惊易醒,头目昏沉,脘腹痞闷,口苦心烦,饮食少思,口黏痰多,舌质红苔黄腻或滑腻,脉滑数。

治法:清化痰热。

方药：方选黄连温胆汤。药用：炒黄连10g，法半夏20g，广化红15g，生姜10g，炒枳实15g，茯神20g，竹茹10g。

加减：痰热重者，加胆南星、竹沥；阴虚重者，加生地、首乌藤、炒乌梅；多梦易惊者，加炙远志、合欢皮（花）、龙骨。

中成药：复方鲜竹沥液、天黄猴枣散。

3.胃气失和证

证候：失眠多发生在饮食后，脘腹痞闷，食滞不化，嗳腐酸臭，大便臭秽，纳呆食少，舌质红苔厚腻，脉弦或滑数。

治法：和胃降逆。

方药：方选保和丸合平胃散。药用：炒山楂15g，炒神曲15g，法半夏15g，茯神20g，陈皮15g，连翘10g，莱菔子15g，炒苍术15g，炒厚朴10g。

加减：脾胃虚甚者，加炒麦芽、炒稻芽；逆气甚者，加焦槟榔、沉香；胃阴虚者，加生地、炒乌梅。

中成药：保济丸、大山楂丸、健胃消食片、香果健消片。

4.瘀血内阻证

证候：失眠日久，烦躁不宁，胸不任物，胸任重物，夜多惊梦，夜不能睡，夜寐不安，面色青黄或面部色斑，胸痛、头痛日久不愈，痛如针刺而有定处，或呃逆日久不止或饮水即呛，干呕或内热瞀闷或心悸怔忡或急躁善怒或入暮潮热，舌质黯红、舌面有瘀点，唇暗或两目黯黑，脉涩或弦紧。

治法：活血化瘀。

方药：方选血府逐瘀汤。药用：当归15g，生地20g，桃仁10g，红花10g，炒枳壳15g，赤芍15g，益母草15g，炒柴胡10g，桔梗10g，川芎10g，川牛膝10g，甘草6g。

加减：瘀血重者，加水蛭、地龙；气滞血瘀重者，加郁金、制香附；多梦易惊者，加合欢皮（花）、龙骨；疼痛不宁者，加炙延胡索。

中成药：血府逐瘀口服液（胶囊）。

5.心脾两虚证

证候：不易入睡，睡而不实，多眠易醒，醒后难以复寐，心悸健忘，神疲乏力，四肢倦怠，纳谷不香，面色萎黄，口淡无味，腹胀便溏，舌质淡苔白，脉细弱。

治法：补益心脾。

方药：方选归脾汤。药用：人参15g，白术15g，当归15g，茯神20g，炙黄芪20g，龙眼肉15g，炙远志30g，炒枣仁15g，木香5g，炙甘草6g。

加减：心阴虚甚者，加淮小麦、龙骨；心阳虚甚者，加桂枝、煅龙骨；脾气虚甚者，加炒麦芽、炒稻芽；脾阴虚甚者，加生地、炒乌梅。

中成药:归脾丸。

6.心胆气虚证

证候:心悸胆怯,不易入睡,寐后易惊,遇事善惊,气短倦怠,自汗乏力,舌质淡苔白,脉弦细。

治法:益气镇惊。

方药:方选安神定志丸合酸枣仁汤加减。药用:人参 15g,生龙齿 30g,茯神 30g,石菖蒲 20g,炙远志 30g,川芎 10g,合欢皮 30g,知母 15g,夜交藤 20g,炒枣仁 15g。

加减:心阴虚者,加淮小麦、生地、炒乌梅;惊心甚者,加朱砂、琥珀末、珍珠母。

中成药:安神定志丸、复方酸枣仁口服药。

7.心肾不交证

证候:夜难入寐,甚则彻夜不眠,心中烦乱,头晕耳鸣,潮热多汗,男子梦遗阳痿,女子月经不调,健忘,口舌生疮,大便干结,舌尖红少苔,脉细。

治法:交通心肾。

方药:方选交泰丸和六味地黄丸。药用:炒黄连 10g,生地 15g,熟地 15g,山茱萸 15g,淮山药 15g,牡丹皮 10g,茯神 30g,肉桂 3g。

加减:肾阴虚甚者,加二至丸、知母、焦柏;虚火甚者,加怀牛膝;手足不温者,加吴茱萸;耳鸣者,加磁石、五味子。

中成药:六味地黄丸、知柏地黄丸、麦味地黄丸。

(三)其他疗法

1.针灸

体针主穴:神门、内关、百会、四神聪。肝火扰心者,加太冲、行间、风池;痰热扰心者,加太冲、丰隆;胃气失和者,加足三里、中脘、天枢、瘀血内阻者,加肝俞、膈俞、血海;心脾两虚者,加心俞、脾俞、三阴交;心胆气虚者,加心俞、胆俞;心肾不交者,加太溪、心俞、肾俞。

操作:用平补平泻法。

2.耳针取穴

主穴取神门、心、脾、肾、皮质下;配穴取枕、交感、内分泌、神经衰弱点。主穴、配穴合用,随证加减。

3.穴位贴敷

用夜交藤 15g,白芷 12g,败酱草 10g 等。将上药粉碎,加入辅料,制成丸状。夜晚睡前贴敷于太阳穴、神门、涌泉穴。

4.单验方

(1)炒酸枣仁 10g,麦冬 10g,远志 3g。睡前煎服。

(2)菖蒲郁金散:石菖蒲、郁金、枳实、沉香、炒酸枣仁各 6g,朱砂、琥珀各 2g。共研细末,姜汁调匀敷脐,1 换/d。

(3)珍丹硫黄散:珍珠粉、丹参粉、硫黄粉各等份混匀,填于肚脐中,1 换/d。

(4)鲜冬青叶 30g,鲜侧柏叶 30g。每晚睡前煎服。

(5)吴茱萸 9g 研细末,米醋适量调糊,敷于足心涌泉穴,1 换/d。

(6)川椒 8～10 粒睡前开水泡服,1 换/d。

(7)桂圆肉 10g,紫灵芝 15g。每日煎服。

5.食疗方

(1)酸枣仁 15g,水煎去渣,加鲜百合 50g 煮烂,睡前服。

(2)核桃仁 30g,黑芝麻 30g,共研细末,糊为丸,每丸 3g,2 次/d 服 1 丸。

(3)芹菜根 60g,水煎睡前服。

(罗　愚)

第五节　痴呆

一、定义

痴呆属于西医学的阿尔茨海默型痴呆(AD),是指老年人由于脑功能障碍而产生的获得性和持续性智能障碍综合征。流行病学显示:痴呆的发病率和患病率随年龄增高而增加,其患病率在 60 岁以上人群中为 1%,而在 85 岁以上人群中为 40%以上,本病占全部痴呆的 50%左右。据不完全统计,我国目前老年性痴呆患者有 500 万左右。国外统计,本病占老年人疾病的 2%～4%。老年痴呆症已被认为是引起老年人致残的三大疾病之一。

痴呆在中医学中称为“痴呆”“善忘”“郁证”“癫狂”等。

二、病因病机

痴呆是一种全身性疾病,病位在脑,与心肝脾肾密切相关,病因以内因为主,其发病由于七情内伤,久病耗损,年迈体虚,而致气血不足,肾精亏耗,痰瘀互结,脑髓失养。其主要病机为气血精津亏虚、脑髓失养或痰浊瘀血蒙蔽清窍。其为本虚标实之证。

(一)脑髓空虚

肾藏精,主骨生髓,本病多因人至老年,脏腑功能衰退或肝肾亏损或心脾不足,气血虚弱,精血衰少致脑髓空虚或将息失宜,烦劳过度或大病久病,邪热久羁,耗气伤精，津液消脱，脑髓渐消，神机失用，神明错乱，痴呆乃生，产生健忘、呆傻、愚笨等症。由于肾主骨生髓，肝藏血生精，肝肾二脏之虚是本病发生的根本。

（二）七情内伤

情志是脏腑功能活动的外在表现，神志是脏腑功能活动的主宰。《景岳全书·杂证谟》曰："痴呆症凡平素无疾，而或以郁结或以不遂或以思虑或以疑惑或以惊恐而渐致痴呆。……此其逆气在心或肝胆二经，气有不清而然。"老年人或大怖惊恐、志意懦怯，或久思积虑、疑惑敏感，或郁怒愤恚、隐屈难言，皆能损伤心脾肝胆，导致五脏功能失调，气滞血瘀，脏腑化生的气血不能正常充养于脑，从而出现一系列智能障碍的临床表现。

（三）痰瘀阻窍

痰、瘀为脏腑气血失和之病理性产物。脾为后天之本，禀五谷之气。老年人若脾阳虚衰，中气不足，运化失司，则痰浊内停或肾阳虚衰，蒸化无权，聚液为痰或肾阴不足，虚火内炽，灼伤津液，炼液为痰或情志不畅，恼怒伤肝，气郁化火，灼液成痰。痰浊或痰火上扰，蒙闭清窍而发为痴呆。

总之，本病的病因病机涉及心、肝、脾、肾多脏器，其病理特点多为本虚标实、虚实夹杂。虚则肾精不足、肝肾阴虚、心脾气血虚，使气血不能濡养脑髓清窍，髓海失充而发病；实则情志不畅、气滞血瘀、痰阻脉络，使脑气与脏腑之气不得接续而发病。且二者互为因果，恶性循环。

三、辨病

（一）症状

1.痴呆表现

早期症状多种多样，以近事记忆力障碍为最常见的表现，1天前或刚刚发生的事情记不清，而几十年前发生的事情还能记清。随着病情发展逐渐对往事也会遗忘，严重时出现完全性遗忘。其次可以猜疑为最先出现，随着病情发展，精神显著衰退，有心胸狭隘、情绪迟钝、爱闹意见和易发怒、睡眠颠倒的症状。病情进一步发展时，计算能力减退，还可有认知障碍即精细思考发生困难。逐渐发展到对日常生活和常识的理解、判断也发生障碍，如把裤子当衣服穿在脖子上。此阶段也可出现语言障碍、词汇减少、言语单调、喃喃自语或不能叫出物体名称或完全失语等表现。大多数患者还对时间、人物和地点的定向力发生障碍，不认家门，四处游走等。在痴呆晚期还会出现神经功能障碍，如口面部不自主动作、厌食或贪食、大小便沾满身上等。神经系统检查可出现病理征阳性和腱反射亢进。晚期患者完全卧床，生活全靠别人照顾。

2.潜隐起病，缓慢变化

通常难以指明起病的时间，但他人会突然察觉到症状的存在。在进行性发展过程中,可出现一个相对稳定期,可有一段时期不恶化,但不可逆。

(二)体征

在疾病早期无局灶性神经系统损害体征,如肢瘫、感觉丧失、视野缺损及运动协调不良(但这些症状会在疾病晚期出现),神经系统检查可出现病理征阳性和腱反射亢进。

(三)辅助检查

结合 CT、MRI 等辅助检查综合分析,排除可引起痴呆的其他躯体和脑部疾病,如血管性痴呆、脑炎后遗症性痴呆、脑外伤后遗症性痴呆等。

四、类病辨别

AD 必须与锥体外系疾病病变所引起的皮质下痴呆(亨廷顿病、进行性核上性麻痹、帕金森病和肝豆状核变性)、脑血管性痴呆、HIV 脑病、克罗伊茨费尔特雅各布病和其他感染性脑病、代谢、中毒引起的痴呆、脑积水痴呆脑外伤、假性痴呆、脑肿瘤、酶缺乏、夜间睡眠呼吸暂停综合征和多发性硬化等所引起的痴呆进行鉴别。

(一)血管性痴呆

起病较迅速,病史中有反复多次的小卒中发作,多见于 60 岁左右,半数患者有高血压病史。病情呈阶梯样进展,即每发作一次卒中,痴呆症状加重一次。患者情绪易激动,记忆力减退或有头痛、头昏、心悸、食欲缺乏等症状,晚期可出现明显痴呆、粗暴、定向力障碍。检查时可见明显神经系统体征,如偏瘫、肢体麻木、语言障碍等表现,脑 CT 或 MRI 检查可查到脑梗死或脑出血灶。

(二)假性痴呆

大都伴随意识障碍的智慧活动暂时失常,显得“比痴呆还痴呆”。常见于癔症及反应性精神病。这类智能障碍主要由于强烈的精神创伤而产生,因而在大脑的组织结构方面并无任何器质性的损害,病变的性质基本上是功能性的。它们的表现可有“故意做作”的惊异表情;行动似乎幼稚荒谬,但目光仍显机灵,故称为假性痴呆,又称心因性痴呆。

(三)正压性脑积水

痴呆发展较快,颅内压不高,双下肢步态失调、走路不稳,尿失禁,脑 CT 或 MRI 检查可见脑室扩大显著,脑皮质无明显萎缩。

五、治疗

(一)辨证论治

1.辨证要点

(1)辨虚实:本病乃本虚标实之证,临床上以虚实夹杂者多见。辨证时要分清虚实。虚者以神气不足、面色失荣、形体消瘦、言行迟缓为特征,结合舌脉、兼证可分辨气血、肾精亏虚之不同;实者除见记忆、智能减退,反应迟钝外,还可见痰浊、瘀血、风火等邪实引起的相应表现。虚实夹杂者因病程较长,病情顽固,因而需注意病机属性。

(2)辨脏腑:本病病位主要在脑,与心、肝、脾、肾相关。若年老体弱、头晕目眩、记忆力减退、神情呆滞、腰膝酸软、步履艰难,为病在脑、肾;若兼见双目无神、筋惕肉瞤、爪甲无华,为病在脑、肝、肾;若兼见神疲懒言、食少纳呆、流涎、四肢不温、五更泄泻,则病在脑、脾、肾;若兼见心烦多梦、五心烦热,为病在脑、心、肾。

2.治疗原则

虚者补之,实者泻之。开郁逐痰、活血通窍、平肝泻火治其标,补虚扶正、充髓补脑治其本,是其治疗大法。实证当视其气郁、痰浊、血瘀、火热的侧重点,分别予疏肝解郁、化痰开窍、活血化瘀、平肝清火,以冀气行血活、窍开神醒。补虚扶正,充髓补脑,尤重补益脾肾、精血。对脾肾不足、髓海空虚之证,宜培补先天、后天,以冀脑髓得充、化源得滋,可用血肉有情之品以填精补血。另外,移情易性,智力和功能训练与锻炼亦不可轻视。

3.证治分类

1)髓海不足证

症状:表情呆滞,行动迟缓,记忆力减退,词不达意,行为幼稚,忽哭忽笑,懈惰思卧,静默寡言,常伴头晕耳鸣,发稀齿槁,腰膝酸软,步履艰难。舌瘦色淡,苔薄白,脉沉细弱。

证候分析:肾主骨生髓,年高体弱,肾精渐亏,脑髓失充,故神情呆滞,行动迟缓,反应迟钝,记忆力减退;肾开窍于耳,其华在发,肾精不足,故头晕耳鸣,发枯易脱;腰为肾之府,肾主骨,精亏髓少,故腰膝酸软,步履艰难;齿为骨之余,故齿枯早脱;舌瘦色淡,苔薄白,脉沉细弱为精亏之象。

治法:补肾益髓,填精养神。

代表方:七福饮加减。

常用药:熟地滋阴补肾;鹿角胶、龟板胶、阿胶、紫河车、猪骨髓补肾填精;当归养血补肝;人参、白术、炙甘草益气健脾;远志宣窍化痰。

肝肾阴虚,年老智能减退,腰膝酸软,头晕耳鸣者,去人参、白术、紫河车、鹿角胶,加怀牛膝、生地、枸杞子、女贞子、制首乌;兼肾阳亏虚,见面白无华、形寒肢冷、口中流涎、舌淡者,加熟附片、巴戟天、益智仁、仙灵脾、肉苁蓉等;兼言行不一、心烦溲赤、舌红苔少、脉弦细数者,是肾阴不足、水不制火而心火妄亢,可用知柏地黄丸加丹参、莲子心、菖蒲等清心宣窍;舌红苔黄腻者,是为痰热内蕴、干扰心窍,可合用清心滚痰丸。

2)脾肾两虚证

症状:表情呆滞,沉默寡言,记忆力减退,言语含糊,词不达意,伴腰膝酸软,肌肉萎缩，食少纳呆，少气懒言，口涎外溢或四肢不温，五更泄泻，腹痛喜按。舌淡白，舌体胖大，边有齿痕，苔白，脉沉细弱，双尺尤甚。

证候分析：脾虚气血生化乏源，气血不足，神明失养，故神情呆滞，神思恍惚；脾虚无力运化，气虚则少气懒言，神疲乏力；脾主四肢肌肉，脾虚无以濡养，故肌肉萎缩；脾气不足，胃气亦弱，故纳呆食少；脾气亏虚，水湿不化，加之肾虚不固，故五更泄泻；舌体胖大，边有齿痕为脾虚不能运化水湿之象；脉细弱为气虚精亏，脉道失充之象。

治法：补肾健脾，益气生精。

代表方：还少丹加减。

常用药：熟地、枸杞子、山萸肉滋阴补肾；肉苁蓉、巴戟天、小茴香助命火，补肾气；杜仲、怀牛膝、楮实子补益肝肾；茯苓、山药、大枣益气健脾；五味子、远志、石菖蒲宣窍安神。

肌肉萎缩，气短乏力较甚者，加紫河车、阿胶、续断、首乌、黄芪等补气益肾；食少纳呆，头重如裹，时吐痰涎，头晕时作，苔腻者，酌减滋肾之品，加陈皮、半夏、生苡仁、白蔻仁等健脾化湿和胃；纳食减少，脘痞，舌红少苔者，去肉苁蓉、巴戟天、小茴香，加天花粉、玉竹、麦冬、石斛、生谷芽、生麦芽等行气消食，养阴生津；伴腰膝酸软，两颧潮红，潮热盗汗，耳鸣如蝉，舌红苔少，脉弦细数者，为肝肾阴虚，改用知柏地黄丸，佐以潜阳息风之品；脾肾阳虚者，用金匮肾气丸加干姜、黄芪、白豆蔻等。

3）痰浊蒙窍证

症状：表情呆钝，智力衰退，哭笑无常，喃喃自语或终日无语，呆若木鸡，伴见不思饮食，口多涎沫，脘腹胀痛，痞满不适，头重如裹，纳呆呕恶。舌质淡，苔白腻，脉滑。

证候分析：痰浊壅盛，上蒙清窍，脑髓失聪，神机失运，故表情呆钝，智力衰退，呆若木鸡等症；痰浊中阻，中焦气机不畅，脾胃受纳运化失司，故脘腹胀痛，痞满不适，纳呆呕恶；痰阻气机，清阳失展，故头重如裹；口多涎沫，舌苔白腻，脉滑均为痰浊壅盛之象。

治法：豁痰开窍，健脾化浊。

代表方：涤痰汤加减。

常用药：半夏、陈皮、茯苓、枳实、竹茹理气化痰，和胃降逆；制南星去胶结之顽痰；石菖蒲、远志、郁金开窍化浊。

脾虚明显者，加党参、白术、麦芽、砂仁等健脾理气；头重如裹，哭笑无常，喃喃自语，口多涎沫者，重用陈皮、半夏、制南星，并加莱菔子、全栝楼、浙贝母等化痰之品；痰浊化热，干扰清窍，舌红，苔黄腻，脉滑数者，将制南星改为胆南星，并加栝楼、栀子、黄芩、天竺黄、竹沥清热化痰；伴肝郁化火，灼伤肝血心液，症见心烦躁动，言语颠倒，歌笑不休，甚至反喜污秽或喜食炭灰，宜用转呆汤加味；属风痰瘀阻，症见眩晕或头痛，失眠或嗜睡或肢体麻木或肢体无力或僵直，脉弦滑者，可用半夏白术天麻汤。

4)瘀血内阻证

症状：表情迟钝，言语不利，健忘善怒，思维异常，行为古怪，伴肌肤甲错，口干不欲饮，两目晦黯，双目呆视。舌紫暗或见瘀斑瘀点，苔薄白，脉细涩或迟。

证候分析：瘀阻脑络，脑髓失养，神机失用，故见表情迟钝、言语不利、善忘、思维异常、行为古怪等痴呆症状；瘀血内阻，气血运行不利，肌肤失养，故肌肤甲错，面色黧黑，甚至唇甲紫黯，口干不欲饮；舌质黯或瘀斑瘀点，脉细涩均为瘀血之象。

治法：活血化瘀，开窍醒脑。

代表方：通窍活血汤加减。

常用药：麝香芳香开窍，活血散结通络；当归、桃仁、红花、赤芍、川芎、丹参活血化瘀；葱白、生姜合菖蒲、郁金通阳宣窍。

气虚血瘀为主者，宜补阳还五汤加减；气滞血瘀为主者，宜用血府逐瘀汤加减；气血不足，加党参、黄芪、熟地、当归益气补血；久病血瘀化热，肝胃火逆，症见头痛、呕恶等，应加钩藤、菊花、夏枯草、丹皮、栀子、生地、竹茹等清肝和胃。

5)心肝火旺证

症状：健忘颠倒，心烦易怒，口苦目干，头晕头痛，筋惕肉瞤或咽干口燥，口臭口疮，尿赤便干或面红微赤，口气臭秽，烦躁不安甚至狂躁。舌质暗红，苔黄或黄腻，脉弦滑或弦细而数。

证候分析：心肝火旺，扰乱神明，则健忘颠倒；肝阳上亢，则头晕头痛，心烦易怒，口苦目干；尿赤便干、口臭、口疮为热毒内盛之象。

治法：清心平肝，安神定志。

代表方：天麻钩藤饮。

常用药：天麻、钩藤、石决明、龟甲、夜交藤、珍珠粉、川牛膝平肝潜阳；黄芩、黄连、栀子、茯神清心解毒；芦荟、玄参通腑泄热。

口齿不清去玄参，加石菖蒲、郁金；热结便秘加酒大黄、枳实、厚朴通腑泄热；失眠多梦，加莲子心、酸枣仁、合欢皮养心安神；痰热壅盛加天竺黄、郁金、胆南星清热化痰。

6)毒损脑络证

症状：迷蒙昏睡，不识人物，神呆遗尿或二便失禁或躁扰不宁，甚至狂越、谵语妄言，或身体蜷缩、肢体僵硬或颤动。舌红绛、苔黏腻浊或腐秽厚积，脉数。

证候分析：痰热瘀毒壅盛，损伤脑络，故迷蒙昏睡，不识人物；脾肾虚极，则神呆遗尿或二便失禁；火扰毒盛，形神失控，故躁扰不宁，甚至狂越，谵语妄言；阴虚内热，虚极生风，则肢体僵硬或颤动。舌苔黏腻浊或腐秽厚积为浊毒郁积之象。

治法：清热解毒，通络达邪。

代表方：黄连解毒汤。

常用药：黄连、黄芩、黄柏、栀子、熊胆粉清热解毒。

热毒较盛，可合用安宫牛黄丸清热开窍，通络达邪；痰热之邪内蕴日久，结为浊毒，应用大剂量清热解毒之品配合涤痰之药，如天竺黄、石菖蒲、郁金、胆南星清热化痰；热结便秘，加大黄、枳实、厚朴通腑泄热；热毒入营，神智错乱，加生地黄、玄参、水牛角粉或羚羊角粉、牡丹皮、全蝎、蜈蚣等凉营解毒，化瘀通络。

（二）综合治疗

1.高压氧疗法

用于血压平稳的老年痴呆症患者。每次 60～90min，15d 为 1 个疗程。另外，根据病情还可用超声波、脉冲电疗、超高频电疗、光疗法、磁疗法等。

2.穴位注射疗法

以脑萎缩为主的患者可选哑门、双侧风池、肾俞等。用当归注射液或维生素 B_{12} 注射液，每次每穴注射 1mL，隔日 1 次，15～20 次为 1 个疗程。伴有肢体活动障碍或偏瘫的，上肢选外关、曲池、手三里、肩髃穴等，下肢选环跳、阳陵泉、足三里、三阴交等。用当归注射液或维生素 B_{12} 注射液、维生素 B_1 注射液，每次每穴注射 1mL，每次或隔天 1 次，15～20 次为 1 个疗程。

3.心理疗法

老年痴呆症患者常表现为精神紧张、情绪急躁或抑郁等，心理疗法借助语言、行为等手段对患者进行帮助教育，通常有语言开导法、精神转移法、暗示疗法、宁心静坐法等，可使患者全身放松，经脉通畅，气血周流，阴阳协调，调动体内的免疫功能，增强战胜疾病的信心，以利于疾病的康复。

（罗　愚）

第六节　痫病

一、定义

痫病又称“痫证”“癫痫”“羊痫风”等。中医学对癫痫的命名有癫痫、痫病、痫证之分。痫病是指在一定病因条件下，机体出现的具有一定发展规律的全部演变过程，可表现为多种发作类型，表现为相应的证候。痫证是指痫病发生发展过程中，能够揭示病位、病性、病因病机，为治疗提供依据的一组临床症状组合。

二、病因病机

(一)病因

本病的发生与多种因素有关，分为先天和后天两方面，且强调大多以“七情”为患。先天因素包括遗传、妊娠失调或胎儿禀赋不足等，后天因素则包括六淫邪毒、情志因素、饮食失调、外伤、脑内虫证等，也有患中风等疾病后引发者。

(二)病机

痫病以头颅神机受损为本，脏腑功能失调为标。而先天遗传与后天所伤是其两大致病因素，概由痰、火、瘀为内风触动，致气血逆乱，清窍蒙蔽故而发病。其脏气不平，阴阳偏盛，神机受累，元神失控是病机的关键所在，肝、肾、脾亏虚是本病的主要病理基础。根据癫痫的病程阶段，可从发作、休止与恢复 3 个时期分析其病机。

1.发作期

癫痫发作期的病机以“脏气不平”“营卫逆乱”“逆气所生”为主，是由气机紊乱所致。多因先天或后天各致病因素引发气机逆乱，上巅犯脑，迷闭脑窍，引动肝风。脑为逆气所犯，则必生眩晕或跌仆；脑受迷闭则神昏目瞑，引动肝风则发抽搐，是以痫证作矣。

2.休止期

癫痫休止期是指癫痫停止发作阶段，可因病情轻重而异。轻者休止期数月甚至逾年，重者休止期数日甚至以时、分计算。休止期仅仅是逆气暂时消散，但由于痰、热、积、瘀、虫、惊等病因未除，而脏腑、经络、气血的功能未恢复，随时有再次发作的可能。

3.恢复期

也称缓解期，此期指癫痫停止发作达 3 年以上，可有 3 种情况：一为致病因素已去除，脏腑、经络、气血功能正常，逆气不再出现，病可痊愈。一为病因已除，但脏腑、经络、气血功能尚处于恢复之中，此期若调养得当，则痫证可不再发；若又因精神刺激、感染时疫、饮食不节或劳累过度等因素破坏体内气机平衡，致使气机逆乱，则可使癫痫复发。第 3 种情况为经治疗后病因虽除，但脏腑、经络、气血功能已严重受损，主要为脑神受蒙，脾肾两亏等。

三、辨病

1.诊断依据

(1)证候：猝然仆倒，不省人事；四肢抽搐，项背强直；口吐涎沫，牙关紧闭；目睛上视；瞳仁散大，对光反射迟钝或消失。

(2)反复发作，可自行缓解。

(3)急性起病,经救治多可恢复,若日久频发,则可并发健忘、痴呆等症。

(4)病发前常有先兆症状,发病可有诱因。

(5)脑电图表现异常。

2.四诊要点

(1)望诊:包括望神情、面色、唇舌、形态等,尤其是在患者发作时,应注意观察其抽搐的表现形式,发作持续时间及发作后表现等,对于正确诊断及辨证均有重要意义。

(2)闻诊:包括听语言及发作时喉中痰鸣,闻二便、口气、痰浊及带下等方面。

(3)问诊:重点在于询问患者病史,包括:①首先应询问首次发作的年龄、季节及具体发作时间、频率等,发病前是否有相关病史,有无颅脑外伤、高热惊风及瘟疫发痉等情况。②其次应询问发作过程表现,包括总病程时间、发作间隔时间、有否诱因、发作前是否有先兆、发作间期是否存在神志丧失、抽搐的形式及程度、发作持续时间、发作后情况等,重点应了解发作时的状态。③此外,问诊还包括问睡眠、二便及精神状态等。

(4)切诊:一般说来,滑脉主痰盛,脉弦为肝风,数脉主里热,细、沉、弱、缓等脉象为脾虚、肾气不足及血虚之表现。尚需注意,服用西药抗癫痫治疗者与未服药前的脉象可有不同程度之变化,临床应仔细辨别。

3.分型诊断

1)发作期诊断

(1)阳痫:猝然仆倒,不省人事,四肢强痉拘挛,口中有声,口吐白沫,烦躁不安,气高息粗,痰鸣辘辘,口臭便干,舌质红或暗红,苔黄腻,脉弦滑。

(2)阴痫:猝然仆倒,不省人事,四肢抽搐无力,手足蠕动,四肢不温,二便自遗,口吐涎沫,舌质淡,少苔,脉细弱。

(3)脱证:猝然仆倒,频频抽搐,持续不省人事,发作间期仍不能唤醒,呼之不应。偏阳衰者,多伴面色苍白,汗出肢冷,鼻鼾息微,脉微欲绝;偏阴竭者,多伴面红身热,躁动不安,息粗痰鸣,呕吐频频等。

2)休止期诊断

(1)肝风型:猝然昏仆,四肢抽搐有力或有吼叫,气高息粗,狂躁不安,便秘尿赤,舌红苔黄腻,脉滑数。

(2)痰热型:猝然昏仆,目睛上视,口吐白沫,手足抽搐,喉中痰鸣,舌质淡红,苔白腻,脉滑。

(3)食滞型:猝然昏仆,四肢抽搐,伴口吐白沫,喉中痰鸣,舌质红,苔厚腻,脉滑有力。此型常见于儿童,平素多伴有胃肠道症状,如反复发作呕吐或腹痛,面色萎黄,可伴见食欲缺乏,也可为食量过大,大便或干结或时有泄泻等。

(4)瘀血型:猝然昏仆,瘛疭抽搐,颜面口唇青紫,舌质紫暗或有瘀点,脉弦或涩。

3)恢复期诊断

(1)心脾两虚:久痫不愈,猝然昏仆,神昏,面色苍白,口吐白沫,四肢抽搐无力,口噤目闭,二便自遗,舌质淡,苔白,脉沉弱。

(2)肝肾阴虚:猝然昏仆,四肢逆冷,肢搐无力,手足蠕动,舌质红绛、少苔或无苔,脉弦细。

四、类病辨别

1.癫狂

在中医学中,癫证以精神抑郁、表情淡漠、沉默呆钝、语无伦次、静而少动为特征;狂证以精神亢奋、狂躁刚暴、喧扰不宁、毁物打骂、动而多怒为特征。《医学入门》有云:"痫与癫狂相似,但痫病时发时止,邪流五脏,癫狂经久不愈。"《医宗金鉴》记载:"癫疾始发,意不乐,甚则神痴语不伦……狂疾始发,多怒不卧,其甚则凶狂欲杀,目视,骂詈不识亲疏……痫疾发则吐涎,神昏猝倒,无知,口噤牙紧,抽搐时之多少不等。而省后起居饮食,皆若平人为别也。"

2.痉症

中医所谓痉症,常出现意识障碍、脑膜刺激征、肌张力升高等症状体征,颇似现代医学的各型脑炎、脑膜炎及传染性脑病、中毒性脑病等疾病。如《婴童百问》中记载:"其候,神气怫郁,瞪眼直视,面目牵引,口噤流涎,腹肚膨紧,手足抽掣,似生似死或声或默或项背反张或腰脊强直,但四体柔软,发而时醒者为痫,若一身强硬,终日不醒者则为痉症矣……"

3.中风

可出现意识障碍,也可有肢体抽搐发作,但病情预后与痫病不同,一般短时间内不会出现反复发作。痫病与中风虽都有昏仆,但痫病突发性跌倒发作时有其独特症状,而且分期明确,每次发作持续数分钟,醒后如正常人,有反复发作的倾向,间歇期正常。中风病突发时跌倒多无声且无刻板性,意识障碍持续时间较长,经抢救治疗后可逐渐清醒,常遗留有半身不遂、言语不清、偏身麻木等。

4.惊风

分为急惊风与慢惊风 2 种,急惊风多伴有高热,慢惊风则多发于脾虚久泻之后。而痫证发作一般无高热,也少见腹泻等诱因。急惊风在退热后,抽搐便不再发生;慢惊风经健脾止泻治疗后,症状也不再发,而痫证多为反复发作。

五、治疗

(一)辨证论治

1.风痰闭阻

证候:发作前常有眩晕,胸闷,乏力等症状(亦有无明显先兆症状者)。发病时突然倒地，意识不清，抽搐，口吐白沫，伴或不伴尖叫和大小便失禁。也可有短暂神志不清或精神恍惚而无抽搐者。舌苔白腻，脉弦滑。

治法：涤痰息风，开窍定痫。

方药：定痫丸化裁。姜半夏 10g，天麻 10g，川贝母 10g，胆南星 10g，石菖蒲 15g，全蝎 6g，僵蚕 10g，远志 6g。

2.痰火扰神

证候：突然跌倒，神志不清，四肢抽搐，口吐白沫，口中有异声，平素性情急躁，心烦失眠，咳痰不利，口苦口干，便秘，舌质红，苔黄腻，脉弦滑。

治法：清泄肝火，化痰开窍。

方药：龙胆泻肝汤合涤痰汤化裁。龙胆草 9g，黄芩 9g，栀子 12g，泽泻 12g，通草 9g，车前子（包煎）15g，柴胡 12g，清半夏 10g，胆南星 10g，橘红 12g，枳实 12g，石菖蒲 15g，炙甘草 6g，全蝎 6g，竹茹 12g。

3.痰瘀阻窍

证候：外伤之后或老年发病，突然昏倒，肢体抽搐，喉中痰鸣或单一口角、眼角、部分肢体抽搐，颜面口唇发紫，舌质暗淡或舌下有瘀点，脉弦或涩。

治法：涤痰活血，定痫开窍。

方药：通窍活血汤合温胆汤化裁。丹参 15g，半夏 15g，竹茹 12g，茯苓 15g，陈皮 12g，石菖蒲 15g，当归 12g，川芎 10g，全蝎 6g，僵蚕 10g，冰片 0.1g。

4.心肾亏虚

证候：癫痫反复发作，日久，健忘，心悸，头晕目眩，腰膝酸软，神疲乏力。舌淡苔薄腻，脉细弱。

治法：补益肝肾，健脾化痰。

方药：大补元煎合六味地黄汤化裁。熟地黄 15g，山药 10g，山茱萸 10g，枸杞子 15g，当归 12g，杜仲 12g，人参 10g，炙甘草 6g，茯苓 15g，丹皮 12g，石菖蒲 15g，全蝎 6g。

（二）其他疗法

1.癫痫穴埋线疗法

癫痫穴位于大椎穴与尾骨尖连线的中点处。具体方法：局部皮肤常规消毒，穴位处注射 0.5％的利多卡因 2mL，后用缝合三棱针，将 1～3 号铬制肠线埋入深筋膜或浅层肌肉中，上下左右交叉埋入，以无菌敷料覆盖，胶布固定，5d 后除去敷料，期间避免局部皮肤出汗。其后视情况每月或半年埋穴 1 次，可连续 8～12 个疗程。注意事项：①埋入线时进针后要把线头拉进皮肤内，不能露出线头，暴露于皮肤外部之线头应以弯剪压线头处剪断，使线头自然回缩入皮肤内。②洗澡时应避开埋线处皮肤，避免感染。③瘢痕性体质禁用本法。④妊娠晚期避免穴埋，分娩半年后再行穴位埋线治疗。

2.穴位注射

穴位注射疗法常用器具可选用:普通注射器、结核菌素注射器(1mL)、25 号牙科针头、普通 7 号针头或麻醉针头。穴位注射时,体位一般不受限制,以便于取穴即可。注射时按照一般肌内注射要求,局部皮肤先以 2%的碘酒消毒,后以 75%的乙醇溶液脱碘,以手持针快速刺入,后上、下缓慢提插,如无气感,则可将针头轻轻旋转或稍换方向,待患者有酸、麻、胀感后,回抽无回血即可将药液缓缓注入。穴位注射一般以 5～10d 为 1 个疗程,如效果欠佳,可连续或休息数日后再行第 2 个疗程。

3.耳针疗法

选穴:第 1 组皮质下、神门、脑干点、脑点;第 2 组神门、肾点、心点、枕点。方法:1 次/d,两耳交替针刺。亦可埋皮针或王不留行,3～7d 更换 1 次,嘱患者或家属每日局部按压 2～3 次,每次 1min。

4.穴位水针

可采用 0.5%的利多卡因注射液 5～10mL 进行穴位注射。所选穴位分为 2 组,共 14 穴,每组各分为主穴、配穴和选用穴 3 类,主穴和配穴是必选穴位,选用穴则根据患者情况适当加减。第 1 组:主穴为间使、外关,配穴为鸠尾、百会,选用穴为章门、本神、大陵;第 2 组:主穴为神门、后溪,配穴为鱼际、阳溪,选用穴为三阴交、足三里、丰隆。上述穴位每日注射 1 组,交替轮换,10d 为 1 个疗程,间隔 5d 后可再行下 1 个疗程,可连续注射 2～3 个疗程。若患者仍有发作,可继续治疗 1～2 个疗程;若患者经治疗后病情稳定无再发,可每 3 个月巩固治疗 1 个疗程。运用本法进行穴位注射时,刺入深度以古人所指出的经络路线的感传为标准,即需有针感、得气为佳,以患者有酸、麻、胀、重感或有放射性麻木感为度。

5.食疗

①苦竹叶粥:苦竹叶 50g,粟米 50g。以水 2 大盏半,煮苦竹叶,取汁、去滓,加米煮成粥,空腹食用。②猪心烧木耳:猪心 1 个,木耳 10g,生姜 10g,橘皮 10g,白矾 1g,大枣 10 个。以上材料共加水,煮至猪心熟,吃猪心、喝汤,1 个/d,连服 3～5 个。③石菖蒲拌猪心:石菖蒲 30g,猪心 1 个。石菖蒲研细末,猪心切片,放砂锅中,加水适量煮熟,每次以石菖蒲粉 3～6g 拌猪心,空腹食用,2 次/d,忌铁器。④橘红糕:橘红 10g,米粉 500g,白糖 200g。橘红研细末,与白糖和匀为馅;米粉以少量水濡湿,包入馅,放入笼屉蒸熟,凉后压实,切为方块夹心米糕,酌量食用。⑤苦菜猪肝汤:苦菜 50g,猪肝 100g,紫菜 15g,橘皮 15g,白糖适量。将猪肝与苦菜、紫菜、橘皮同煮至猪肝熟,去橘皮等,加白糖适量,空腹食用,1 次/d,用 10～15d。⑥白菊绿

茶饮:白菊花3g,槐米3g,绿茶3g。将以上3物放入瓷杯中,以沸水浸泡盖严,5min后代茶饮用。⑦砂仁炒猪肚:猪肚500g,砂仁粉10g,胡椒粉3g,花椒5g,生姜15g,葱白25g,猪油100g,料酒30g,味精3g,湿淀粉200g,食盐适量。猪肚洗净,入沸水锅中氽透,刮去内膜,按常规烹饪方法制作食用。⑧羊肝炖枸杞:羊肝90g,枸杞子30g,古精草10g,白菊花10g。上述材料入锅中炖煮至熟,1次/d,食肝饮汤。

（罗　愚）

第三章　脾胃病证

第一节　胃脘痛

一、定义

胃脘痛系指以上腹部近心窝处经常发生疼痛为主症的病证。多因外邪侵袭、恼怒过劳、饮食不节、起居失宜致气机阻滞、胃失和降而成。

二、病因病机

（一）病因

1.六淫外袭

寒、湿、暑等外邪，既可单一致病为患，也可兼夹入侵机体，可通过口鼻内客胃脘或经皮毛、经络内传胃脘，与胃中有形之物相搏结，致胃脘气机阻滞，血行不畅而疼痛。但临床上多见于素有胃脘痛病史之人，因其脾、胃功能常不足，卫外不固，故极易遭受六淫之邪的侵袭，外邪循经内传，停于中焦，阻滞气机，气血运行不畅，诱发或加重胃脘痛。

2.情志所伤

思为脾之志，过度深思远虑、犹疑不决，使脾气郁结，胃气不得宣通；情怀不舒，抑郁寡欢，情志不畅，使肝脏疏泄不及，致肝气郁结，木失条达，气机不畅，进而影响脾胃升降功能或因遇事烦恼、情志怫逆，甚至暴怒不已或急躁等精神刺激因素，使肝脏气机不和，肝气过盛，疏泄太过，致肝气横逆犯脾胃，影响脾胃生理活动，引起脾胃升降失常；悲忧过度则耗伤肺气，而肺与脾同属太阴，脾与肺为母子关系，子盗母气，肺伤则脾亦伤，脾伤则胃失和降，中焦气滞。总之，各种原因所致情志失调均可影响脾胃正常生理功能，致胃腑气机郁结，引起胃脘痛发作。

3.饮食失调

暴饮暴食，胃纳过盛，积滞胃脘，腐化无能；宿食停滞，损伤脾胃，胃气壅滞，脾运艰迟，致使胃失和降，气机郁阻，或因体弱、年老自衰而胃虚，食入难化，积于胃中，或由于地区、季节、生活习惯不同，所食之物粗糙、生硬或过热过冷，复因素有胃疾，年老和体虚，脾胃功能虚弱，消化力低下，致食滞胃腑，阻碍气机；过食肥甘滋腻厚味，则壅积于胃脘，阻滞气机，湿聚而生痰化热或嗜食辛辣煎炒或浓烈调味品，直接刺激胃腑，耗伤阴津或长期嗜饮烈酒，湿热积于胃脘，并耗伤阴液，甚至腐蚀胃脘，造成胃腑气机郁滞、血行不畅，胃失和降而致胃脘疼痛。

4.生活起居失宜

坐卧湿冷之地，或冒雨涉水，或暑季贪凉而卧于屋檐下，或门窗空气对流之处等因，寒湿之邪内侵困脾，脾失健运，气机逆乱，气血运行不畅，或素有胃疾或体弱脾胃虚之人，复因上述诸因而致起居失宜引发胃脘痛。

5.瘀血停滞

胃脘疼痛反复发作，气机阻滞日久，影响血液正常运行，血流迟缓而成血瘀，阻滞胃脘脉络而成瘀血，或久病、体虚之人，脾虚气弱，推动血行乏力，血行迟缓，致血瘀停着，瘀阻络脉而发为胃脘痛。

6.脾胃素虚

素体阳气虚弱，尤其是脾胃虚寒，胃脘络脉失于温养，而生胃脘痛。

总之，胃脘痛虽有以上诸多病因，但以情志所伤和饮食失调为主要发病原因。饮食失调、情志所伤、六淫外袭为急性胃脘痛病的常见原因；寒湿、瘀血、正虚为慢性胃脘痛病的常见病因，而急性胃脘痛的病因，又是引起慢性胃脘痛急性发作的重要原因。

（二）病机

1.发病

一般来讲，凡由邪干胃脘引发的胃脘痛多为急性；而由脏腑功能失调所致的胃脘痛多为慢性。

2.病位

主要在胃腑，与肝、脾关系最为密切。

3.病性

急性以邪实居多；慢性以正虚或虚实夹杂为主；慢性因邪侵而发作者，以本虚标实为主。实为寒凝、气滞、食积、湿热等；虚为脾胃虚弱，包括气虚、阴虚、阳虚几方面。

4.病势

病之初在胃，涉及气血，以寒凝、气滞、食积、湿热标实为主，继则耗气伤阴，阴阳受损，肝脾受累，久而成虚证或虚实夹杂证。

5.病机转化

胃脘痛的病机转化决定于邪气的强弱与脏腑功能的盛衰及邪正双方的相对消长变化。急性者，多由六淫、饮食、情志所引起，邪犯胃脘，损伤脾胃纳运升降功能，致气机阻滞，胃失和降，病多属实，邪盛正气亦旺，脾胃损伤较轻；若邪干胃脘日久，严重损伤脾胃生理功能，正气衰弱，可转化为慢性，出现脾胃虚弱证、虚寒证和阴虚证。慢性可因气滞与气虚致血行不畅，血瘀胃脘络脉，形成瘀血，故慢性胃脘痛虽以本虚为主，但多夹痰、郁、寒湿、湿热、瘀血，形成虚中夹实、寒热错杂证。慢性胃脘痛急性发作时，属本虚标实，且以标实为主。

三、辨病

(1)胃脘部疼痛，常伴痞闷、胀满、吞酸嘈杂、嗳气、呃逆、恶心呕吐等局部症状以及神疲乏力、倦怠懒动等全身症状。

(2)发病与情志不畅、饮食失节、劳累过度、受寒等因素有关。

(3)好发于青壮年，常反复发作。

(4)胃镜检查、胃肠X线钡剂造影、B超、肝功能等有助于诊断。

四、类病辨别

1.真心痛

部分病人表现为突发性心下胃脘部疼痛，但疼痛部位很快由胃脘转向心前区，痛彻肩背，疼痛呈剧痛或如绞或如割、如刺，胸闷气憋，冷汗不止，甚可出现面色苍白，四肢厥冷，唇甲发绀，舌质淡胖或紫黯有瘀点，脉不通或脉微欲绝。心电图检查可有ST段和T波等改变，心肌酶谱也有相应改变。病情危重者可见心律紊乱、心衰、休克等并发症，一般预后较差。胃脘痛疼痛程度相对较轻，且伴胃肠道症状，心电图检查正常，纤维胃镜和上消化道钡餐造影可见异常。一般预后较好。

2.胃脘痈

上腹部疼痛为局限性、缓慢性、节律性。起病多缓慢，病程长达数年或数十年，胃中脘痈(胃溃疡)疼痛常在剑突下或偏左，多于餐后1/2～2h疼痛发作，经1～2h疼痛缓解。规律是进食→疼痛→缓解。胃下脘痈(十二指肠溃疡)疼痛常在剑突下偏右，一般在餐后4h发作，进食后疼痛缓解，其规律是疼痛→进食→缓解→疼痛。疼痛周期性发作，与季节有关，秋末冬初最多，春季次之，夏季少见。与饮食、情绪亦有关。疼痛性质为隐痛、烧灼样痛、钝痛、饥饿样痛或剧痛，碱性物质可使之缓解。常伴嗳气、嘈杂反酸、恶心呕吐、心烦易怒等症。缓解期多无明显体征。

X线钡剂检查，直接征象有龛影，间接征象可见溃疡局部有压痛、激惹，溃疡对侧有痉挛性切迹。胃镜检查及活检可明确诊断。

3.腹痛

胃脘痛的病位在上腹胃脘近心窝处，疼痛部位较局限，病变在胃常伴有嗳气、泛酸、纳差、呕吐等症状。腹痛的部位在胃脘以下、耻骨毛际以上，整个腹部发生疼痛，疼痛范围较广，可见于多种疾病，除腹部疼痛外，还可伴有腹部痞硬胀满等。由于胃腑位于腹中，与肠相连，故胃脘痛可影响及腹，腹痛也可牵连于胃，有些病例也可胃脘痛和腹痛并称，临证之时，要详问病史、细心检查，以辨析病情。

4.胁痛

不典型的肝胆疾病患者可出现上腹部疼痛，但以右侧为主，并以右上腹压痛及叩击痛为主要体征。

腹部 X 线平片、肝胆超声波检查、胆囊造影术、十二指肠镜逆行胰胆管造影术(ERCP)有助于确诊。

五、辨证论治

(一)实证

1.寒痛

主症：感受外寒或饮食生冷诱发，胃痛暴作或隐痛拘急，有冷感，得热则舒。苔白，脉弦或紧。

治法：温胃散寒止痛。

处方：良附丸、厚朴温中汤化裁。

高良姜 10g，制香附 10g，川朴 6g，荜拨 10g，木香 6～10g，桂枝 10g，白芍 10g，苏梗 10g。

阐述：本证临床最常见，止痛效果理想。胃寒则气机凝滞，不通则痛，故温胃则寒气消散，其痛自止。寒痛明显者可考虑选加肉桂、吴茱萸、益智仁、丁香、荜澄茄、甘松、川椒、熟附片等。进食生冷所致者，加炒建曲、生姜。夹寒湿者，加苍术、草蔻；如兼食滞，可加枳实、鸡内金。之所以出现“寒痛”，往往具有脾阳不振之素质，故有时可考虑配伍黄芪建中汤、千金良姜汤使用。必要时可加服肉桂粉 0.5g、沉香粉 0.5g、元胡粉 1g，开水调服，2～3 次/d。附子和良姜均有良好的止痛效果，必要时前者可重用。此外李东垣的丁香烂饭丸亦可选用，治寒饮冷食所伤之心胃猝痛。

2.食痛

主症：伤食后引起胃脘胀闷疼痛，疼痛阵作，常伴嗳腐吞酸，大便秽臭不爽，得呕得便痛减。苔垢腻，脉滑。

治法：消食导滞。

处方：保和丸加减。

焦神曲 12g，焦山楂 10g，陈皮、枳实、半夏、茯苓各 10g，莱菔子、槟榔各 15g。

阐述：食郁化热见苔黄腻，胃有烧灼感，加胡黄连 6g、连翘 10g；大便不通或不爽，加生大黄 6～10g，后下；气滞胀痛明显，可选加青皮、木香、莪术。

3.热痛

主症：胃脘灼痛，痛势多急或伴泛酸嘈杂，心烦易怒，口苦口干。舌红，苔黄，脉弦数。

治法：清中泄热。

处方：左金丸、化肝煎合泻心汤、小柴胡汤化裁。

山栀 10g，丹皮 10g，赤白芍各 10g，川连 3g，吴茱萸 2g，青皮 10g，川楝子 10g，竹茹 6～10g，黄芩 10g，清半夏 10g，柴胡 10g，芦根 30g。

阐述：此证一部分表现为胃的实热证；一部分表现为寒热虚实错杂证，即胃既灼热，又不敢进生冷。如属前者，侧重用前二方化裁，注意“火郁则发之”治则的运用，如山栀、黄连、吴茱萸、川芎、香附、生姜等；如属后者，侧重用半夏泻心汤、小柴胡汤以辛开苦降，寒热并用，必要时可考虑用乌梅丸意。若胃热便秘，苔黄燥，可加生大黄、元明粉；苔黄厚腻，脘痞呕恶，属湿热中阻，可考虑用三仁汤加蒲公英。属中脘火郁疼痛，痰食互结，木土不和者，可选用清中蠲痛方。朱丹溪对热郁胃口作痛，强调非山栀则无以折热，非姜汁、川芎无以开郁。这些宝贵经验，至今仍很有效。热痰犯胃作痛，可用清中汤加海石、南星、香附。

4.气滞痛

主症：胃胀而痛，由胀致痛或胀甚于痛或可连及胁、背、胸、腹，诱发加重往往与情志有关或泛酸嗳气。苔薄，脉弦。

治法：疏肝理气，和胃止痛。

处方：四逆散、香苏饮、柴胡疏肝散加减。

柴胡 6～10g，香附 10g，苏梗 10g，青陈皮各 6～10g，元胡 10g，川芎 10g，川楝子 10g，白芍 10g，甘草 3～6g。

阐述：本证临床常见，女性尤多。气滞有肝郁、胃气郁滞、脾气壅滞之别，用药要有所区别。如肝郁侧重用四逆散、柴胡疏肝散；胃气郁滞侧重用香苏饮加味；脾气壅滞可考虑用厚朴温中汤、香砂二陈汤。肝胃气滞兼瘀痛者，可选用肝胃气痛方。肝乘胃而致胃痛胁胀者，当用辛酸制木法，常用吴茱萸、白芍、青皮、木瓜、厚朴、元胡、金橘。肝郁还要注意是否化热、伤阴和犯胃气逆，胃气郁滞要注意偏寒偏热，脾气壅滞要注意是否兼脾虚肝郁或兼夹湿热，并分别情况，注意加减调治。气滞得疏，即应转手和胃健脾等法以巩固之。

此外，叶天士提出"怡情放怀可愈此病"，对此证尤为适用。

5.血瘀痛

主症：疼痛日久不愈，痛无规律，部位固定或痛引腰背，部位不移，如针刺或如刀割。舌质紫黯有瘀斑瘀点，脉细涩。

治法：化瘀通络，理气止痛。

处方：活络效灵丹、膈下逐瘀汤加减。

当归10g，制乳香、制没药各6g，丹参10～30g，川芎10g，赤芍10g，元胡10g，五灵脂10g，香附10g，乌药6～10g，降香6g，失笑散15g(包煎)。

阐述：本证每见于胃病日久、顽固性溃疡、嗜酒者和胃癌且一般用药止痛效果较差者。轻则辛润通络，重则化瘀止痛。瘀痛甚可选用董建华教授的猬皮香虫汤(炙刺猬皮6g，九香虫6g)或以炙刺猬皮研末吞服，每次2～3g，2次/d，或加三七粉吞服。瘀痛均需适当配伍行气药，多采用血中之气药，如香附、元胡、五灵脂、广郁金、红花、川芎等。瘀痛证属虚者，可用调营敛肝饮，首选当归、赤白芍、丹参。瘀痛属证实本虚者不少，故应注意调补温养气血药的配伍使用。大便色黑，按血证处理。阴虚兼血瘀的治疗法则应是养血柔肝，和络止痛，不宜一味破血行瘀。伤力瘀痛，瘀停胃口，用郁金、归尾、桃仁、苏木或手拈散。

此外，久痛不愈，瘀血与痰互结者不少，可注意选用胆南星、半夏、广郁金、牙皂等豁痰药。

(二)虚证

1.虚寒痛

主症：胃痛隐隐，空腹为甚，得食得按得温可缓，可伴乏力，肢冷，胃部畏寒，泛吐清水或胃鸣辘辘，便溏等症。舌淡或淡胖、淡紫，脉细软。

治法：建中温胃，辛甘理阳。

处方：黄芪建中汤、理中汤加减。

炙黄芪15～30g，桂枝10～15g(或肉桂3～6g)，白芍10～12g，炙甘草6g，生姜3片，大枣5个，党参15g，炒白术10g，煅瓦楞子(或乌贼骨)30g，饴糖30g(冲)。

阐述：此证临床很常见，北方地区尤多，多见于溃疡病、十二指肠疾患、脾胃慢性久病和禀赋不足者。易见效，但痛止后每可因外寒、饮食生冷诱发，巩固治疗时间宜长，长期服用温阳健脾药可提高胃的抗御寒邪功能，故以守方为宜。如香砂六君子丸加桂枝、良姜，或附子理中丸加厚朴、草蔻之类。

痛重可加良姜；外寒诱发加吴茱萸、苏叶；兼气滞加木香、甘松、砂仁、佛手；夹湿加半夏、茯苓、草蔻、砂仁、川朴。虚寒甚，便溏者可去白芍、饴糖，加熟附片10～30g(10g以上宜先煎)、煨肉蔻；便溏黑，生姜改为炮姜炭；胃有积饮，辘辘有声，加川椒、吴茱萸，去白芍、饴糖。气血虚寒者，取归芍六君子汤。

2.阴虚痛

主症：胃灼痛，嘈杂似饥，口干便结。舌红苔少或光剥，脉弦细无力。

治法：柔肝养阴，润胃止痛。

处方：一贯煎、沙参麦冬汤、金铃子散加减。

白芍 15～30g，丹参 12～30g，川楝子 10g，当归 10g，北沙参 10g，麦冬 10g，石斛 10～30g，佛手 6g，生甘草 3.6g。

阐述：此证在胃痛中不常见，用药要注意“忌刚用柔”，避免香燥。注意重用白芍和阴缓急止痛。如伴嘈杂、呕恶，胃阴虚而肝气旺者，可加木瓜、乌梅、生山楂等以酸甘化阴和胃或如叶天士所说“辛酸两和厥阴体用”。大便干结者，可加火麻仁、全栝楼、郁李仁润肠通便。阴虚瘀痛，除重用丹参、当归外，可加瓦楞子、元胡。兼气滞，多取绿萼梅、白蔻壳、青木香、白蒺藜等疏而不燥之品。阴虚胃痛在体瘦质燥之女性较多见，往往难见著效，必要时配以柔肝疏肝之品可增强疗效。

（丁于洲）

第二节　胃痞

一、定义

胃痞是因胃病日久，脾胃气虚，胃络失养，胃体失荣，渐而萎缩。以食欲减退，胃脘痞满胀闷不舒或隐隐疼痛或伴有腹泻，消瘦乏力等主要表现的内脏痿病类疾病。

二、病因病机

（一）病因

1.饮食因素

（1）饥饱失宜：长期过饥则气血化源不足，津液气血阴精亏虚，胃失濡养，渐而枯萎，或长期摄入过量或因饮食滋腻肥甘，皆可致食纳难化，积于胃腑，壅滞气机，久则损胃，胃体失于荣养，渐而枯萎，则发为胃痞。

（2）饮食不洁：长期食用污染的水或食品，毒邪（幽门螺杆菌，HP）经口而入胃，客居于胃体络脉；久则胃体失荣，渐而枯萎，发为胃痞。

（3）饮食偏嗜：长期服用辛辣燥热之品（如吸烟过度，食物中含有大量的胡椒、辣椒、芥末等调味品），耗伤胃之阴液，灼伤胃之络脉，或长期服用过热饮料（如浓茶、咖啡等)、摄食粗糙,可反复创伤胃体,络脉受损,或长期过量饮酒,酒性辛温燥热有毒,且湿性重,可直接刺激胃体,损伤络脉。同时,酒积湿化热,伤胃气、耗津液,湿热又可灼伤胃络损伤胃体,使胃体失荣,渐而枯萎,发为胃痞。

2.药毒伐中

长期服用西药(如非甾体类抗炎镇痛药和氯化钾、碘、铁剂等)或中药苦寒药或素有胃疾滥服药物或脏腑之疾失治误治,影响及胃,或年老体衰药物攻伐太过,均可使脾胃损伤,升降失常,清浊相干于胃,壅塞中焦,气机运行受阻,胃体失荣,渐而枯萎,而发为胃痞。

3.情志因素

多因长期抑郁寡欢,所愿不遂,愤怒急躁或中年以后随着肝肾阴虚而阳气易盛,性情多乖僻等原因,而致情志失和,气机郁滞,持续不解,影响脾胃,使脾胃升降异常,胃纳失司,脾失健运,清气不升,浊气不降,清浊相干于胃,中焦壅塞,气机久滞则胃之络脉自痹,胃体失于荣养,渐而枯萎,而发为胃痞。

4.久病入络

素有胃疾,久病入络,络脉阻塞,积而成瘀,瘀血痹阻脉络,气血运行不畅,久则胃体失滋养,渐而枯萎形成胃痞。

5.禀赋不足

(1)脾胃虚弱:先天禀赋不足或久患胃疾不愈或他疾日久不愈累及脾胃或年老体衰致脾胃自衰,均可使脾胃虚弱,脾失运化,胃纳失司,纳运失常致升降失和,中焦失畅,食入难化,水谷不化精微,气血生化乏源,胃体失于荣养,渐而枯萎,则发为胃痞。

(2)胃阴不足:素体阴津亏虚或禀赋不足或因肝肾阴虚或久服辛温香燥之品等原因,均可使胃阴不足,久则胃体失荣,渐而枯萎,而发为胃痞。

(二)病机

1.发病

起病缓慢,病情迁延反复,缠绵难愈。

2.病位

病在胃,涉及脾、肝等脏腑。

3.病性

本病属本虚标实,一方面是脾胃虚弱,另一方面常兼气郁、湿蕴、瘀阻等。

4.病势

多虚实夹杂、寒热错杂。

5.病机转化

属胃的慢性病变,迁延日久,形成湿痰、郁滞、正虚、血瘀4个方面。肝气郁结,脾胃虚弱,湿热内蕴,胃阴耗伤,气血运行迟缓,瘀血内停,以致胃络失养而萎缩。上述 4 个方面的病机是相互联系的,“实—虚—虚实夹杂”。病机关键为中焦气机不利,升降失职。

三、辨病

参照中华中医药学会发布的《中医内科常见病诊疗指南·中医病证部分》。

(1)以心下(胃脘部)痞塞,满闷不舒,外无胀大撑急之状,按之柔软,但满不痛为主要特征。

(2)常见于误服涌吐、泻下药物或过用寒凉克伐药物之后。有外感风寒史或有忧思恼怒史或有饮酒史或有暴饮暴食史或有进食生冷油腻史。

四、类病辨别

1.胃脘痛

胃脘疼痛较明显,胃镜及活检示炎症性改变、腺体完整等可资鉴别。

2.胃癌

病情呈进行性恶化,消瘦明显,甚至呈恶病质,X 线钡餐、胃镜及活检示癌性病理变化。

3.胃脘痛

胃脘疼痛多具有节律性和周期性的特点,X 线钡餐和胃镜检查可见溃疡的特征性改变。

4.黄胖病

有钩虫感染机会,以善食易饥,疲乏或胃脘疼痛,皮肤萎黄,浮肿等为特点,大便检查发现钩虫卵,驱钩虫治疗有效等可以确诊。

五、辨证论治

(一)实痞

1.气痞

主症:胃脘痞胀、痞满,嗳气或矢气则舒,或胀及胸胁或由情志诱发加重。苔薄,脉弦。

治法:疏调肝胃,行气散痞。

处方:四逆散、香苏饮合四磨饮子化裁。

醋柴胡 6g,枳壳 10~15g,白芍 10g,甘草 6g,香附 10g,苏梗 10g,青陈皮各 6g,乌药 6g,槟榔 10~15g,沉香粉 3g(分冲)。

阐述:气滞之痞,有偏于肝气和胃气的不同,如属前者,侧重以四逆散为主方;

如属后者,侧重以香苏饮为主方。四磨饮子可参酌其中,无虚象不用人参。

气郁化热夹痰或湿热气滞中阻,可以越鞠丸为主方;气郁化热,可考虑丹栀逍遥丸。方中枳壳、槟榔能促进肠胃蠕动,消痞散痞效果较理想,剂量宜适当加大,必要时可再加大腹皮。便干可换用枳实、生槟榔。气滞偏寒者,可用张景岳的解肝煎,常选用苏梗、砂仁、厚朴、公丁香、肉桂等辛温行气药。服行气药后坠胀不适、全身无力者,宜加人参 3～6g 或党参 15g。如气滞热积,可用破积散。如气结逆气难解、呕恶者,加张景岳的神香散(丁香、白蔻等份研末)1.5～3g,姜汤送下,1～2 次/d。

2.热痞

主症:心下痞有灼热感,饭后加重,泛酸嘈杂,便干或干呕。苔薄黄或黄腻,脉浮滑或弦数。

治法:泻热除痞。

处方:大黄黄连泻心汤。

制军 2～5g,川连 3g,黄芩 10g。

开水冲渍上药约 10min。取汁 200mL 左右,2 次分服。

阐述:开水冲渍须臾,目的是不尽其药力,取气薄味轻,以泻中焦之热,使苦寒沉降之性变为轻清宣泄以加强清热除痞之功。张仲景治热痞用泻心汤,主要用于伤寒误下,邪热内陷所致热痞。目前临床上的热痞属误下者不多,杂病如胃火素重、食积化热、中焦湿热、痰热等证者一般也适用。大黄用意主要不在攻下,而在泻热,只要大便不溏,均可少量用之。叶天士治中焦痰热、湿热之痞,每用泻心汤加杏、朴、枳,认为"非苦辛寒不解",颇切实用。若火、气、痰互郁中焦,见痞满倒饱、嘈杂嗳气、吞酸等症,可用芩连橘半枳术丸。

3.食积痞

主症:胸脘满闷,嗳腐吞酸或呕恶,大便不通或解而不爽,腹满拒按或脘腹阵痛。苔厚浊,脉弦滑。

治法:消导化积。

处方:保和丸、枳术丸加减。

枳实 10g,白术 6～10g,茯苓 10g,半夏 6～10g,陈皮 6g,胡黄连 6g,槟榔 10g,鸡内金 6～10g。

阐述:油腻积滞,重加山楂 15～20g;酒食积滞,重加神曲 12～30g;面食积滞,重用炒莱菔子 15～30g。食积兼便秘,可加重生军 6～10g,后下,另需配用枳实、槟榔;痞积化热,可加黄芩、连翘;痞积而痛,泻之即愈。痞积兼见寒湿,如苔白厚腻,可用平胃散;痞积兼湿热,可取越鞠保和丸或作汤剂使用。

4.痰湿痞

主症：胸脘痞塞满闷，身重困怠或咽膈有痰或兼呕恶。苔浊腻，脉弦滑。

治法：化痰顺气，苦辛泄降。

处方：平胃二陈汤、半夏厚朴汤、三仁汤化裁。

苍术或白术 10g，川朴 6g，陈皮 6g，半夏 10g，茯苓 10g，苏梗 10g，杏仁 10g，白蔻 3～6g(后下)，苡仁 15g，藿香 10g。

阐述：痰湿痞要区别偏热偏寒。偏寒者，平胃二陈汤、不换金正气散化裁，选用苍术、厚朴、砂仁、苏梗、草蔻、陈皮、建曲等，苦辛温散；偏热者，选用三仁汤合半夏厚朴汤、泻心汤化裁，选用杏仁、白蔻、生苡仁、枳实、川连、茯苓、山栀、通草、半夏、黄芩等，苦辛泄痞。痰气交阻之痞，女性多夹肝气，要配合必要的心理治疗。

(二)虚痞

1.脾胃气虚

主症：脘痞有堵塞感，食后自觉停滞不化，多食则加甚或有坠胀感，按之濡软不痛，纳少或兼隐痛，胃部怕冷，身倦神萎，面色无华。苔白，脉细软。

治法：益气健脾，少佐行气。

处方：香砂六君子汤加减。

党参 10～15g，白术 10g，茯苓 10g，陈皮 6g，半夏 10g，木香 3～6g，砂仁 3～6g，炙甘草 3g。

阐述：本证在虚痞中最常见。取效较慢。部分老年患者虽痞证不重，但由于脾胃功能生理性衰退，见效不易，宜缓图之。伴气血虚，可加炙黄芪、当归；胃有隐痛，加桂枝、白芍；寒痛明显，加肉桂、良姜，必要时加熟附片、吴茱萸。由于运化功能差，易产生食积，不一定见明显食积征象，即应加用鸡内金、山楂、神曲、麦芽等消导之品。若气滞证明显，酌减参、术等补益药，以防甘味滞气，碍于运化，并适当增加枳壳、槟榔等。

2.脾阳虚

主症：心下饱闷，每因吹风受凉或进食生冷诱发或加重，得温则舒，有时胀及大腹或小腹，纳少，面白肢冷或有便溏，不敢进食生冷油腻。舌淡胖，苔白，脉沉细。

治法：温运脾阳，以散滞气。

处方：理中汤、吴茱萸汤合香砂二陈汤加减。

吴茱萸 1～3g，干姜 3～6g，焦白术 10g，公丁香 2～3g，木香 3～6g，砂仁 3～6g，党参 10g，陈皮 6g，肉桂 3～6g。

阐述：《黄帝内经》云："脏寒生满病"，该证即属此。脾阳得振，寒凝之气方可舒散。吴茱萸、丁香、肉桂量宜小，温而行散；补气之党参、白术量不宜大，以防滞气。行气之品宜采用辛温之行散药，量也不宜大。如小腹胀，可加小茴香、柴胡、艾叶；

大腹胀，加苏梗、川朴；如兼便溏，加炮姜炭6～10g、煨肉豆蔻10g、熟苡仁15g、熟附片6～15g；泛吐清涎者，加生姜、法半夏、川椒等，以辛热开浊。

3.胃阴虚

主症：脘痞不适，烦渴，唇咽干燥，不饥不食或兼嘈杂，烧心，便秘，肌肤烘热。苔薄净或剥裂，舌红，脉细。

治法：甘凉濡润，疏调气机。

处方：沙参麦冬汤、一贯煎加减。

北沙参10g，麦冬10g，石斛10～30g，白芍10g，枸杞子10～12g，乌梅炭6g，佛手6g，绿萼梅6g，香橼皮10g，生谷麦芽各12g，鸡内金6g。

阐述：要权衡阴虚与气滞的关系。如阴虚燥热明显，当滋阴润燥，胃得润降，其气自调，行气药只需微佐之；如气滞较明显，阴虚不甚，则宜用辛润或花类行气为主，以防辛燥再耗胃阴，少佐两三味和阴之品。如阴虚气滞，兼夹痰湿，见舌红苔腻，则选用川朴花、白蔻壳、大腹皮、茯苓、通草之类，行散而不燥，并加淡渗之品。此时如用香燥行气药，如砂仁、厚朴等，只会加重气滞，以香燥耗阴，胃气不能润降故也。以痞为主诉，且伴阴虚，一般情况下不用生地、元参、阿胶之类甘寒滋腻药，否则阴虚虽复，却又伤脾滞气，加重痞证。

（三）虚实兼夹之痞

临床较之纯虚、纯实证更多，常见的证候类型有脾虚兼气滞，阳虚兼寒湿，脾虚夹滞，阴虚兼热或湿热，脾虚夹气、湿、痰、瘀等。虚痞兼实邪的治疗原则，应是消补兼施。具体方法如下。

1.夹痰湿

佐微辛芳化，而非苦辛通降。虚痞夹痰湿，多由水谷之精不运或暑湿生冷伤中或中阳素弱或气虚及阳，温运气化失职，湿（痰）内滞中焦。中虚阳亏是其本，痰湿困中为其标。中虚为主，兼夹痰湿。症见脘痞、胸闷、身倦、饮食不香、大便或溏、苔白腻等。治当健脾温阳醒中为主，少佐微辛芳化。常用苍白术、川朴、砂仁、陈皮、茯苓、白蔻、苡仁、法夏、建曲、藿香等。偏于湿热的，少佐黄芩、黄连；偏于寒湿的，少佐草蔻、干姜。因中虚夹痰湿，而非湿热、痰热或肝胃气郁化热之实痞，故不用苦辛通降法。

2.夹积滞

佐化积消痞，而非苦寒下夺。虚痞夹有食滞，多与脾胃虚弱，纳、磨、运无力有关。饮食稍有不适，即感痞满加重，食积停于胃脘难化或饱胀不下，嗳腐烧心或食后作泻，但解而不畅。苔腻或浊，脉弦滑或细滑。治当健脾开胃，佐以化积消痞。常用枳术丸、枳实消痞丸加鸡内金、莪术、槟榔等以消补兼施。夹湿滞者，可酌配枳实导滞丸。因部位在胃，而不在肠，虚中夹实，非苦寒下夺治肠胃热结法所宜。

3.夹热

佐辛苦泄痞，而忌寒凉直折。多与情志久郁化热、偏嗜辛辣和素体木旺等因素有关，也可与胃阴不足相兼。此型与胃阴不足之虚痞的鉴别在于：心下痞闷嘈杂、有烧灼感是其主要表现，苔多薄黄，单用柔养阴津之药多不易取效。治当在甘凉养胃的同时，少佐辛苦泄痞。酌予少量黄连，与蒲公英同用。黄连味苦能降，寒而不凝，为泄痞要药。蒲公英味甘性寒，入阳明太阴经，善泄胃火而无碍胃伤脾之嫌，朱丹溪认为尚可“散滞气”，用之效果满意。因非邪火犯胃、表邪内陷或胃热内郁所致实痞，故不用寒凉直折，否则虚虚伤中，反增痞满。

4.夹瘀

宜佐开痹通络，不宜攻逐。虚痞夹瘀多由气虚不能运血或阳虚络脉失宣，胃络失于气血温养或平日嗜饮，中气早伤，久则络脉瘀痹或由气入络。症见脘痞不开或兼隐隐刺痛，舌多紫黯或有瘀斑，屡用扶中理气药乏效。治当在扶中益气的同时，佐当归、郁金、降香、川芎、橘络、桃仁等辛润通络以开痹，而不用峻逐，以防戕伤中气。

中焦脾胃气虚是虚痞致病之本，也是虚痞最常见的证型。中气虚可发展为中阳虚，胃阴虚有时则与中气虚相兼而成气阴两虚。在此基础上并可产生痰、湿、气、滞、瘀、热等标邪，故临床往往标本夹杂或标邪重叠。辨证时需根据实际情况而互参之，不能截然划分、刻板用药。如中阳虚与寒湿、痰湿；胃阴虚与郁热、湿热、虚热，中气虚与气滞、食积、痰湿、血瘀，等等，每多并见。实邪痰、气、瘀又每互结为患。治疗上常需以党参、白术、黄芪、当归、肉桂等益气健脾、温养气血药作为基础，再根据阴阳偏损和病证的兼夹，结合温脾阳、益胃阴、行气通络、清热化湿等法，权衡主次轻重，慎选药物，方能切中病情。

（丁于洲）

第三节　腹痛

一、定义

腹痛是指胃脘以下，耻骨毛际以上部位发生的疼痛。凡外邪侵袭、劳倦内伤、饮食积滞、痰瘀内停等均可导致气血运行不畅而发生腹痛。

二、病因病机

（一）病因

1.六淫侵袭

感受寒邪内侵腹中，伤及中阳，凝滞气机，经脉气血运行受阻，络脉绌急，不通而痛；夏月酷暑，外感暑热之邪，暑热夹湿，内结于腹中肠间，湿热内蕴，气机阻滞不通而痛。

2.情志因素

七情过极，脏腑气机逆乱，气化失常，使腹部经络气血运行不利或气病及血，血行不畅，血瘀络脉闭阻不通而痛。

3.饮食不节

暴饮暴食使食物内停于肠道滞而不化，腑气阻滞不通或食物停积不化，酿成湿热结于肠，腑气不通或过食生冷瓜果、饮料，中阳受戕，运化失司，寒积于中，使气机不和运行受阻，腹部脏器之经脉气血运行失畅；恣食辛辣之品，助阳生火或过食膏粱厚味，助湿生热，致火热、湿热之邪壅遏肠道，气机阻滞不通。以上因素均可引起腹痛。

4.劳逸失度

劳力、劳神、房劳过度，日久则阴血不足，精气衰少，腹部经络血脉失养，不荣而发生疼痛。

5.正虚

由于禀赋不足，素体阳虚，中阳衰惫，阴寒内盛，气血生化不足，脏腑经络失其温煦、濡养，引起疼痛。

6.其他

多由腹部手术以致经络受损，脏器之间粘连，使局部气血流行不畅或瘀滞不通，不通而痛。

（二）病机

1.发病

一般来说，由于感受外邪、饮食不节、情志因素等引起的不通而痛多起病较急；而正虚及劳逸失度引起的不荣而痛多起病较缓，常反复发作，术后瘀血引起的腹痛多持续不解。

2.病位

在胃脘以下，耻骨毛际以上。与大小肠及肠间经脉、脾、胃、肝、胆关系密切。

3.病性

不外虚、实及虚中夹实3类。实者为寒邪内阻，湿热积滞，气滞血瘀；虚者为中脏虚寒；虚中夹实者为正虚而感邪。

4.病势

病之初多为实证，日久可向虚实夹杂证、虚证发展。

5.病机转化

因不通而痛的实证，日久不解，损伤正气，可以形成不荣而痛的虚证，同时虚证腹痛又可因复感诸邪或痰浊、瘀血、食积、湿热等内留转为虚中夹实。

三、辨病

(1)以腹部疼痛为主要症状。

(2)根据腹痛的部位、性质、强度、放射与转移、范围、过程及诱因、病史和其他伴随症状之间的相互关系而确诊。

(3)腹部查体及必要的理化检查有助于确诊。

四、类病辨别

1.胃脘痛

二者鉴别要点在发病部位的不同。胃居上脘,疼痛部位在上腹部胃脘近心窝处。而腹痛疼痛部位在胃脘以下,耻骨毛际以上的部位。

2.蛔厥

突发上腹部疼痛,呈阵发性钻顶样剧烈绞痛,并向背部放射,常常突发突止,反复发作,伴恶心、呕吐,呕吐物常为胆汁,也可吐出蛔虫,间歇期呈隐痛或完全不痛。多见于青少年,初次发病者多,反复发病者少,有吐蛔、驱蛔史。腹部查体多无阳性体征。便常规检查、肝胆B超检查、静脉胆道造影、钡餐十二指肠造影有助于确诊及鉴别。腹痛的疼痛部位与蛔厥不同,不难鉴别。

3.胆石症

右上腹季肋处疼痛,呈阵发性绞痛,向右肩或右肩胛下角放射,伴恶心呕吐、发热寒战、黄疸等症状。胆石症很少有痛及脐腹和小腹者,与腹痛不难鉴别。胆囊B超检查、X线胆道造影检查有助于鉴别。

4.肠痈

初起为上腹部或脐周围疼痛,呈钝痛、胀痛,数小时至24h后疼痛转移至右下腹,此时疼痛呈持续性,并逐渐加重,早期伴恶心呕吐、发热等症状。查体右下腹麦氏点或其附近的局限性固定点有压痛、反跳痛和肌紧张。血常规、腹部B超、X线检查有助于鉴别。

5.尿石症

腹部疼痛,呈阵发性绞痛,向小腹、外阴及大腿内侧放射,伴腰酸痛、腹胀、恶心呕吐等症状。多突然发作,但有反复发作病史。查体肾区叩击痛或少腹有压痛。尿常规检查可见大量红细胞及白细胞。X线腹平片或肾盂静脉分泌造影及肾、膀胱系B超有助于鉴别。

6.胸痹心痛

不典型者发病可以出现腹痛症状,但逐渐出现心前区疼痛表现,严重者可伴心律失常、心衰、休克。病人有胸痹心痛病史,服用治疗胸痹心痛的药物后腹痛症状可消失。心电图检查、心肌酶检查有助于鉴别。

7.腹腔内肿瘤癥积

腹痛固定不移,并可于疼痛部位触及包块。多见于中老年人。腹部B超、CT、MRI检查及内窥镜检查有助于鉴别。

8.干霍乱

干霍乱除有腹中绞痛外,以欲吐不得吐,欲泻不得泻为特点。

9.妇科腹痛

妇科腹痛部位多在小腹,与经、带、胎、产有关。

五、辨证施治

(一)实证腹痛

1.寒凝腹痛

主症:起病急骤,当风受寒或饮食生冷所致,疼痛较剧,得温则减,遇冷益甚,可伴腹胀拘急,口不渴。舌苔白或白腻,脉沉弦紧。

治法:温里散寒,缓急镇痛。

处方:良附丸加减。

高良姜10~15g,香附10~15g,木香6~10g,艾叶10g,川芎10g,桂枝10g,白芍10~15g,吴茱萸3g,炙甘草5g。

阐述:本证多为外寒直中腹中,寒凝气滞,血行失畅,不通则痛。多属痉挛性腹痛。病情一般较轻,故以用良附丸加味温里散寒为主,辅以行气和络,缓急镇痛之品。若伴恶心呕吐,加姜半夏、生姜以降逆止呕;小腹冷痛者,加乌药、小茴香以温肝散寒;腹胀满者,加厚朴、陈皮;大便秘结者,加大黄、枳实;伴恶寒者,加紫苏叶、荆芥以散寒行气。

2.热结腹痛

主症:腹痛剧烈,腹胀拒按,大便不通,小便短黄,常伴发热口苦,口渴引饮。舌苔黄腻或黄燥起刺,脉洪数或沉实有力。

治法:清热通腑。

处方:大承气汤加味。

生大黄10~15g(后下),芒硝10~12g(冲服),厚朴10g,枳实15g,银花15g,虎杖20g。

阐述:此证属阳明腑实证,系热结于内,腑气不通。可见于急性胰腺炎、急性阑尾炎、肠梗阻等。病情相对较重,变证较多,应及时治疗。若痛引两胁,加柴胡、郁金以疏肝理气;若伴目黄,加茵陈、龙胆草、栀子以清热利胆;若右下腹痛剧或有肿块,加桃仁、丹皮、冬瓜子、红藤;若呕吐恶心,加竹茹、法半夏;若壮热不已,持续腹痛，阵发加剧，则应严密观察，一旦出现外科情况，则应中西医结合治疗。

3.食滞腹痛

主症：多于饮食不节后出现脘腹胀痛拒按，恶食嗳腐，大便不畅或伴恶心。舌苔厚腻，脉滑有力。

治法：消食导滞。

处方：保和丸加减。

山楂15～20g，神曲15～20g，麦芽30g，谷芽30g，莱菔子10～15g，陈皮6g，厚朴10g，枳实15g，法半夏10g。

阐述：本证为伤食后食滞胃肠，气机壅塞不通所致，多见于伤食或轻型肠梗阻。若口干口苦，舌苔转黄，此为食滞化热，加黄连、连翘；若大便秘结，舌苔黄燥，此为食滞热结，加生大黄或配用枳实导滞丸以通下消滞；恶心呕吐者，此为胃气上逆，既可用催吐法使之呕出宿食，也可加竹茹15g、法半夏10g以降逆和胃。

4.虫积内聚

主症：腹痛时作时止，不发时如常人，腹软，痛而不拒按，得食酸物每可安宁；面黄肌瘦，寐中齘齿或面部有虫斑，有时大便可排出蛔虫。舌淡红，苔白或腻，脉缓。

治法：驱虫消积。

处方：追虫丸加减。

雷丸3g(研末吞服)，苦楝皮15～20g，槟榔15～30g，使君子15g，乌梅10g。

阐述：此证属虫痛，为蛔虫盘踞于肠，不时扰动，气机逆乱所致，见于肠蛔虫症。故以驱虫为主。若大便秘结，加生大黄、枳实以荡涤积滞；若虫聚成团，腹中绞痛，则先服蓖麻油30mL，然后再服西药驱虫剂；若突然腹中剧痛，阵发加剧，辗转不安，汗出肢冷，恶心呕吐或伴黄疸，此为虫阻胆道，可改用乌梅丸治疗，并重用槟榔、苦楝根皮。

5.气滞腹痛

主症：多因情绪变化尤其当抑郁暴怒时出现腹胀闷痛，走窜不定，痛引两胁或少腹，嗳气或矢气则减，大便或溏或硬。舌苔薄白，脉弦。

治法：疏肝理气。

处方：四逆散加味。

柴胡12g，白芍15～30g，郁金15g，枳壳15g，佛手10g，香附10g，甘草6g。

阐述：此证为肝气失疏，气机郁滞所致，多见于肠痉挛或肠功能失调。若痛引两胁，加川楝子、延胡；若痛引少腹，加乌药、小茴香；口干口苦，舌红，苔黄，加黄芩、栀子；便秘以枳壳换枳实，加郁李仁、厚朴；泄泻加焦白术、煨防风。

6.血瘀腹痛

主症：腹痛日久，缠绵不愈，痛处固定，常呈针刺样或板滞拒按或可触有积块。

舌质紫黯或有瘀点,脉涩。

治法:活血化瘀。

处方:少腹逐瘀汤加减。

当归 10g,川芎 10~12g,赤芍 15g,灵脂 10g,蒲黄 10g,延胡 15g,红花 10g,没药 10g,小茴香 6g,干姜 6g,肉桂 3~5g。

阐述:此证病机为瘀血等有形之邪闭阻,气血不通。多见于腹部手术或损伤后肠粘连或慢性炎症时间长者。少腹逐瘀汤以活血化瘀药居多,并配合温通理气镇痉之品,用之酌当,但需寻法守方,才能见效。若痛连两胁,加郁金、姜黄;大便不通,加大黄、桃仁;口干口苦,加黄柏、丹皮;腹有积块,加莪术、三棱。

(二)虚证腹痛

1.虚寒腹痛

主症:腹痛时作或绵绵不休,平时腹中怕冷,喜温喜按,饥劳易发,得食得热后痛减,伴神疲乏力,气短懒言。舌淡、苔白,脉沉细无力。

治法:温中补虚。

处方:附子理中汤合小建中汤。

干姜 10g,熟附片 10~15g,党参 30g,桂枝 10g,白芍 10~15g,白术 10g,炙甘草 9g。

阐述:本证病机为阳气不足,腹中脏器经脉失于温养。多见于有慢性肠胃病者。病势较缓,治用理中汤温运散寒,小建中汤健中缓急止痛。若疲倦无力,气息短促,加黄芪、升麻;若大便溏薄,加苍术、怀山药、苡仁、炮姜;若少腹冷痛,加乌药、小茴香,桂枝改肉桂;若大便冷秘,加肉苁蓉、当归,重用白术至 30g 或改用温脾汤加减。

2.血虚腹痛

主症:腹痛悠悠不已,大便干结难排,面白无华,心悸失眠,头晕健忘。舌淡少苔,脉细无力。

治法:补血养荣,和营止痛。

处方:四物汤加减。

当归 9~15g,熟地 15~30g,白芍 15~30g,阿胶 10~15g(烊化),制首乌 15g,柏子仁 15g,郁李仁 15g,桂枝 6g,炙甘草 9g。

阐述:本证病机为阴血不足,腹中经脉失于滋养。病势虽缓,但每难速痊,若伴低热,加地骨皮、生地;若头晕健忘,加龙眼肉、黄精;若失眠多梦,加五味子、丹参、夜交藤。

(丁于洲)

第四节　呕吐

一、定义

中医呕吐是指胃失和降，气逆于上，胃内容物经食管和口腔吐出的一种病证。有物有声为呕，有物无声为吐，无物无声为干呕，临床上呕与吐常同时发生，难于截然分开，故合称为呕吐。西医呕吐是指胃内容物，甚至胆汁、肠液通过食管反流到口腔，并吐出的反射性动作。

呕吐是临床常见的消化道症状，可发生于多种疾病，涉及各系统，需要认真鉴别。西医呕吐一般分反射性、中枢性、前庭障碍性、神经性四大类。中医呕吐主要包括反射性呕吐中的胃十二指肠疾病（急性胃肠炎或慢性胃炎急性发作等）所导致的呕吐。急性胃肠炎或慢性胃炎是临床常见的消化道疾病，临床可出现呕吐，可兼见胃痛、嗳气、反酸、腹泻等。

二、病因病机

呕吐发生的常见原因有外邪犯胃、饮食停滞、肝气犯胃、痰饮内停、脾胃虚寒、胃阴不足等。胃主受纳腐熟水谷，若风、寒、暑、湿之邪及秽浊之气，侵犯胃腑，以致胃失和降，水谷反而上逆而发生呕吐，或由于饮食不节、暴饮暴食，多食生冷、醇酒辛辣、甘肥及不洁食物，皆可伤胃滞脾，每易引起食滞不化，胃气不降，上逆而为呕吐，或因恼怒伤肝，肝失条达，横逆犯胃，胃气上逆，忧思伤脾，脾失健运，食停难化，胃失和降，而发生呕吐，或因脾运失司，痰饮内停而导致呕吐，或因病后胃弱、劳倦过度，耗伤中气，脾虚不能承受水谷，水谷精微不能化生气血，寒浊中阻而致呕吐，或因素体胃阴偏虚、久呕不愈或热病之后或因肝郁化火，耗伤胃阴，致胃失濡润，不得润降而引起呕吐。总之，胃失和降，胃气上逆是呕吐的基本病机。临床上可分为虚实 2 类，实证可因外邪、饮食、肝气、痰饮等邪气犯胃，以致胃气痞塞，升降失调，气逆而呕；虚证可因脾胃虚寒或胃阴不足所致，两者均可导致脾胃运化失常，以致胃失和降，气逆于上而发生呕吐。

（一）外邪犯胃

症状以突然呕吐，伴有恶寒发热，头身疼痛等表证为特点。

（二）饮食停滞

症状以呕吐酸腐、嗳气厌食为特点，兼见得食吐甚，吐后反快，脘腹胀满，大便秽臭或秘结，苔厚腻，脉滑实。

（三）肝气犯胃

症状以呕吐吞酸、嗳气频作为主症，兼见胸胁胀痛，舌边红、苔薄腻，脉弦。

（四）痰饮内停

症状以呕吐痰涎或清水，脘闷食少，便溏为特点。

（五）脾胃虚寒

症状以饮食稍有不慎即可呕吐，大便溏薄，时作时止为特点。

（六）胃阴不足

症状以呕吐反复发作，有时为干呕，似饥而不欲食，口燥咽干，舌红、少津，脉细数为特点。

三、辨病

（一）症状

急性胃肠炎或慢性胃炎急性发作均可出现呕吐，急性肠胃炎是发生在胃肠黏膜的急性炎症，本病常见于夏秋季，其发生多因饮食不当，暴饮暴食或食入生冷腐馊、秽浊不洁的食品，临床表现主要为恶心、呕吐、腹痛、腹泻、发热等。慢性胃炎急性发作也可出现恶心呕吐，并可伴有胃痛、嗳气、泛酸等症状。

（二）体征

呕吐大多无明显体征，有时可有上腹部轻压痛。

（三）辅助检查

1.大便常规、大便培养

有助于急性胃肠炎的诊断。

2.胃镜

有助于反流性食管炎、慢性胃炎、消化性溃疡、胃癌、食管癌等疾病的诊断。

四、类病辨别

（一）反流性食管炎、消化性溃疡、胃癌、食管癌

这些病也可出现恶心呕吐，多伴有胃痛、烧心、嗳气、泛酸、消瘦、食欲缺乏等症状，做胃镜可鉴别。

（二）脑肿瘤或脑炎

这些病表现为突然发生的喷射性呕吐，伴有头痛恶心感，这种呕吐因肿瘤生长使颅内压升高引起，且常伴有头痛、视觉障碍等表现。如果在冬春季节出现喷射性呕吐，并伴有高热、剧烈头痛等，可能是患有流行性脑脊髓膜炎（简称流脑），应及时去医院就诊。

（三）肾功能不全

可在多种慢性肾脏疾病的基础上（常见慢性肾小球肾炎、高血压肾病、糖尿病肾病等）出现恶心呕吐，可伴有颜面及双下肢浮肿、蛋白尿、低蛋白血症、高脂血症、消瘦、贫血等症状，化验肾功能肌酐和（或）尿素氮增高，内生肌酐清除率降低等。

（四）肝病

急性病毒性肝炎、酒精性肝炎等均可出现恶心呕吐；通过询问有无病毒性肝炎病史、饮酒史等可初步鉴别，进一步可做病毒学指标检测等有关检查可确诊。另外，肝硬化也可出现恶心呕吐，此类患者多伴有腹水、脾大等，做腹部 B 超或腹部 CT 可确诊。

（五）肠梗阻

主要症状是呕吐、腹痛与停止排气排便。做腹部平片有助于确诊。

（六）急性心梗

多有心绞痛病史，可在劳累或休息状态下出现恶心呕吐，多伴有大汗淋漓、面色苍白、血压下降等症状，心电图可有特征性表现，化验心肌酶及肌钙蛋白升高。

（七）妊娠呕吐

育龄妇女，停经后晨起出现恶心呕吐，多伴有困倦思睡、嗜食酸或甜的食物。尿 HCG 试验阳性有助于早孕反应的诊断。

（八）中暑

长时间处于烈日及高温环境中，会突然出现面白、恶心呕吐、胸闷、口渴等症状。可伴有多汗、面色潮红、呼吸及脉搏加快等。

（九）梅尼埃病

病因尚不很明确，多与内耳迷路水肿有关。突然出现眩晕、恶心呕吐，神志清楚，发作时闭目不敢睁眼，可伴有耳鸣、耳部胀满感等不适。

（十）颈椎病

多由椎动脉型颈椎病引起。椎动脉受刺激或压迫，以致血管狭窄而出现椎基底动脉供血不足，出现持续性头痛，晨起、头部活动时加重，并伴有眩晕、恶心呕吐等症状；有时患者可突然感到四肢麻木、软弱无力而跌倒，但神志清楚，多能自己起来。本病做颈椎摄片可确诊。

（十一）其他

泌尿系结石、卵巢囊肿蒂扭转、青光眼、肠系膜上动脉综合征等也可引起呕吐。

五、辨证论治

呕吐一证，当详辨虚实，实者多由外邪、饮食所伤，发病较急，病程较短。虚者多为脾胃运化功能减退,发病缓慢,病程较长。《景岳全书》将呕吐分为虚实 2 类进行辨证论治。实证因邪气犯胃,浊气上逆所致,治以祛邪化浊,和胃降逆,虚证乃中阳不振或胃阴不足,失其和降而成,治时扶正为主或温中健胃或滋养胃阳。

(一)实证

1.外邪犯胃

症状:或外感风寒或感冒暑湿之气。外感风寒者,呕吐必兼发热、恶寒、头痛、身痛、舌苔白、脉浮紧等症状;感受暑湿呕吐者,必见发热重,恶风或不恶风,头痛身重,脘闷恶心,舌苔白腻或黄,脉浮而数等症状。本病以突然呕吐、头身疼痛或有寒热为临床特征。

治法:疏邪解表,芳香化浊。

方药:藿香正气散为主方加减。方以藿香、紫苏、厚朴疏邪化浊为主;半夏、陈皮、茯苓、腹皮等降逆和胃为佐,如兼有宿滞,胸闷腹胀者,去白术、甘草、大枣,加神曲、鸡内金以消导积滞。如表邪偏重,寒热无汗者,加防风、荆芥之类以祛风解表。夏令感受暑湿,呕吐而并见心烦口渴者,本方去香燥甘温之药,加入黄连、佩兰、荷叶之属以清暑解热。如感受秽浊之气,忽然呕吐,可先吞服玉枢丹以辟浊止呕。

2.饮食停滞

症状:呕吐酸腐,脘腹胀满,嗳气厌食,得食愈甚,吐后反快,大便臭秽或溏薄或秘结,苔厚腻,脉滑实。

治法:消食化滞,和胃降逆。

方药:保和丸为主方。方中神曲、山楂、莱菔子、茯苓可以消食和胃;陈皮、半夏理气降逆;连翘以清积滞中的伏热。如积滞较多,腹满便秘,可合用小承气汤以导滞通腑,使浊气下行,则呕吐可止。若由胃中积热上冲,食已即吐,口臭而渴,苔黄脉数者,宜用竹茹汤以清胃降逆。

3.痰饮内阻

症状:呕吐多为清水痰涎,脘闷不适,头眩心悸,苔白腻,脉滑。

治法:温化痰饮,和胃降逆。

方药:小半夏汤合苓桂术甘汤加减。前者半夏、生姜和胃降逆,后者茯苓、桂枝、白术、甘草健脾燥湿,温化痰饮。如吐清水痰涎多者,可加用牵牛子、白芥子各 2g,研末装胶囊,每日分 3 次吞服,可增强化痰蠲饮。如痰郁化热,壅阻于胃,胃失和降,出现眩晕,心烦少寐,恶心呕吐等症状,可用温胆汤以清胆和胃除痰止呕。

4.肝气犯胃

症状:呕吐吞酸,嗳气频繁,胸胁闷痛,舌边红,苔薄腻,脉弦。

治法:舒肝和胃降逆止呕。

方药：半夏厚朴汤合左金丸加减。前方：厚朴、紫苏理气宽中；半夏、生姜、茯苓降逆和胃止呕。后方：黄连、吴萸辛开苦降以止呕。如并见口苦嘈杂，大便秘结，稍加大黄、枳实以通腑降浊。如热象较甚，可加竹茹、山栀以清肝降火。

（二）虚证

1.脾胃虚寒

症状：饮食稍有不慎，即易呕吐，时作时止，面色皖白，倦怠乏力，口干而不欲饮，四肢不温，大便溏薄，舌质淡，脉濡弱。本证以饮食稍有不慎即吐，肢冷便溏为临床特点。

治法：温中健脾和胃降逆。

方药：用理中汤为主方。方以人参（党参也可）、白术健脾益胃，干姜、甘草甘温和中；并可加砂仁、半夏、陈皮之类以理气降逆。如呕吐清水不止，可加吴萸以温中降逆而止呕吐。若呕吐日久，肝肾俱虚，冲气上逆者，可用来复丹镇逆止吐。

2.胃阴不足

症状：呕吐反复发作，时作干呕，口燥咽干，似饥而不欲食，口红津少，脉多细数。

治法：滋养胃阴，降逆止呕。

方药：用麦门冬汤为主方。方以人参（太子参）、麦冬、粳米、甘草等滋养胃阴；半夏降逆止呕。如津伤过甚，则半夏宜轻用，可加石斛、花粉、竹茹之类以生津养胃。

结语：综上所述，呕吐当分虚实 2 类。一般暴病呕吐，多属邪实，治宜祛邪为主。如外邪犯胃，必兼表证；饮食停滞，则呕吐脘胀厌食，嗳腐吞酸；肝气犯胃，则呕吐胀连胁；痰饮内阻，则呕吐清水痰涎。久病呕吐，多属于虚，治宜扶正为主。脾胃阳虚呕吐，则劳倦乏力，肢冷便溏；胃阴不足则多干呕，口燥咽干。凡正虚呕吐多起于呕吐，反复发作时，每因饮食不慎或微劳即发。如迁延日久，必会影响水谷精微的吸收，导致化源不足，加剧病情，必须给予及时治疗，促进病体的康复。 **（丁于洲）**

第五节 便秘

一、定义

便秘是由多种疾病引起的一组症状，表现为大便间隔时间长，大便量少，粪质硬，排出困难或排便不净、不畅感，中医学称为“阴结”“阳结”“脾约”等。

早在《内经》中已经对排便生理有了精确认识，如“脾胃、大肠、小肠、三焦、膀胱者，仓廪之本，营之居也，名曰器，能化糟粕，转味而入出者也”；“故水谷者，常并居于胃中，成糟粕而俱下于大肠”等，对便秘的诊治积累了丰富的经验。

流行病学调查，便秘与年龄、性别、饮食、职业、文化程度、居住区域等有关。长期便秘可对人体造成极大损害，如烦躁、注意力不集中等，甚至可导致内分泌疾病、心脑血管疾病的发生，有的患者长期便秘痛不欲生。

二、病因病机

中医学认为，便秘是人体阴阳气血津液、脏腑功能、饮食情志失调、六淫侵袭的一种临床表现，其病因病理可按“实秘、虚秘”2 个方面归纳如下。

(一)实秘肠胃积热

素体阳盛或大肠积热或过食辛辣厚味，致肠胃积热，耗伤津液，粪质干燥，排出困难。

(二)气机郁滞

肝郁气滞或气机不利，导致腑气郁滞，通降失常，糟粕内停。

(三)阴寒积滞

进食生冷或外感寒邪或过服寒凉药物，损伤肠胃，致传导失常，大便不行。

(四)虚秘气虚阳衰

饥饱失常，劳倦内伤，体质虚弱，均可致大肠传导无力或便下无力。

(五)阴亏血少

素体阴虚，津亏血少或失血夺汗或过食辛燥之品，及久服泻剂等，致大肠不荣，肠道失润，形成便秘。

现代医学认为，造成便秘的原因有：进食纤维素太少，饮水不足，活动量小，内分泌与代谢性疾病，精神因素与精神性疾病，部分药物有致便秘作用等。

正常排便需要含有一定量膳食纤维的胃肠内容物，以正常速度通过消化道各段，及时抵达直肠肛管，诱发排便反射。排便时盆底肌群协调活动，完成排便。

以上任何一个环节障碍，均可引起便秘。精神或心理障碍也是导致便秘，甚至是难治性便秘的原因之一，临床上往往与结、直肠和盆底器质性病变及功能性障碍同时存在。

目前将便秘分为慢传输型便秘、出口梗阻型便秘和混合型便秘。

慢传输型便秘临床多见于长期服用刺激性通便药物、长期卧床、心理异常等患者，主要表现为排便次数减少。

结肠传输试验是最常用的检查方法之一，根据一定时间段内标志物在结肠内的分布情况，判断结肠传输功能障碍以及观察传输障碍的结肠形状、部位及范围，一般2次以上检查均异常，可以确诊。

近年来随着神经胃肠动力学的发展，国内外多项研究认为，慢传输型便秘与肠道肌间神经丛中兴奋性神经递质缺陷及Cajal间质细胞的改变密切相关。

出口梗阻型便秘更为常见，其实质是盆底结构异常，导致粪便排出障碍，临床表现多样。

直肠指诊发现直肠内有粪便存留，括约肌反常收缩。排粪造影往往可以确诊。近年来盆底动态磁共振成像的应用，可以准确评价盆腔器官脱垂和盆底形态，通过观察盆底肌肉及邻近结构的形态变化，完整地展示盆底解剖，对肛管直肠和盆底疾病做出完整、系统的评价。

肠易激综合征的便秘型是一类和腹痛或腹胀有关的便秘，可能有以上各类型的特点。

三、辨病

（一）实秘肠胃积热

大便干结，腹胀腹痛，口干口臭，烦躁不安，小便短赤。舌红，苔黄燥，脉滑数。

（二）气机郁滞

大便干或不干，欲便不能或排便不畅或大便不尽感，肠鸣矢气，腹满胀痛，便后稍缓。甚则胸部胀闷不舒，舌苔腻，脉弦。

（三）阴寒积滞

大便排出困难，胀满拘急，甚则腹痛拒按，四肢不温，呃逆呕吐，得温则舒。苔白腻，脉弦紧。

（四）虚秘气虚阳衰

排便间隔时间延长，大便干或不干，排出无力，入厕努挣，汗出乏力，面色皖白或四肢不温，腹中冷痛。舌质淡，苔白，脉弱或沉迟。

（五）阴亏血少

大便干结，甚如板栗，排出困难，伴有面色无华，形体消瘦，五心烦热。舌质红，少苔，脉细数。

现代医学按以下2个方面归类：

1.慢传输型便秘

排便次数少，自然排便间隔时间延长，每周少于或等于2次。

2.出口梗阻型便秘

大便干结，排出困难或粪便虽不干，但也排出不畅。排便费力，排便量少。排过还想排，总觉没排净，有时需要手法协助排便，小腹或肛门坠胀。

(六)诊断

(1)直肠指诊对诊断出口梗阻型便秘有重要意义。直肠内往往有粪便存留;直肠前突患者内括约肌上、耻骨联合下方触及袋状薄弱区;直肠内套叠患者,直肠壁松弛,尤以前壁松弛为主,指诊有黏膜堆积感;盆底肌失弛缓患者,肛门紧张,嘱做排便动作时耻骨直肠肌、外括约肌不放松或反而收得更紧。

(2)肛门镜检查可看到直肠下段黏膜松弛或套叠。

(3)结肠气钡双重造影,对便秘患者可发现结肠冗长,结肠袋变浅或消失,结肠呈铅管样改变以及巨结肠等。

(4)排粪造影。当患者取坐位或蹲位,排空造影剂时,用X线观察下段肠道的一种检查方法,常被用于肠易激综合征、孤立性直肠溃疡、直肠脱垂、功能性直肠疼痛、便秘的检查。

(5)结肠传输试验在便秘的诊断中非常重要,利用吞食不透X线的标志物,每天腹部拍片,计算每张腹平片上标志物的数目,大多数标志物停留区域,判断结肠传输功能和结肠内容物运行受阻部位。

(6)肛管直肠压力测定,利用压力测定装置,测定肛管直肠压力异常变化,了解盆底肌肉功能。

(7)磁共振成像,可以得到肛门肌肉结构高质量的图像。能够精确测量肛门直肠角和会阴下降,通过观察盆底肌肉及邻近结构的形态变化,完整展示盆底解剖,对肛管直肠和盆底疾病做出完整、系统评价。

通过以上各项检查,对各型便秘做出明确诊断。

便秘诊断标准(罗马Ⅳ):诊断前症状出现至少6个月,且近3个月发生以下2项或以上的情况符合以下诊断标准。

①1/4以上的排便感到费力;②1/4以上的排便为干粪球或硬粪;③1/4以上的排便有不尽感;④1/4以上的排便有肛门直肠梗阻感/堵塞感;⑤1/4以上的排便需手法辅助(如手指协助排便、盆底支持);⑥每周自发性排便少于3次。

慢传输型便秘,大便次数减少,每周少于或等于2次。无便意,便质干硬,排出困难,伴有腹痛腹胀,常依赖服用泻剂缓解症状。直肠指检无粪便,肛周肌肉功能正常,结肠传输时间延长。

出口梗阻型便秘,粪便排出障碍,排便费力,有排便不尽感或不畅感,有直肠堵塞感,常须手法协助排便。结肠传输时间正常,排粪造影及肛门直肠压力测定异常。

混合型便秘具备上述2型便秘的特点,症状可交错出现。

四、治疗

(一)中医辨证论治

便秘的中医治疗需分清寒、热、虚、实,以通便为目的,根据病因病机不同,辨证论治。燥热者宜泻热润肠,气滞者宜行气导滞,气阴不足者应益气养阴,阳虚者当温阳通便,虚实夹杂者当攻补兼施。

1.燥热内结证

证候:大便干结,腹部胀满,按之疼痛。伴口干口臭,面红心烦,小便短赤。舌红苔黄燥,脉滑实。

治法:清肠泻热通便。

方药:麻子仁丸加减。郁怒伤肝、易怒目赤者,加服更衣丸清肝通便;痔疮便血者,加槐花、地榆、茜草清肠止血。

2.肠道气滞证

证候:大便不畅,欲解不得出或便而不爽,甚者少腹作胀。伴嗳气频作,纳食减少,胸胁痞满。舌苔薄腻,脉细弦。

治法:行气导滞通便。

方药:六磨汤加减。气郁化火,口苦咽干者,加黄芩、栀子、牡丹皮清肝泻火;情志不舒,胁肋作胀者,加香附、柴胡、厚朴疏肝理气解郁;服药后,大便通畅者,即可去大黄,转以调气为主。

3.气阴两虚证

证候:大便干结或虽有便意,临厕无力努挣,挣则汗出气短。伴便后乏力,神疲肢倦懒言。舌体瘦薄,舌偏红少苔,边有齿痕,脉细弱。

治法:益气养阴,润肠通便。

方药:增液汤合黄芪汤加减。乏力汗出者,加白术、党参补中益气;痔疮便血者,加阿胶、槐角养血止血;心烦口干者,加知母、玉竹滋阴生津。

4.脾肾阳虚证

证候:大便秘结,排出困难。伴面色萎黄无华,时作眩晕或腰膝酸软,畏寒肢冷,小便清长。舌淡、苔白,脉沉迟。

治法:温阳通便。

方药:济川煎加减。寒凝气滞、腹痛较甚者,加肉桂、木香温阳散寒,行气止痛。

中医的辨证论治尤为重要,只有明辨病性尤其病位,才能因时制宜或补或泻或降或活血等以求药到功至。另外,中医强调饮食生活调理的重要性,如《备急千金要方·食治方》云:“人体平和,唯须好将养,勿妄服药……夫为医者,当先洞晓病源，知其所犯，以食治之。食疗不愈，然后命药。”服药的同时当始终保持健康合理的生活方式，如改变排便中看书看报的习惯。不必过于追求定时排便，以免加重心理负担，使肠蠕动受到不良干扰。

（二）西药治疗

选用通便药时应考虑循证医学证据、安全性、药物依赖性以及价效比，避免长期使用刺激性泻药；药物多数不适用于慢性便秘患者，亦不宜长期应用，临床上滥用泻药的现象较为普遍，由此造成的医源性便秘很多见，应引起重视；常见的泻剂分以下几类。

1.容积型泻剂

此类泻剂可增加大便的体积，以增强粪便对肠道感受器的刺激，常用的有羧甲纤维素钠、乳果糖、山梨醇、甘露醇、聚乙二醇 4000。乳果糖、聚乙二醇 4000 等亦称为渗透性缓泻剂，应用后，可以使肠腔局部的渗透压升高，水分吸收减少，粪便体积增加。该类药疗效好，不良反应少，可长期使用。

2.润滑型泻剂

此类泻剂在肠道不被吸收，但又可妨碍水分的吸收，因此常起到润滑肠壁、软化粪便的作用(亦称之为粪便软化剂)，常用的有液体石蜡、甘油及植物油类。由于长期应用此类泻剂可导致维生素 A、D、K 及钙、磷的吸收，故不宜长期使用。

3.盐类泻剂

此类泻剂因口服后不易吸收，使肠腔内渗透压升高，阻止了水分的吸收，致使肠腔内容物的容积增大，肠道扩张而刺激肠蠕动，常用的有硫酸镁、硫酸钠。作用较快，口服后 0.5～3h，直肠给药后 5～15min 发生作用。可用于急性便秘，灌肠则常用于粪便嵌塞，不能长期使用。腹泻剧烈者可致脱水。

4.局部刺激性泻剂

甘油/氯化钠(开塞露)、甘油栓等塞入肛门内以后，可使患者产生便意，而引起排便反射，称之为肛门局部刺激性泻剂，对慢性出口梗阻型便秘患者较好。

5.促动力药

为便秘患者首选用药，此类促进肠蠕动的制剂可增强肠道正常的推进运动。

(1)多巴胺受体拮抗药，如甲氧氯普胺和多潘立酮均属于多巴胺 D_2 受体拮抗药。

(2)哌啶苯酰胺衍生物。代表药物为西沙必利，这是一种 5-羟色胺受体激动药，能增加肌间神经丛节后神经末梢乙酰胆碱生理性释放，加快肠道蠕动，可使 40%的患者缓解症状。另一种 5-羟色胺受体激动药普卡必利，具有促动力和结肠传输的双重作用。

(3)大环内酯类抗生素,如红霉素及其衍生物。

(4)神经营养因子3,调节神经肌肉突触的传递和感觉神经元的成熟,可增加排便次数。

(三)物理治疗及针灸治疗

1.大肠水疗

将过滤消毒的温水经肛门逆向注入肠道,用仪器控制水温和压力,配合腹部按摩,达到治疗慢性便秘的目的。结肠水疗可软化大便,清洁肠腔,刺激直肠壁的牵张感受器、传入排便中枢,引起降结肠、乙状结肠和直肠收缩,疗效较好且安全性高,定时用洗肠机水疗,常可刺激恢复肠动力,但不可久用,以免形成依赖,每周2～3次为宜。

2.骶神经调节(SNM)

SNM是将微电极植入骶神经孔,给予适当的电流刺激神经,借助神经元的突触连接及多种机制,综合干预异常的神经反射,达到调节膀胱、直肠括约肌及盆底功能的作用。

3.针灸及按摩推拿

针灸治疗便秘,应用最多的穴位是天枢、足三里、上巨虚。治疗方法中毫针最常用,其次是埋针、埋线、敷药,灸法、拔罐应用较少。按摩推拿可促进胃肠蠕动、刺激迷走神经、促进局部血液循环等,改善便秘症状。

(四)其他治疗

1.调整生活方式,养成良好的生活习惯

(1)饮食:纤维素,尤其是粗纤维能使粪便内保持大量的水分,从而软化大便,利于肠道益生菌的生长,同时纤维素能增加粪便体积,刺激结肠蠕动,加快结肠转运,利于大便排出。2010年世界胃肠组织(WGO)制订的便秘指南中,也推荐增加纤维素和水分的摄入,膳食纤维的推荐剂量为25g/d,且至少摄入水量1.5～2.0L/d。美国胃肠病学会(AGA)指南同样建议增加饮食中纤维素含量至25～35g/d。但膳食纤维对改善老年人便秘是否有效,目前尚无强有力证据支持。

(2)适度参加体育锻炼,养成良好的排便习惯:有资料显示,久坐职业的人群便秘发病率是普通人群的3倍,经常跑步者容易腹泻,提示运动能刺激胃肠运动、促进排便,但仅少数试验支持以上观点。一项在健康人群中的研究发现,尽管运动时结肠运动受抑制,但是停止运动后乙状结肠的推进力立即恢复正常,并且横结肠和降结肠的推进力较运动前显著增加,可促进排便。有学者进行动物试验发现,运动可抑制年龄相关性肠肌间神经元的退化,提示适当运动对于老年人便秘更有意义。另外,排便时需膈肌和腹壁肌收缩以增加腹内压,协助排便,便秘患者经常做深呼吸运动和腹壁肌肉锻炼，有助于增加辅助排便力量。

正常人的结肠高动力期是在早晨起床后和早餐后 2 个时期，前者是由直立反射引起的结肠集团蠕动，后者是胃结肠反射引起的结肠集团蠕动，在这 2 个时期内，粪便容易被推到乙状结肠和直肠，引起强烈便意。因此，在这 2 个时期排便既符合结肠生理，又容易将粪便排出、排净。因此，应该每日定时排便，利用生理规律使患者建立排便条件反射，切忌人为抑制便意。国外有学者建议便秘患者在晨起或餐后 2h 内尝试排便，每次时间不超过 5min，用力度为 5～7 分（设最大力度为 10 分），排便时集中注意力，减少外界因素的干扰。

2.精神心理治疗和生物反馈治疗

（1）精神心理治疗：消化道运动受神经系统（中枢神经、自主神经及肠神经系统）、免疫和内分泌系统的影响；自主神经、内分泌系统和情感中枢在大脑皮层下整合于同一解剖部位；脑-肠轴是将认知情感中枢、内分泌、肠神经、免疫功能联系起来的双向通路。因此，胃肠功能障碍和情感障碍在中枢相互影响，形成恶性循环。多数研究亦证实 CC 患者中焦虑、抑郁、强迫、偏执等心理障碍明显增多。根据罗马Ⅲ诊断标准建议，CC 患者精神心理治疗包括心理社会评估、促进患者理解、转诊精神专科以及心理行为治疗。

（2）生物反馈治疗：生物反馈（BF）是在行为疗法基础上发展的一种新的心理治疗技术，在 WGO 和 AGA 制订的慢性便秘指南中，均将 BF 列为“盆底肌功能障碍性便秘”的一线疗法。其原理是通过记录人体许多器官的生理活动，处理成大脑皮层容易理解的信号（以视觉或听觉的形式）显示给患者，使患者观察到机体某些心理、生理变化，患者感知后，通过大脑皮层、下丘脑产生神经和体液变化，调整异常的生理和心理反应，逐渐形成“器官和大脑”间的反馈通路，达到患者“自我治疗”目的。国内外研究发现，生物反馈可协调排便时腹肌、盆底肌及肛门括约肌的运动，尤其对盆底肌功能障碍导致的出口梗阻型便秘（OOC）有较好的疗效。另有学者认为生物反馈对慢传输型便秘（STC）也有效，但目前尚缺乏循证医学证据。

（五）手术治疗

经严格的非手术治疗后无效，而相关检查又显示有明确的病理解剖和确凿的功能异常部位的慢性顽固性便秘（重度便秘），方考虑手术治疗。顽固性便秘一般需同时满足以下 3 个条件，缺一不可：①排便频度≤2 次/周。②排便困难（奋力，干燥）。③病史至少 1 年以上。

术前应对患者的便秘情况进行全面的评估，严格掌握手术适应证，针对不同的便秘类型采取合适的手术方式。便秘外科治疗效果取决于准确的诊断和合适的手术方式，结肠切除手术适用于慢传输型便秘，效果较好；直肠黏膜脱垂、直肠前突可采用经肛门和阴道修补、PPH 和经肛门吻合器直肠切除术（STARR)。手术治疗有一定的复发率，手术后应给予必要的药物治疗。各种手术的有效率和远期疗效还有待于更长的随访和更多的临床研究，多学科协作诊治模式有利于便秘的合理治疗。根据便秘的病因分类，现将目前临床上常用的手术方式介绍如下。

1.慢传输型便秘

慢传输型便秘（STC）或称结肠慢传输型便秘（CSTC)，是指结肠传输功能障碍，肠内容物通过缓慢所引起的便秘。导致慢传输型便秘的疾病，包括成人先天性巨结肠、继发巨结肠、结肠冗长症、结肠无力等。这类病因引起的便秘均可考虑手术治疗。

慢传输型便秘手术治疗的适应证一般包括：①符合罗马Ⅲ诊断标准。②结肠传输试验明显延长（一般＞72h)，这是手术治疗最重要的条件，否则无手术指征。③内科治疗无效，病程在 3～5 年以上。④明确无排便障碍型便秘。⑤无全胃肠道运动失调的征象。⑥排除结直肠器质性疾病。⑦排除小肠传输明显延长。⑧结肠确实无张力。⑨严重影响日常生活和工作，患者强烈要求手术。⑩无精神障碍因素。

常用的手术方式有：

(1)全结肠切除＋回肠直肠吻合术（TAC＋IRA)：其手术方式是切除从回肠末端至直肠上段范围内的结肠，行回肠直肠吻合。有条件可行手助腹腔镜或单纯腹腔镜全结肠切除、回肠储袋直肠吻合术。有学者的研究已经证实腹腔镜全结肠切除术是一种安全的、可行的治疗 STC 的手术方式，具有创伤小、痛苦小、恢复快、住院时间短等优点。该术式是目前国外公认的治疗 STC 的标准术式，总体疗效满意，术后便秘改善率可达 90％～100％，但术后并发症较多，如粘连性肠梗阻、顽固性腹泻、肛门失禁及便秘复发等，影响手术治疗效果。

(2)结肠次全切除、盲肠直肠吻合术（STC＋CRA)：其手术方式是切除升结肠至直肠中上段肠管，行盲肠（或升结肠）直肠吻合术。其中，盲肠直肠吻合又可分为：①顺蠕动吻合：即升结肠断端和直肠吻合。②逆蠕动吻合：即运用盲肠底部与直肠上段行端端或端侧吻合术。盲肠逆蠕动可缓解大肠内容物向前移动，有利于水和其他物质的吸收。有学者报道采用结肠次全切除逆蠕动盲直吻合术的患者术后随访 1 年，无1 例需继续使用泻剂，患者的手术满意率为 100％。国内相关学者报道，利用腹腔镜进行结肠次全切除逆蠕动盲肠直肠吻合术治疗结肠慢传输型便秘，具有创伤小，术后恢复快等优点。

结肠次全切除、盲肠直肠吻合术（STC＋CRA）是国内开展最多的术式。该术式由于保留了盲肠、回盲瓣和末端回肠襻，有助于控制食糜进入结肠的速度；同时，盲肠作为一种生理性容器，保留了对代谢未消化的淀粉和制造短链脂肪酸的结肠菌群，减少术后腹泻的发生。但是，手术后保留的盲肠具有贮便作用，术后便秘的复发率高。

(3)结肠旷置术：手术不切除结肠，直接行末端回肠或盲肠（升结肠）与乙状结肠或直肠端侧吻合术。该手术的优点有：①保留回盲部和回盲瓣，保障水、电解质、胆盐和维生素 B_{12} 的吸收，防止盲肠内容物反流，改善术后腹泻症状。②保留盲肠和部分升结肠能起到类似于储粪袋作用，对排便有缓冲作用。③操作方便，疗效可靠。④因只轻度游离回盲部，腹腔干扰小，手术创伤非常轻微，术后恢复快，并发症低，临床效果满意。

国内有学者报道，选择性保留近端结肠肠段，将远端结肠之切口封闭后旷置，用保留的肠段行结-乙或结-直吻合，28 例患者中痊愈 25 例(89.3%)，缓解 3 例(10.6%)。然而，旷置结肠对机体有哪些影响，有待于更长期的临床观察。近年来随着腹腔镜技术的发展，腹腔镜下回肠-直肠吻合分流手术也逐渐用于慢性便秘的治疗，效果及并发症有待进一步的临床研究、观察。

(4)回肠或盲肠造口术：该术式不推荐作为治疗便秘的常规术式，但当结肠旷置、回肠-直肠端侧吻合术出现吻合口漏等并发症或效果不佳、证实有全小肠传输迟缓时，可以采用回肠或乙状结肠造口术。

2.排便障碍型便秘

排便障碍型便秘(DDC)，既往称之为出口梗阻型便秘(OOC)，是指排便出口附近组织器官的病理性改变导致排便困难或羁留性便秘的一种综合征，又称排便困难型便秘。大致可分为盆底迟缓型和盆底失迟缓型。前者主要包括：直肠内脱垂、直肠前突、会阴下降、盆底疝、骶直分离、内脏下垂等，后者包括耻骨直肠肌综合征、内括约肌失迟缓综合征等。

根据不同分型，采取不同的手术方式。

(1)直肠内脱垂是指排便过程中近端直肠黏膜层或全层套叠入远端直肠腔或肛管内而未脱出肛门外的一种功能性疾病。直肠内脱垂的手术治疗，目前多推荐采用经肛门手术。临床上有多种术式，主要包括：胶圈套扎术、直肠黏膜纵行折叠术加硬化剂注射、PPH 术、改良 Delorme 术、STARR 术等。经肛门手术的优点是创伤小，患者容易接受，因此应首先选择。

对于直肠全层脱垂、症状严重者，可考虑经腹手术（直肠前切除），多数情况下需要切除部分冗长的乙状结肠，可以进行直肠悬吊固定手术。采用经腹直肠固定术时，应首先选择直肠单侧固定，保留直肠有一定的活动度，防止发生肠梗阻。经腹手术时，要同时纠正盆底形态的异常，如行盆底抬高消除盆底疝。对女性患者建议同时行子宫圆韧带缩短、子宫前位固定术、纠正子宫后倾、盆底抬高术等。近几年，采用腹腔镜联合会阴微创手术治疗女性出口梗阻型便秘的报道逐渐增多。根据相关学者的报道，改良的直肠前切除术治疗直肠黏膜脱垂，疗效确切，有效率达100%。

(2)直肠前突是指因直肠阴道隔薄弱、排便时直肠向前突出扩张而引起的顽固性排便障碍型便秘。

直肠前突的手术指征包括：①直肠前突的大小应超过3cm(有争议)。②直肠前突内有造影剂存留。③有明显临床症状。④需要辅助排粪。

直肠前突的手术主要采用经肛门、经阴道、经会阴及联合入路的方法。其手术成败的关键在于对直肠前突正确的定位以及全面了解可能同时存在的各种盆底薄弱等异常情况。有学者认为，影响直肠前突术后疗效的因素有手法协助排粪史、排粪造影中直肠前突内钡剂潴留程度、直肠前突的大小、合并结肠慢传输型便秘及其他出口梗阻的因素和全身性疾病。

直肠前突的手术治疗原则是：修补加强直肠阴道隔的耻骨直肠肌前中线交叉纤维，消除直肠前突的薄弱区。从手术入路可分为经直肠、经阴道、经会阴、经腹进行修补四大类。目前应用最多的是经直肠修补术和经阴道修补术。经直肠前突修补术式包括：经直肠闭式修补术、经肛门直肠黏膜环行钉合术、经直肠开放式修补术；经阴道直肠前突修补术包括：经阴道黏膜纵切纵缝修补术、经阴道补片填塞修补术、经阴道入路行阴道后壁纵切横缝纵缝术、经阴道后壁双重修补直肠前壁和直肠阴道隔术、经阴道后壁"K"形修补术、经阴道纵切横缝术。经会阴及经腹进行手术临床也有应用。根据刘铁龙等报道，通过改良术式，即：①将切开阴道黏膜的椭圆形切口变成"U"形切口。②游离直肠阴道间隙，于直肠前突部缝合固定适当大小的疝修补片。③肛管后位行放射状切口，松解部分内外括约肌或耻骨直肠肌，改变肛直角，共治疗直肠前突100例，近期治愈率89%，好转率11%。近期总有效率为100%，远期治愈率为88%，好转率为10%，复发率为2%，远期总有效率为98%，疗效明显优于经直肠或经阴道切开修补术。

直肠前突手术的常见并发症：尿潴留最常见，发生率为15%～44%；切口感染的发生率约为5.6%；直肠阴道瘘的发生率为0.3%～5.1%。

(3)耻骨直肠肌综合征也称盆底痉挛综合征，是指排便时耻骨直肠肌异常收缩或不能松弛的行为障碍，它易于诊断却难治疗，首选生物反馈治疗，包括肌电图反馈和气囊反馈法等。对于生物反馈治疗失败的耻骨直肠肌综合征患者，可以采用耻骨直肠肌内注射肉毒杆菌毒素的方法来进行治疗。

盆底痉挛综合征的手术治疗应慎重，可选择的手术方式有经肛门或经骶尾入路的耻骨直肠肌部分肌束切断术和闭孔内肌筋膜、耻骨直肠肌融合术。尽管耻骨直肠肌部分切除术近期疗效较好，但这2种手术均存在客观性不强、长期疗效不确定等问题。

(4)肛门内括约肌失迟缓症:肛门内括约肌失迟缓症是由于长期忽视便意,自主神经功能紊乱等原因导致在排便过程中肛门内括约肌不能放松而引起的便秘。治疗首选生物反馈治疗,若效果不佳,可行肛门内括约肌部分切除术,其方式是在直肠侧壁切除直肠环肌与直肠纵肌,解除肛门内括约的痉挛,达到松弛肛门内括约肌的目的。该手术有方法简单、容易掌握、损伤小、出血少等优点,近、远期疗效令人满意。

3.混合型便秘

混合型便秘(MIX)的治疗应兼顾结肠慢传输和出口梗阻 2 个因素进行综合考虑,手术方式根据病因不同,选择适合的手术方式。

结肠次全切除+改良 Duhamel 术,也称金陵术,被用于混合型便秘的治疗,旨在同时纠正结肠慢传输和出口梗阻的混合型便秘的病理生理紊乱。"金陵术"的切除范围为升结肠至直肠,升结肠保留 10~12cm(视回结肠血管血供情况及吻合口张力)、直肠保留 8~10cm,同时行阑尾切除术。直肠后壁经骶前间隙游离至尾骨尖水平,侧韧带切开至腹膜反折,前壁不做游离,直肠残端以 60mm 闭合器关闭。经肛门以 29mm 管状弯头吻合器行升结肠直肠后壁端侧吻合,吻合口位于直肠后壁齿状线上约1.5cm 水平。再经肛门置入 100mm 切割闭合器,一臂置入直肠残段、一臂经吻合口置入升结肠,切割闭合器顶端至直肠残端,行直肠、升结肠侧侧吻合。相关学者报道,"金陵术"后患者获得了满意的治疗效果,患者术后排便满意率在第 3 个月、6 个月、12 个月和 24 个月时分别为 77.5%、92.1%、93.0%和 94.1%。

尽管"金陵术"有良好的疗效,但其创伤较大、技术性要求较高,一旦治疗失败,很难有再纠正的余地,应在详细地检查与判断并掌握一定的外科技术和良好的围手术期并发症处理能力后方可选择施行。

(丁于洲)

第六节　泄泻

一、定义

泄泻系因感受外邪或饮食内伤,致脾失健运,大肠传导失司,湿盛内阻,以大便次数增多,质稀溏或完谷不化,甚至如水样为主要表现的病证。

二、病因病机

(一)病因

1.感受外邪

外感湿邪或汗出入水或坐卧湿地,则寒湿内侵,困遏脾阳,脾失健运或感受暑湿、湿热之邪，壅遏脾胃，下迫大肠，均可使脾胃升降功能失常，小肠泌别失司，大肠传导功能紊乱，以致清浊不分，相杂而下，并入大肠而发为本病。

2.饮食因素

进食腐烂、变质、污染的食物，使脾胃受伤，或贪吃过量，食滞不化，宿食内停，损伤脾气，或恣食膏粱肥甘厚味，饮酒无度及嗜食辛辣香燥之物，致湿热蕴积于脾胃、肠道，或恣啖生冷瓜果等食品，寒食交阻，寒气客于胃肠，以上因素均可使脾运失职，升降失调，肠道泌别、传导失司，清浊不分，混杂而下，形成本病。

3.情志因素

肝为刚脏，性喜冲和条达，若忧郁忿怒，精神焦虑紧张，易致肝气郁结，木郁不达，横逆乘脾犯胃或思虑过度，脾气受伤，土虚木贼，均可使气机升降失调、肠道功能失常，清浊不分、相杂而下，形成本病。

4.脏腑虚衰

调摄失宜或久病之后或年老体弱，均可导致脾胃虚弱，脾失升运或肾阳不足，命门火衰，脾失温煦，水谷不能腐熟，运化失常，致水反为湿，谷反为滞，湿滞内停，阻碍气机，升降失调，清浊不分，混杂而下走大肠遂成本病。

（二）病机

1.发病

外邪致病和饮食因素引起的泄泻多起病急，呈急性发病，而情志因素和脏腑虚衰引起的泄泻多起病缓，呈慢性发病。

2.病位

在脾胃、大小肠，与肝、肾关系密切。

3.病性

急性泄泻为实证，包括寒湿、湿热、食滞；慢性泄泻属本虚标实证及虚证，脾胃不足、命门火衰为本虚，湿邪为患是标，并夹他邪。

4.病势

急性期属实证，以湿邪为主，久不愈由急转慢，慢性期属虚实夹杂及虚证，以脾胃虚弱、命门火衰为主，兼夹湿邪及其他邪。

5.病机转化

泄泻的病机转化，决定于脾胃功能的强盛与否和湿邪的程度。急性泄泻属实，慢性泄泻属虚或虚实夹杂。虚实之间常因脾虚与否及湿盛程度而转化，如急性泄泻失治或停药过早，病未根治，可使病情迁延或反复发作，病机由实转虚，形成慢性泄泻，久泻脾虚，则易感湿邪或被饮食所伤，而呈急性发作，表现为虚中夹实。

三、辨病

(1)以大便稀薄或如水样、次数增多为主症,可伴腹胀、腹痛等症状。本病一年四季均可发生,多见于夏秋之季。

(2)急性泄泻起病突然,病程短,可伴有恶寒、发热等症状。慢性泄泻起病缓慢,病程长,反复发作,时轻时重。

(3)饮食不当、受寒凉或情绪变化可诱发。

(4)便常规、便培养、纤维肠镜检查、X 线腹平片、肠道钡剂检查有助确诊。

四、类病辨别

1.痢疾

以大便次数增多,每次量少,大便中杂有脓血或脓血并见为主要表现,腹痛多伴里急后重,排便涩滞难下,虚坐努责。便培养痢疾杆菌阳性或粪便检查发现阿米巴滋养体或包囊。泄泻以大便稀溏,甚或如水样,次数多为主,二者不同,实验室检查有助于鉴别。

2.霍乱

以剧烈频繁的呕吐、泄泻并见为特征,呕吐物呈稀黄水或米泔水样,无里急后重,有饮食不洁史或患者接触史,呈地区流行。剧烈吐泻后,迅速出现皮肤松弛、目眶凹陷、下肢痉挛转筋等症,可伴心烦口渴、精神萎靡、少尿或尿闭,吐泻物标本涂片可找到革兰氏阴性霍乱弧菌,快速培养或血清凝集试验阳性。泄泻一般无此凶险症状,实验室检查有助于鉴别。

五、辨证论治

(一)中医辨证论治

1.寒湿内盛证

症见大便清稀或如水样,腹痛肠鸣,畏寒恶风食少。舌苔白滑,脉濡缓。

治法:解表散寒,芳香化湿。

处方:藿香正气散或胃苓汤加减。

药物:藿香、大腹皮、白芷、紫苏、茯苓、半夏曲、白术、陈皮、厚朴、桔梗、甘草。

如兼恶寒身痛,发热无汗、脉浮等表证者,可合用荆防败毒散以疏表解肌;若寒邪偏盛则将桂枝改为肉桂加高良姜 10g 以温化寒湿。可酌加小茴香、乌药以温里止痛。

中成药:温胃舒胶囊、香沙平胃颗粒、克痢痧胶囊、藿香正气胶囊、加味香连丸等。

2.肠道湿热证

症见腹痛即泻，泻下急迫，粪色黄褐臭秽，肛门灼热，可伴有发热。舌质红，舌苔黄腻，脉濡数或滑数。

治法：清热利湿。

处方：葛根芩连汤加味。

药物：葛根、炒黄芩、黄连、白芷、薏苡仁、茯苓、白术、芦根。

中成药：三九胃泰颗粒、雪胆素胶囊、肠胃舒胶囊等。

3.食滞胃肠证

症见大便溏稀或如蛋花样，嗳腐吞酸，恶心欲呕，腹胀肠鸣。舌苔白、黄腻，脉弦滑。

治法：消食化滞。

处方：选保和丸加减治疗。

药物：陈皮、连翘、茯苓、莱菔子、半夏曲、神曲、焦山楂、甘草。可酌加炒黄连、枳实、槟榔、佩兰。

中成药：克痢痧胶囊、肠胃舒胶囊、延胡胃安胶囊、香沙平胃颗粒等。

4.肝郁脾虚证

症见腹痛肠鸣泄泻，每因情志不畅而发，泻后痛缓。舌质红，舌苔薄白，脉弦。

治法：抑肝扶脾。

处方：痛泻要方合逍遥散加减。

药物：陈皮、白芷、白术、防风、炒柴胡、杭芍、当归、茯苓、粉葛根、黄连、甘草。

中成药：胆胃康胶囊、延胡胃安胶囊、痛泻宁颗粒及院内制剂健脾养肝丸。

5.脾胃虚弱证

症见大便溏薄，夹有不消化食物，稍进油腻则便次增多，伴有神疲乏力。舌淡、苔薄白，脉细。

治法：健脾益胃。

处方：参苓白术散加减。

药物：党参、茯苓、白术、炒薏苡仁、陈皮、砂仁、桔梗、淮山药、炒扁豆、葛根、黄连、甘草。

中成药：补脾益肠丸及温胃舒颗粒、固本益肠片、健脾养肝丸、参苓健脾胃颗粒等。

6.脾肾阳虚证

症见大便溏薄至水样甚则滑泄不止，畏寒肢冷甚则四肢厥逆。舌淡青，舌苔白滑，脉沉细无力。

治法：健脾益胃，温肾散寒。

处方：选四神丸合附子理中汤加减或合真人养脏汤加减。

药物：川附片（先煎 2h）、北沙参、当归、白术、五味子、肉豆蔻、杭芍、木香、甘草。

中成药：补脾益肠丸、蛤蚧兴阳丸、温胃舒胶囊、金匮肾气丸等。

（二）其他外治疗法

(1)针灸法：体针治疗多以取足阳明经穴位为主。主穴为中脘、足三里。耳针取小肠、大肠、脾、胃、肾、肝、交感等穴。

(2)使用穴位贴敷贴或腹泻灸贴治疗泄泻，穴位可选神阙穴、关元穴，1 次/d，14d 为 1 个疗程。

(3)灸架灸治疗，主穴为足三里，每次 20min，2 次/d。

(4)中药热奄包：胃脘部，1 次/d，每次 20min，14d 为 1 个疗程。

(5)拔火罐一般选用脾俞、肾俞、中脘、关元、天枢等穴位。

(6)推拿：患者先取坐位，用拇指平推下背部两侧足太阳膀胱经循行部位，约 10min；继之掐揉脾俞、胃俞、足三里。再让患者俯卧，用掌按摩腰部两侧，约 5min；最后点揉命门、肾俞、大肠俞、八髎等穴。若恶心、腹胀则按摩上腹部与脐周围，并取上脘、中脘、天枢、气海穴点揉。

（丁于洲）

第四章　肝胆病证

第一节　黄疸

一、定义

黄疸是因时气疫毒、湿热、寒湿等外邪侵袭或饮食失节，嗜酒无度，误食毒物或劳倦内伤，以致疫毒滞留，寒湿阻遏，湿热交蒸，气滞血瘀及肝胆脾胃功能失调，胆失疏泄而胆汁泛溢，出现以面、目、身肤发黄，小便黄赤为主要特征的病证。

二、病因病机

（一）病因

1.原发病因

湿热或寒湿、时气疫毒等外邪侵袭，是引发外感黄疸的原发病因；劳倦过度、酒食不节、情志抑郁等所致的脏腑虚损，是内伤黄疸的原始病因。

2.继发病因

砂石、虫体等阻滞胆道，积聚日久不消或瘀血阻滞胆道，是胆汁外溢产生黄疸的继发病因。

3.诱发因素

感受外邪、饮食失节、骤受惊恐、情志不遂、劳倦内伤等均可诱发或加重黄疸。

（二）病机

1.发病

黄疸由感受湿热疫毒所致者，病势暴急，病情最凶险，传染性强；而由感受湿热外邪及砂石、虫体阻滞胆道所致者，起病多亦较急；由内伤诸因所致者病势较缓。

2.病位

主要病位在肝胆，与脾、胃、心、肾有关。

3.病性

外感或急性发作的黄疸，病性以湿热、疫毒等邪实为主。而内伤或慢性发作的黄疸，病性以虚实夹杂、本虚标实为多；本虚以脾胃、肝肾、脾肾不足为主，标实以湿热或寒湿、瘀血为特征或为阳黄或为阴黄。

4.病势

本病一般初始为湿热蕴结脾胃，熏蒸阻滞肝胆，湿热耗伤肝肾之阴或过用寒凉，湿热寒化，耗伤脾阳，甚或伤及肾之阳气，而同时湿毒滞留，气血运行受阻，则可出现由实转虚或虚实夹杂以及由中焦病及下焦之势。湿热化毒或感受疫疠之毒邪，热毒炽盛，熏灼肝胆，可进一步耗损心营、肝肾而致上、中、下三焦俱病之势，出现气血阴阳皆伤之变。

而内有所伤，缓慢起病之黄疸，初为脏腑功能不足而兼寒湿或湿热毒邪为患。若正虚不胜邪，则湿毒滞留，气血运行受阻，气滞血瘀，久之则脏腑阴阳更损，虚实兼夹之势出现。

5.病机转化

外感湿热、饮食不节或酗酒过度，酿生湿热，蕴结于脾胃，熏蒸肝胆之阳黄，可因热盛伤阴而致阴虚湿阻，也可因苦寒药过用伤阳或素体阳虚致湿邪寒化，寒湿困脾，转为阴黄。脾胃肝胆湿热之阳黄，还可因湿热阻滞气机致血行不畅而出现肝胆血瘀；湿热互结化毒，充斥脏腑，可转化为热毒炽盛；热毒不解，深入心营，内陷心包，转化为热毒内陷证；热毒伤正日久可致肝肾阴阳衰竭。感受寒湿或阳黄转阴之寒湿困脾阴黄证，可因阳气受遏，进一步致脾肾阳虚，也可因气血运行受阻，而致瘀滞两胁，肝血瘀阻。

三、辨病

按照国家中医药管理局发布的中华人民共和国中医药行业标准《中医病证诊断疗效标准》进行辨病。

(1)目黄、肤黄、尿黄，以目黄为主。

(2)初起有恶寒发热，纳呆厌油，恶心呕吐，神疲乏力或大便颜色变淡。黄疸严重者皮肤瘙痒。

(3)有饮食不节，肝炎接触或应用化学制品药物等病史。

(4)肝脏、脾脏或胆囊肿大，伴有压痛或触痛。

(5)血清胆红素(直接或间接)，尿三胆试验，血清谷丙转氨酶，谷草转氨酶，γ-谷酰转肽酶，碱性磷酸酶，以及B超、胆囊造影、X线胃肠造影等有助于病因诊断。

(6)必要时做甲胎蛋白测定，胰、胆管造影，CT等检查，以排除肝、胆、胰等恶性病变。

四、类病辨别

1.黄胖病

黄胖病是由虫积匿伏肠中耗伤气血所致。症见面部淡黄虚浮、肌肤色黄带白而眼白如故、小便不黄，兼见头晕心悸、气短乏力等气血亏虚证候及腹痛间作、嗜异症。黄疸常目黄、身黄、尿黄俱见。

2.萎黄病

萎黄又称虚黄，多为脾胃虚弱所致。由大失血、大病及疟疾等病致气血亏耗而成。与黄疸的区别在于其两目不黄，面及肌肤萎黄少泽，小便通利不黄，必有头晕心悸，气短乏力。而黄疸两目、面及肌肤、小便俱黄。

3.湿病

湿邪郁蒸可引致身黄、面黄，但眼白不黄。黄疸则身、目、小便俱黄。《医学纲目·黄疸》中指出："色如烟熏黄，乃湿病也，一身尽痛。色如橘子黄乃黄病也，一身不痛。"《医学入门·黄疸》中作进一步鉴别："又湿病与黄病相似，但湿病在表，黄病在里。"

4.风气目黄

风气目黄是由风气自阳明人胃上至目眦，风气不得外泄所致。其特点为只见目黄，且以目内眦较为明显，表面凹凸不平，面身不黄，亦无其他见症，多见于肥胖之人及老年人，是为球结膜下脂肪沉积所致。黄疸除目黄、以白睛黄为表现外，亦有身黄、尿黄。

5.多食瓜果发黄

过食含胡萝卜素的胡萝卜、南瓜、菠菜、柑橘、木瓜等，致胡萝卜素潴留沉着，可出现皮肤发黄。其与黄疸病的区别在于发黄部位多在手掌、足底、前额及鼻等处皮肤，眼白不黄，亦无其他症状。黄疸则身、目、小便俱黄，且伴湿热、寒湿或瘀阻症状。

五、辨证论治

（一）辨证要点

1.辨性质

一般起病迅速，病程短，黄色鲜明，舌红，脉弦数，属热证、实证，为阳黄，其中起病急骤，黄色如金，变化迅速，舌绛者，为急黄；而起病较缓，病程长，黄色晦黯或熏黑，舌淡或黯，脉迟缓，属寒证、虚证，为阴黄。

对阳黄需进一步辨湿热孰轻孰重。以发热重或胸腹热满，按之灼手，口干苦思饮，烦渴不宁，大便干结，小便短赤，舌边尖红紫少津，苔黄腻，脉弦数为主症者，为热重于湿；而以身热不扬，身困倦怠，胸膈痞满，口干黏不思饮，大便黏滞不爽，小便短黄，苔白腻或白滑而厚，脉弦滑或濡稍数为主症者，则属湿重于热。上述2组症状相兼并见，无明显偏重者，为湿热并重。

2.辨病位及证候特征

黄色鲜明，脘腹痞满，纳呆呕恶为主症者，位在脾胃，证属脾胃湿热；黄色鲜明，胁肋胀痛，口苦呕恶为主症者，位在肝胆，属肝胆湿热证；黄色鲜明，胁肋剧痛，痛彻肩背，呕恶严重甚则呕逆胆汁者，位在胆并及于肝，证属胆热瘀结；以黄色如金，高热烦躁，呕吐频作，甚或神昏、抽搐为特征者，位在肝胆，证属热毒炽盛，熏灼肝胆；而身黄如金，入夜身热甚，神昏谵语，皮下斑疹、紫癜或衄血、吐血、便血者，则位在心肝及胆，证属热毒内陷心营；黄色晦黯，肢冷畏寒，腹胀纳少，便溏为主症者，位在脾及肝胆，证属寒湿困脾；若见黄色晦黯，头晕腰酸，脘痞腹胀，肢体困重，五心烦热，舌红苔白腻等症，则位在肝、胆、脾、肾，证属阴虚湿阻；而以黄色黯滞，胁下痞块，舌质淡黯、瘀紫者，则位在肝胆，属血瘀证。

3.辨病势轻重

常综合黄疸色泽变化、患者精神状态及全身情况判定。一般认为，黄疸逐渐加深、患者精神萎靡，全身极度疲乏，厌食严重，提示病势加重；黄疸逐渐变浅，患者神清气爽，纳食增加，病情趋向好转，为顺证，病轻；黄疸色晦无泽，患者烦躁不宁或神昏嗜睡，纳差呕吐，甚或吐血、衄血，则为逆证，病重。

（二）治疗原则

黄疸的治疗，首先应根据发病情况，分辨外感、内伤，正、邪之轻重缓急，而采取或急则治标或缓则治本或标本兼顾的原则。

外感黄疸，属于湿热的，治以清热化湿，同时通利腑气，以使湿热下泄；属于寒湿的，治以温中健脾，淡渗利湿，以求湿去黄退。急黄热毒炽盛，当以清热解毒、凉营开窍为法。内伤黄疸的治疗，则应以调整肝胆脾胃的功能为主，可分别予以健脾和胃、疏肝利胆、补益脾肾、滋养肝肾、活血化瘀等治法。

黄疸的发生，主要因湿邪入于血分瘀阻血脉，胆汁外溢所致，治疗当据黄疸之湿、热、寒之轻重，分别在清利、温化的同时，配伍活血化瘀之品。若湿痰交结，瘀于血脉，则以祛湿、活血化痰为法。

祛邪退黄与调整脏腑功能在临床上常常结合应用。具体用法应根据病邪盛衰、正气强弱、疾病新旧及证候转化等情况决定，或单独使用或分先后主次或相互组合。

（三）分证论治

1.阳黄

1)湿热兼表证

症状:黄疸初起,轻度目黄或不明显,恶寒发热,皮肤瘙痒,肢体困重,乏力,咽喉红肿疼痛,脘痞恶心,舌苔薄腻,脉濡数。

治法:清热化湿解表。

方药:甘露消毒丹合麻黄连翘赤小豆汤。一般表证轻者,麻黄、薄荷用量宜轻,取其微汗之意;白睛黄甚者,茵陈用量宜大,可用至15～30g;热重者,酌加金银花、山栀子。

2)湿重于热证

症状:身目俱黄,其色不甚鲜明,无发热或身热不扬,头重身困,胸脘痞满,食欲减退,恶心呕吐,厌食油腻,腹胀,便溏,小便短黄,舌苔厚腻微黄,脉弦滑或濡数。

治法:利湿化浊。

方药:茵陈四苓散加减。胸脘痞满,加木香、枳实、厚朴;恶心呕吐,加生姜、制半夏、砂仁;发热、口渴,加黄芩、葛根、连翘。

3)热重于湿证

症状:身目俱黄,黄色鲜明,发热口渴或见心中懊侬,腹部胀满,口干,口苦,恶心呕吐,胁胀痛而拒按,小便短少黄赤,大便秘结,舌质红,苔黄腻,脉弦数或滑数。

治法:清热利湿。

方药:茵陈蒿汤加味。壮热口渴,加大青叶、黄连、黄柏;腹胀、便秘,加枳实、厚朴。

4)胆腑郁热证

症状:身目黄染,右胁疼痛,牵引肩背,发热或寒热往来,口苦口渴,呕吐恶心,大便秘结,小便黄赤短少,舌质红,苔黄腻,脉弦数。

治法:清泄胆热。

方药:大柴胡汤加减。胁痛甚,加郁金、枳壳、木香;黄疸明显,加茵陈、金钱草、田基黄;大便秘结,加大黄、芒硝。

5)热毒炽盛证

症状:发病急骤,黄疸迅速加深,其色金黄鲜明,高热烦渴,呕吐频作,胁痛腹满,神昏谵语或见衄血、便血或肌肤出现瘀斑,尿少便结,舌质红绛,苔黄而燥,脉弦数或细数。

治法:清热解毒。

方药:犀角散加减。神昏,配服紫雪丹或安宫牛黄丸;衄血、便血,加侧柏叶、白茅根、紫草。

2.阴黄

1)寒湿困脾证

症状：身目俱黄，黄色晦暗或如烟熏，头重身困，恶心纳少，脘痞腹胀，大便不实，神疲畏寒，舌质淡，苔白腻，脉濡缓。

治法：温中散寒，健脾渗湿。

方药：茵陈术附汤加减。胁痛，加泽兰、郁金、赤芍；恶心、纳少、脘痞腹胀，加枳实、制半夏、橘皮。

2)脾虚血亏证

症状：面色萎黄，身体虚弱，肌肤不荣，面容憔悴，神疲乏力，气短懒言，纳食日少，大便溏薄，舌淡瘦小或灰暗，脉虚。

治法：健脾益气。

方药：黄芪建中汤加减。畏寒肢冷，加巴戟天、淫羊藿。

（王　晓）

第二节　肝炎

本节主要从急、慢性肝炎 2 个方面讲述。

一、急性病毒性肝炎

（一）病因病机

中医认为急性病毒性肝炎的病因主要有情志不遂，饮食不节，外感湿热疫毒、内伤饮食、劳倦或病后续发。主要病理因素责之于湿热，湿邪困遏脾胃，壅塞肝胆，疏泄失常，胆汁泛溢而发生黄疸。脾失健运，湿热内生，郁遏肝胆，疏泄不畅，亦可发为胁痛。病位涉及脾胃肝胆。张仲景的《伤寒论》中对伤寒发黄及内伤发黄做了高度概括。同时强调湿在黄疸发病中的作用，“黄家所得，从湿得之”。对其治疗提出“诸病黄家，但利其小便”等治疗法则，创制了“清热利湿、泻热通腑、发汗涌吐、和解表里、润燥消瘀、建中温补”等，并拟定了与之相应的茵陈蒿汤、栀子大黄汤，茵陈五苓散、麻黄连翘赤小豆汤、小柴胡汤、小建中汤等名方。

（二）辨病

临床诊断急性病毒性肝炎根据：①流行病学史（如密切接触史和注射史等）。②临床症状（近期内出现的、持续几天以上但无其他原因可解释的症状，如乏力、食欲减退、恶心等）。③体征（体征指肝肿大并且压痛、肝区叩击痛，部分患者可有轻度脾肿大)。④肝功能检测(血清 ALT 升高,或胆红素升高等改变)及病原学检测阳性综合诊断。

急性病毒性肝炎临床分为:急性黄疸型肝炎和急性无黄疸型肝炎。

1.急性黄疸型肝炎

1)黄疸前期

(1)症状:多以发热起病。伴以全身乏力,食欲不振,厌油,恶心,甚或呕吐。

(2)体征:常有上腹部不适、腹胀、便秘或腹泻。少数病例可出现上呼吸道症状,或皮疹、关节痛等症状。尿色逐渐加深,至本期末尿色呈红茶样。肝脏可轻度肿大,伴有触痛及叩击痛。

(3)辅助检查:尿胆红素及尿胆原阳性,血清丙氨酸转移酶(ALT)明显升高。本期一般持续 3～7d。

2)黄疸期

(1)症状:尿色加深,巩膜及皮肤出现黄染,且逐日加深,多于数日至 2 周内达到高峰,然后逐渐下降。在黄疸出现后发热很快消退,而胃肠道症状及全身乏力则见加重,但至黄疸即将减轻前即迅速改善。在黄疸明显时可出现皮肤瘙痒,大便颜色变浅,心动过缓等症状。儿童患者黄疸较轻,且持续时间较短。

(2)体征:本期肝肿大达肋缘下 1～3cm,有明显的触痛及叩击痛,部分病例且有轻度脾肿大。肝功能改变明显。本期持续 2～6 周。

2.急性无黄疸型肝炎

(1)症状:起病大多徐缓,临床症状较轻,但有乏力、食欲不振、恶心、肝区痛、腹胀和便溏等症状。

(2)体征:多无发热,亦不出现黄疸,肝常肿大,伴触痛及叩击痛,少数有脾肿大。

(3)辅助检查:肝功能改变主要是 ALT 升高。不少病例并无明显症状,但在普查时被发现。多于 3 个月内逐渐恢复。部分乙型及丙型肝炎病例可发展为慢性肝炎。

(三)类病辨别

1.急性黄疸型肝炎

(1)黄疸前期:应与上呼吸道感染、传染性单核细胞增多症、风湿热及胃肠炎等相鉴别。

(2)黄疸期:应与其他可引起黄疸的疾病相鉴别,如药物性肝炎、钩端螺旋体病、传染性单核细胞增多症、胆囊炎、胆石症等。由于急性肝炎常常会引发胆囊影像学变化,如胆囊壁增厚、分离等,因此需要与胆囊炎重点鉴别,如果合并胆囊结石，应该尽量避免在急性肝损害期进行手术治疗。

2.无黄疸型肝炎及慢性肝炎

应与可引起肝(脾)肿大及肝功能损害的其他疾病相鉴别，如慢性血吸虫病、华支睾吸虫病、药物性或中毒性肝炎、脂肪肝等。

3.重型肝炎

应与其他原因引起的严重肝损害，如药物中毒、暴发性脂肪肝、Wilson 氏病等进行鉴别。此外，在急性重型肝炎临床黄疸尚不明显时，应注意与其他原因引起的消化道大出血、昏迷、神经精神症状相鉴别。

(四)中医论治

1.治疗原则

对于急性黄疸型肝炎，主要治疗原则是化湿邪、利小便，根据阳黄与阴黄的不同治疗原则有所不同，阳黄治以清热化湿、通利腑气；阴黄为健脾温化湿邪；如为急黄则需清热解毒、凉营开窍。对于急性无黄疸型肝炎，基于肝脏的生理特点，主要治疗原则为疏肝活络、理气止痛、健脾祛湿等。

2.分证论治

1)急性黄疸型肝炎

(1)阳黄证：此证的辨证分析如下。

症状：身目俱黄(色泽鲜明如橘子色)，尿黄，发热，恶心，厌油，纳呆食少，口干苦，头身困重，胸脘痞满，乏力，大便干，小便黄赤。苔黄腻，脉弦滑数。

治法：清热解毒，利湿退黄。

方药：茵陈蒿汤加减。药用茵陈、栀子、大黄。初起身热不扬，微恶寒，身重肢倦者，加藿香、薄荷、波蔻、淡豆豉等；肝区疼痛不适者，加炒柴胡、延胡索、青皮、郁金；恶心欲吐者，可加橘皮、竹茹、半夏。

(2)阴黄证：此证的辨证分析如下。

症状：身目发黄，色泽晦暗，或如烟熏，形寒肢冷，恶心呕逆，脘腹痞满，大便溏薄。舌质淡、舌体胖、苔白滑，脉沉缓无力。

治法：健脾和胃，温化寒湿。

方药：茵陈术附汤加减。药用茵陈、附子、白术、干姜、甘草、肉桂。胁痛者，加郁金、川朴；身痒者，加苦参、丹皮、白鲜皮；舌质瘀斑者，加丹参、赤芍、穿山甲；头身困重，下肢酸软者，加苍术、茯苓、怀牛膝、黄柏；腹胀者，加枳壳、青皮；恶心呕逆明显者，加厚朴、竹茹、陈皮；大便干结，苔垢浊者，可去干姜、肉桂，加生大黄、枳实。

2)急性无黄疸型肝炎

(1)湿热困脾证：此证的辨证分析如下。

症状:胸闷不饥,肢体困重,倦怠嗜卧,或见浮肿,口中黏腻,大便溏泻。舌红、苔腻,脉濡缓。

治法:清热利湿,健脾和胃。

方药:茵陈五苓散加减。药用茵陈、泽泻、猪苓、白术、茯苓、桂枝等。若脾虚明显者,加党参、砂仁;纳呆者,可加麦芽、神曲;舌苔厚腻,腹胀明显者,加厚朴、霍香、紫苏梗。

(2)肝郁气滞证:此证的辨证分析如下。

症状:右胁或两胁胀痛,易发脾气或时叹息,或咽部似有异物感,胸闷脘痞,食少嗳气,妇女月经不调,痛经,或经期乳房作胀。舌淡、苔薄白或微黄,脉弦。

治法:疏肝解郁,理气止痛。

方药:柴胡疏肝汤加减。药用炒柴胡、青皮、枳壳、白芍、炒白术、茯苓、丹参、甘草。若气郁化火,见胁肋掣痛,心急烦躁,口干口苦,尿黄便秘者,加玄参、丹皮、山楂、黄连、川楝子、延胡索等;脘腹胀闷,饮食停滞者,加焦山楂、莱菔子、鸡内金、炒麦芽;若见阴伤而见舌红、少苔、无津者,加玄参、麦冬、枸杞、菊花;若脾虚见肠鸣腹泻者,加白术、茯苓、薏苡仁等;若为胃失和降见恶心呕吐者,加半夏、藿香、砂仁、生姜。

(3)肝郁脾虚证:此证的辨证分析如下。

症状:胁肋胀满疼痛,胸闷善太息,精神抑郁,纳差,口淡乏味,脘腹痞胀,少气懒言,四肢倦怠,面色萎黄,大便溏泄或食谷不化,每于进食生冷油腻及不易消化的食物而加重。舌淡、苔白,脉沉弦。

治法:疏肝解郁,健脾和中。

方药:柴芍六君子汤加减。药用柴胡、白芍、党参、白术、茯苓、枳实、陈皮、广木香、香附、丹参、延胡索。胁痛甚者,加川楝子、元胡、郁金;腹胀明显者,加砂仁、厚朴;纳差者,加炒鸡内金、焦三仙;黄疸者,加茵陈、鸡内金、金钱草;烦躁易怒、口苦、舌红、脉弦数者,加栀子、丹皮、龙胆草;失眠多梦者,加远志、酸枣仁。

二、慢性病毒性肝炎

(一)病因病机

慢性肝炎的病因主要为湿热、感受疫疠、饮食、情志内伤等。其病机较为复杂,由于急性期失治、误治,或者感受湿热迁延日久、正气亏损,导致湿热疫毒蕴结不解,深伏血分。可因情志抑郁、饮食不节、劳倦等导致病情反复发作,日久导致脏腑功能失调,气血阴阳亏损,可见肝郁气滞,肝郁脾虚,肝胃不和,肝肾阴虚等脏腑功能失调和虚损。如此反复,气郁致湿滞、血滞;湿滞郁久化热,影响人体津液的正常输出，血流窒滞，络脉瘀阻，形成气滞、血瘀、湿滞等气血阴阳失调，虚实夹杂，日久结于肋下，形成痞块、积聚、鼓胀。病理特点为本虚标实，正虚邪恋。病变部位涉及肝胆脾胃肾。

（二）辨病

急性肝炎病程超过半年。或原有乙型、丙型、丁型肝炎或 HBsAg 携带史，本次又因同一病原再次出现肝炎症状，体征及肝功能异常者可诊断为慢性肝炎。发病日期不明或虽无肝炎病史，但肝组织病理学检查符合慢性肝炎，或根据症状、体征，化验及 B 超检查综合分析，亦可做出相应诊断。

1.症状

慢性病毒性肝炎的症状缺乏特异性。可无症状，或症状轻微，且多呈间断性。许多慢性肝炎患者在常规体检时被意外发现，有的直到肝硬化时才确诊。最主要和常见的症状是疲劳。患者常将疲劳归因于年龄或工作压力等，其疲劳常为间歇性，在活动过劳后可加重。还有右上腹胀痛、恶心、食欲减退、乏力，肌肉酸痛和关节痛等相对少见。症状的严重程度并不与疾病的严重程度、血清转氨酶水平，甚至组织学改变一致。这些症状除与肝功能不全有关外，还可能与炎症细胞因子的释放有关。小部分的患者严重疲劳干扰工作和正常活动。严重肝区痛见于严重疾病者，而有些却病情较轻。在这部分患者中，应寻找其他原因如胆囊疾病。少数患者还有一些肝外表现。

2.体征

大多数患者的体征可能正常，或只显示轻微的肝肿大或肝区轻压痛、蜘蛛痣。黄疸只见于严重或进展期患者。轻度脾肿大也常见，但肋下 Scm 质充实者提示早期肝硬化。后期慢性肝炎和早期肝硬化，临床上很难鉴别。

3.辅助检查

1）实验室检查

（1）病毒标志物检测。①乙型肝炎：我国最多见的是慢性乙型肝炎。在慢性肝炎中，HBsAg 阳性检出率可高达 80%～90%。血清学检测有以下任何 1 项阳性，可诊断为现症 HBV 感染：血清 HBsAg 阳性；血清 HBVDNA 阳性；血清抗-HBcIgM 阳性；肝内 HBcAg 和（或）HBsAg 阳性，或 HBV DNA 阳性。②丙型肝炎：血清或肝内 HCV RNA 阳性；或抗- HCV 阳性。③丁型肝炎：慢性乙型肝炎病人或慢性 HBsAg 携带者，血清 HDVRNA 和（或）肝内 HDVAg 阳性，或抗-HDVIgM 和抗- HDVlgG 阳性，肝内 HDVRNA 和（或）肝内 HDVAg 阳性。

（2）肝功能检查。慢性肝炎最典型的表现是谷丙转氨酶（ALT）和谷草转氨酶（AST）反复或持续升高，两者升高可自轻度至正常上限的 2 倍以上不等。ALT 一般高于 AST，ALT/AST 比值为 1∶1 至 2∶1。在发展至重度或肝硬化的患者中，AST 水平可高于 ALT 水平，比值可降至 1∶1 以下。高球蛋白血症是慢性病毒性肝炎的特征之一，包括血清白蛋白降低，白蛋白/球蛋白比例低下甚或倒置，蛋白电泳 γ-球蛋白明显升高。血清胆红素可有长期或反复增高。

(3)肝组织学检查。组织病理学检查在肝脏疾病的诊断、分类及预后判定上占有重要地位，是明确诊断，衡量炎症活动度、纤维化程度，以及判定药物疗效的金标准。慢性肝炎组织病理性改变主要病变为炎症坏死及纤维化。

(4)肝纤维化血清标志物。PCⅢ、透明质酸（HA）、Ⅳ型胶原、层黏蛋白、纤维结合蛋白等，在慢性肝炎中有不同程度的增多，其中透明质酸显著增高提示有肝硬化。

2)B 超检查

慢性病毒性肝炎根据病期可分为轻、中、重度，病情不同检查结果有所不同，轻度时 B 超检查肝脾无明显异常改变；中度时 B 超检查可见肝内回声增粗，肝脏和（或）脾脏轻度肿大，肝内管道（主要指肝静脉）走行多清晰，门静脉和脾静脉内径无增宽。重度时 B 超检查可见肝内回声明显增粗，分布不均匀；肝表面欠光滑；边缘变钝；肝内管道走行欠清晰或轻度狭窄、扭曲；门静脉和脾静脉内径增宽；脾脏肿大；胆囊有时可见“双层征”。

（三）类病辨别

本病诊断时须与乙型急性肝炎、肝硬化、原发性肝癌、脂肪肝、慢性药源性肝病以及酒精性肝炎等肝脏疾病鉴别。

（四）中医论治

1.治疗原则

由于素体禀赋、条件、年龄、性别、性格等各方面的差异，以及病因的不同，慢性病毒性肝炎临床表现差异较大，在临床辨证过程中，要注意辨病邪的性质与盛衰；辨脏腑、气血、阴阳等正虚的属性与程度；辨血瘀与气滞的主次。由于慢性肝炎的病情复杂，必须广泛收集四诊资料，分清主症和次症，确定病位和病性。

2.分证论治

1)肝胆湿热证

症状：右胁胀痛，脘腹满闷，恶心厌油，身目黄或无黄，小便黄赤，大便黏腻臭秽。舌苔黄腻，脉弦滑数。

治法：清利湿热，凉血解毒。

方药：茵陈蒿汤合甘露消毒丹加减。药用茵陈、栀子、大黄、滑石、黄芩、石菖蒲、贝母、藿香、射干、连翘等。口苦而渴，小便黄赤者，加车前子、泽泻、竹叶等；发热、口干口臭、舌苔黄厚者，加黄连、银花、虎杖、白花蛇舌草等；皮肤瘙痒者加土茯苓、炒白术等；齿龈红肿渗血或鼻阻者，加丹皮、青黛等。

2)肝郁气滞证

症状：右胁或两胁胀痛，易发脾气或时叹息，或咽部似有异物感，乳房胀痛，胸闷脘痞，食少嗳气，身目黄或无黄，小便黄赤。舌淡、苔薄白或微黄，脉弦。

治法：疏肝解郁，理气止痛。

方药：柴胡疏肝汤加减。药用炒柴胡、青皮、枳壳、白芍、炒白术、茯苓、丹参、甘草。脘腹胀闷，饮食停滞者，加焦山楂、莱菔子，或鸡内金、炒麦芽；血清学病毒复制指标阳性者，加紫草、重楼、虎杖等；黄疸者，加茵陈、金钱草；肝郁化火者，加玄参、丹皮。

3)肝郁脾虚证

症状：面色萎黄，困倦乏力，胸闷腹胀，食少纳呆，口淡乏味，大便稀溏，或右胁胀痛，或易发烦躁。苔薄白或薄黄而微腻，脉弦缓。

治法：疏肝解郁，健脾和中。

方药：逍遥散加减。药用炒柴胡、当归、白芍、白术、茯苓、薄荷、甘草。胁痛明显者，加香附、枳壳、青皮等；胁肋刺痛者，加赤芍、丹参、延胡索；困倦乏力，苔白质淡、边有齿痕者，加党参、山药、黄芪等；食少纳呆、口淡乏味者，加焦山楂、炒麦芽、波蔻仁等；失眠多梦者，加合欢皮、夜交藤。

4)肝肾阴虚证

症状：胁肋隐痛，头晕耳鸣，两目干涩，咽干，失眠多梦，五心烦热，腰膝酸软，女子经少经闭。舌红少津或有裂纹，脉细数。

治法：养血柔肝，滋阴补肾。

方药：一贯煎加减。药用沙参、麦冬、生地、何首乌、枸杞、山萸肉、女贞子、旱莲草、鳖甲等。眩晕、耳鸣较甚者，加天麻、钩藤、磁石；腰膝酸软较甚者，加桑寄生、牛膝、杜仲、川断；如属气阴两虚而兼见面黄无华、全身乏力、气促、心悸者，加太子参、党参、山药、白术；手足心热甚者，加青蒿、地骨皮。

5)脾肾阳虚证

症状：畏寒喜暖，少腹腰膝冷痛，食少便溏，食谷不化，甚则滑泄失禁，下肢浮肿。舌质淡胖，脉沉无力或迟。

治法：健脾益气，温肾扶阳。

方药：附子理中汤合五苓散或四君子汤合肾气丸加减。药用黄芪、党参、白术、茯苓、甘草、炮姜、附子、炙桂枝、山药、黄精、生地、山萸肉、枸杞、菟丝子、肉苁蓉等。兼有畏寒、四肢不温或男子阳痿、女子经少或闭者，加巴戟天、仙茅、仙灵脾、补骨脂等。

6)瘀血阻络证

症状:面色晦暗或见赤缕红斑,肝脾肿大,质地较硬,或有蜘蛛痣、肝掌,女子行经腹痛,经水色暗有块。舌质暗紫或有瘀斑,脉沉细或细涩。

治法:活血化瘀,散结通络。

方药:膈下逐瘀汤加减。药用当归、桃仁、红花、丹皮、赤芍、延胡索、丹参、鳖甲等。兼有气滞者,加柴胡、枳壳、陈皮等;有鼻衄等出血倾向者,加仙鹤草、旱莲草、茜草等;女子痛经、经水色暗有块者,可加鸡血藤、失笑散、小茴香等;倦怠乏力、少气懒言者,加党参、黄芪、太子参等;肝脾肿大者,加三棱、莪术、鳖甲。

(王 晓)

第三节 肝癌

一、病因病机

(一)病因

肝癌的病理因素较多,中医各家都认为肝癌的发生与长期饮食不节、七情内伤、肝病久延、外邪侵袭及先天禀赋不足、脏腑虚弱有关。各种内外病因的影响及相互作用,引起机体的气血阴阳失衡,从而导致疾病的发生。

其外因之说,主要有寒邪、毒邪、外湿及火邪、食积之论。早在春秋时期的中医学著作《黄帝内经》即对肝癌发生的外因有了较深入的论述。《灵枢·百病始生》中指出"积之始生,得寒乃生,原乃成积",《伤寒论·辨阳明病脉证并治》中强调外湿夹寒邪在黄疸发生中的重要地位,其言:"伤寒发汗已,身目为黄,所以然者,以寒湿在里不解故也。"《诸病源候论》中强调"凡诸疸病,皆由饮食过度,醉酒劳伤,脾胃有湿热所致",《卫生宝鉴》中说:"凡人脾胃虚弱或饮食过常或生冷过度,不能克化,致成积聚结块。"此处言及酒食不节对于"黄疸""积聚"的发病,是由酒热蓄积引起的胃肠湿热,从而由外及内,由脾及肝,终成肝病。

言其内因之一,《灵枢·百病始生》中曰:"壮人无积,虚则有之。"说明积聚之生,其正气亏虚是先决条件,是其内因之根本。在此基础上,经由寒、湿、食、毒等外因侵袭,引起机体或气机不调或血瘀不行或痰湿内阻或热毒深聚,经年累月,由外及内,由气及血,由无形及有形,渐成肝癌癥瘕之象。内因之二,张子和说:"积之所成也或因暴怒喜悲思恐之气",尤在泾说:"凡忧思郁怒,久不得解者,多成此疾",言明七情内伤致使肝气郁结,气滞则血瘀,瘀血居于胁下,终致积聚发生。论其病性,如《丹溪心法·积聚痞块》中所言:“块乃有形之物,痰与食积死血而成也。”可见,肝癌乃有形之邪,其所生由乎正气不足,其所发因为外邪侵袭,其所成乃脏腑气血阴阳失调,毒邪盘踞而成,其病性虚实夹杂贯穿始终,不同阶段,虚实之著不同而已。

(二)病机

原发性肝癌患者Ⅰ～Ⅳ期出现频率最多的都是气虚、气滞、血瘀、阴虚 4 个证型,只不过重点有所不同,且相互兼夹。

正气亏虚,脏腑失调是肝癌发病的内在基础。中医学认为只有在脏腑功能失调、正气亏虚时,邪气才有可乘之机,病变才会发生。正气虚弱则卫外之气无以化生,抗邪之力无以生长。一旦内外合邪,正气难以抗御,各种病理因素的相互作用则促使癌毒内生,凝于肝胆,形成肝癌。而病邪日久必耗精伤血,又会导致气血不足,并损及元气,致使形体消瘦、正气衰败。故而此病往往因虚致病,又因病致虚,形成一种恶性循环,以致缠绵不愈。

气滞血瘀是肝癌发病的基本病机。在正常生理情况下,气发挥其推动、温煦、气化、防御、固摄等功能,血在人体有营养、濡润脏腑和各种组织器官的作用。气血生成后,循环全身,并相互影响,共同维持着人体的生理活动和机体的健康。气血之间在病理上也相互影响,气病可以及血,血病也可以及气。一方面,“气行则血行,气滞则血瘀”,气虚推动无力则气滞,气机不畅,可导致血运失调,从而出现气滞血瘀;另一方面,血瘀又会加重气滞,在内伤七情、外感六淫、饮食不节、肝病久延、正气亏虚等诸多因素作用下,肝气郁结,肝失疏泄,气机失调,气血运行不畅,气滞血瘀经久不散,凝积成瘤,因而形成肝癌。

湿聚痰凝、热毒等多因结合是肝癌的致病因素。痰、湿、热毒等既是致病因素,又是病理产物。痰是脏腑变生的病理产物,主要是由于肺、脾、肾功能失调,津液代谢紊乱,水湿停聚而成;同时,痰又可成为致病因素,随气流行,外至经络筋骨,内达五脏六腑,全身上下内外无处不到,从而可导致多种病变。湿也是津液代谢异常之产物,湿邪为病多重浊、黏腻,留滞于机体易阻遏气机,出现气滞、气郁、经络痹阻等证;湿蕴于内,久而不去,酿成湿热、湿毒;痰湿滞留,气血不畅,则气滞血瘀。

总之,肝癌的病位在肝,涉及脾胃、胆及肾。正气亏虚、脏腑失调是肝癌发病的内在基础,气滞血瘀是此病的基本病机,在气虚、阴亏、气滞、血瘀、热毒、痰湿等多种病理因素相互作用下形成肝癌。

二、辨病

临床诊断要点:有乙/丙型病毒性肝炎病史或酒精性肝病的中年,尤其是男性患者,有不明原因的肝区疼痛、消瘦、进行性肝脏肿大者,应考虑肝癌的可能,做血清 AFP 测定和有关影像学检查,必要时行肝穿刺活检,可获诊断。有典型临床症状的就诊患者,往往已届晚期,为争取对肝癌的早诊早治,应对高危人群(有肝炎史

5年以上，乙型或丙型肝炎病毒标志物阳性，35岁以上）进行肝癌普查，血清AFP测定和B型超声检查每年1次是肝癌普查的基本措施。经普查检出的肝癌可无任何症状和体征，称为亚临床肝癌。

1.非侵入性诊断标准

(1)影像学标准：2种影像学检查均显示有>2cm的肝癌占位性病变。

(2)影像学结合AFP标准：一种影像学检查显示有>2cm的肝癌特征性占位性病变，同时伴有AFP≥400μg/L（排除妊娠、生殖系胚胎源性肿瘤、活动性肝炎及转移性肝癌）。

2.组织学诊断标准

肝组织学检查证实原发性肝癌。对影像学尚不能确定的≤2cm的肝内结节应通过肝穿刺活检以证实原发性肝癌的组织学特征。

三、类病辨别

原发性肝癌需与继发性肝癌、肝硬化、肝脓肿等疾病进行鉴别。

1.继发性肝癌

原发于呼吸道、胃肠道、泌尿生殖道、乳房等处的病灶常转移至肝，大多为多发性结节，临床以原发癌表现为主，血清AFP检测一般为阴性。但少数继发性肝癌很难与原发性肝癌鉴别，确诊的关键在于病理组织学检查和找到肝外原发癌的证据。

2.肝硬化

原发性肝癌常常发生在肝硬化的基础上，两者的鉴别常有困难。若肝硬化病例有明显的肝大、质硬的大结节或肝萎缩变形而影像学检查又发现占位性病变，则肝癌的可能性很大，反复检测血清AFP或AFP异质体，密切随访病情，可最终能做出正确诊断。

3.病毒性肝炎

病毒性肝炎活动时血清AFP往往呈短期低度升高，应定期多次随访测定血清AFP和ALT或联合检测AFP异质体及其他肝癌标志物并进行分析：①AFP和ALT动态曲线平行或同步升高或ALT持续增高至正常的数倍，则肝炎的可能性大。②两者曲线分离，AFP持续升高，往往超过400μg/L，而ALT正常或下降，呈曲线分离现象，则多考虑原发性肝癌。

4.肝脓肿

临床表现为发热、肝区疼痛、压痛明显，肿大肝脏表面平滑无结节，白细胞计数和中性粒细胞计数升高，多次超声检查可见脓肿的液性暗区。必要时在超声引导下做诊断性穿刺或药物试验性治疗以明确诊断。

5.肝局部脂肪浸润

肝局部脂肪浸润多见于肝硬化早期或糖尿病脂肪浸润时，CT 检查时肝局部密度减低，形似肿块，易与原发性肝癌相混淆。肝动脉造影病灶内血管无扭曲变形，根据此特点可以明确诊断，有时必须做肝穿刺活检方能明确。

6.邻近肝区的肝外肿瘤

腹膜后的软组织肿瘤以及来自肾、肾上腺、胰腺、结肠等处的肿瘤也可在上腹部呈现肿块，容易混淆，超声检查和 AFP 检测有助于区别肿块的部位和性质。

7.其他肝脏良恶性肿瘤或病变

血管瘤、肝囊肿、肝包虫病、肝腺瘤及局灶性结节性增生、肝内炎性假瘤等易与原发性肝癌相混淆，可定期行超声、CT、MRI 等检查帮助诊断，必要时在超声引导下做肝穿刺组织学检查有助于鉴别。

四、治疗

（一）中医辨证分型治疗

1.辨病辨证要点

原发性肝癌早期可无任何症状，中医辨证有一定的困难，晚期出现明显症状和体征，可按脏腑结合病机辨证分型。

（1）辨病证：肝癌临床表现复杂，如以肝区疼痛为主者可按疼痛论治，以上腹部肿块为主者可按肝积、积证论治，以腹腔积液而见腹部胀大为主者以鼓胀论治，以黄疸为主者则以黄疸论治。

（2）辨纲目：①辨虚实：肝癌初起正气尚可，以标实为主，多为气、血、痰、湿、热互结；后期正气虚衰，以本虚为主，表现为气血亏虚、津液枯槁、脏气衰弱。②辨标本缓急：本病可由实转虚，因虚致实或虚实夹杂，故在辨证上，应进一步分清标本缓急。正虚为本，而正虚以肝脾肾不足为多。气滞、血瘀、痰凝、热郁为标。初起正虚未甚，辨证当以标实急；病中虚实夹杂，则多为正虚邪实之证；后期正气大虚，病邪未去，则以正虚为主，而病邪恋之，此时病多难治。

2.证候类别

由于肝癌病情发展复杂而多变，有主张不分型者，认为根据不同患者的不同病情进行辨证施治较为适宜。但大多数学者主张辨证分型，认为有利于观察并找出规律性的东西，以便进一步深入研究。归纳国内主要的辨证分型情况，可分为以下 4 型：

1）气滞血瘀

证候特点：两胁胀痛或刺痛，脘腹胀闷，嗳气泛酸，纳呆倦怠，胁下或上腹肿块，质硬不平，固定不移。舌象正常或舌质紫暗边有瘀斑，苔薄白，脉弦或弦涩。

治则：疏肝理气，活血化瘀。

方药：小柴胡汤合大黄蛰虫丸加减。药用柴胡、法半夏、黄芩、生姜、人参、甘草、大枣、大黄，土鳖虫（炒）、水蛭（制）、虻虫（去翅足，炒）、蛴螬（炒）、干漆（煅）、桃仁、苦杏仁（炒）、地黄、白芍药、甘草。

加减：痛甚者加延胡索、郁金、川楝子；恶心、呕吐者加砂仁、竹茹；神疲倦怠者加黄芪、太子参。

2）脾虚湿困

证候特点：神疲乏力，纳差便溏，胁痛腹胀，肢浮足肿，胁下结块，固定难移或有腹腔积液，舌质淡胖，苔白腻，脉弦滑或濡滑。

治则：益气健脾，化湿软坚。

方药：四君子汤合平胃散加减。药用党参、白术、茯苓、炙甘草、苍术、厚朴、陈皮。

加减：可加法半夏加强行气祛湿，可加龟板、牡蛎、半边莲、石上柏软坚化湿。肿甚者，可加黄芪、汉防己、猪苓、大腹皮以益气利水消肿；食滞腹胀纳呆者，可加神曲、麦芽、山楂醒脾消食。

3）肝胆湿热

证候特点：黄疸发热，右胁癥块疼痛，恶心纳差，口干口苦，大便干燥或溏稀，小便短赤。舌质红或红绛、苔黄腻，脉弦或弦滑数。

治则：清热化湿，疏肝利胆。

方药：茵陈蒿汤合膈下逐瘀汤加减。药用茵陈、栀子、大黄、五灵脂、当归、川芎、桃仁、丹皮、赤芍药、乌药、延胡索、甘草、香附、红花、枳壳。

加减：发热者，可加半枝莲、半边莲、白花蛇舌草以清热解毒。

4）肝肾阴虚

证候特点：烦热口干，低热盗汗，形体消瘦，腰酸脚软，肌肉酸痛，腹大胀满，积块膨隆，大便干结，小便短赤。舌质红或红绛、少苔或光剥有裂纹，脉细弦滑或细涩。

治则：滋阴柔肝，养血软坚。

方药：滋水清肝饮加减。药用熟地、山茱萸、山药、丹皮、麦冬、枸杞子、柴胡、栀子。

加减：加龟板、鳖甲以散结软坚，可加鸡血藤、玄参加强滋肾养血柔肝的作用。

中药与化疗、放疗合用时，以扶正、健脾、滋阴为主，可改善症状，调动机体免疫功能，减少不良反应，从而提高疗效。

（二）中成药治疗

1.艾迪注射液

由斑蝥、人参、黄芪、刺五加组成，属清热剂中解毒消瘕类中药注射剂。1次/d静脉滴注本品50～100mL，以氯化钠或葡萄糖注射液250～500mL稀释后使用，30d为1个疗程。该药尚有口服制剂，应遵医嘱服用。

2.鸦胆子油乳注射液

由精制鸦胆子油、大豆磷脂、甘油组成，具有清热解毒、散癥消结的药效。1次/d静脉滴注本品10～30mL。注意应用灭菌生理盐水250mL稀释后立即使用。一般3～4周为1个疗程。

3.复方苦参注射液

由苦参、当归等组成，具有清热利湿、凉血解毒、散结止痛的功效。属清热剂中解毒消癥类中药注射剂。1次/d静脉滴注本品10～30mL，以氯化钠或葡萄糖注射液250～500mL稀释后使用，30d为1个疗程。

4.复方斑蝥胶囊

由斑蝥、三棱、莪术、人参、黄芪、刺五加、山茱萸、女贞子、半枝莲、熊胆粉、甘草组成。本品有破血消癥、攻毒蚀疮之效，临床用于因瘀毒内阻兼气阴两虚所致的原发性肝癌。口服本品3粒，2次/d。

5.平消胶囊

由郁金、五灵脂、干漆（制）、枳壳（麸炒）、白矾、硝石、马钱子粉、仙鹤草组成。本品有活血化瘀、散结消肿、解毒止痛之效，临床用于因瘀毒内结所致肝癌。口服本品4～8粒，3次/d。

6.肝复乐片

由党参、鳖甲（醋制）、重楼、白术（炒）、黄芪、茯苓、薏苡仁、桃仁、土鳖虫、大黄、郁金、苏木、牡蛎、半枝莲、败酱草、陈皮、香附（制）、沉香、木通、茵陈、柴胡组成。本品有健脾理气、化瘀软坚、清热解毒之功，临床用于因肝郁脾虚所致原发性肝癌。1次口服10片（糖衣片）或6片（薄膜衣片），3次/d。

（三）古今效验方治疗

1.枳实消痞汤

组方：枳壳、厚朴、党参、白术、茯苓、神曲、炒谷麦芽各15g，八月札、半枝莲、白花蛇舌草各30g。

服法：水煎服。

功效：理气消痞，行气利水。

2.西黄丸

组方：由麝香、牛黄、炙乳香、炙没药组成。

服法：开水冲服。

功效：清热解毒，活血祛瘀，消坚散肿。

3.癌痛消胶囊

组方：膈下逐瘀汤加黄芪、山药、白花蛇舌草、半枝莲、三棱、莪术。

服法：口服。

功效：活血化瘀，清热解毒，健脾益气，行气止痛。

4.扶正抑瘤颗粒

组方：由红芪、当归、莪术、败酱草按 3∶1∶1∶3 组方。

功效：扶正祛邪，化瘀解毒。

（四）外治

1.膏药贴敷法

膏药是中药外用的传统剂型，其贴敷于局部肿瘤相应的体表或痛处体表，利用药物作用，达到消肿止痛、抑癌缩瘤的目的。如肝癌止痛膏（白花蛇舌草 30g，夏枯草 20g，丹参 20g，延胡索 20g，龙葵 15g，蚤休 12g，三棱 15g，莪术 15g，生乳没各 20g，血竭 5g，生川乌 5g，冰片 10g，砒霜 0.03g，黄、白蜡各 10g，米醋 20mL，凡士林 10g）；消痞止痛膏（穿山甲、血竭、儿茶、郁金、川乌、草乌、细辛、白芷、元胡、蟾酥、麻油）；癌痛膏（昆布、海藻、灵芝、郁金、香附、白芥子、鳖甲各 200g，大戟、甘遂各 150g，马钱子 100g，蜈蚣 100 条，全蝎 120g，蟾酥 80g，鲜桃树叶 10000g，加水熬汁，再把药汁浓缩成膏状，密封保存）。

2.散剂贴敷膏

散剂是将药物粉碎，混合均匀，制成粉末状制剂，分内服与外用 2 类。散剂的特点是制作简便，吸收较快，节省药材，便于服用与携带。如双柏散（侧柏叶 2 份、大黄 2 份、泽兰 1 份、黄柏 1 份、薄荷 1 份配药后共研细末）；肝癌止痛散（麝香1.5g，冰片 10g，三七 20g，延胡索 20g，乳香 30g，没药 30g，三棱 30g，莪术 30g）。

3.穴位贴敷法

肝癌疼痛穴位中药外治法是以一定的中药在相应的穴位上进行敷贴，以达到控制癌痛目的的一系列外治方法。这一方法发挥了穴位刺激和药物双重作用的疗效，集药物和经穴刺激于一体。如疏络膏（细辛、白芥子、元胡、麝香、甘遂、生姜汁）穴位外敷。穴位的选择：原发性肝癌及肝转移癌选择期门、肝俞、胆俞为主穴，足三里及脐周全息穴为配穴，穴位选择视病情有所增减。

4.酊剂外涂法

酊剂多为中药经酒精或白酒泡制而成，具有疏通经络、活血散瘀、利水消肿、镇静止痛之功效，吸收快，作用迅速。擦敷局部时，能立即消除轻度或部分中度疼痛。如冰红酊剂（1000mL 70%酒精加红花 60g，浸泡 7d，过滤后加冰片 90g，蟾酥 40g，浸 7d 后分装）。

5.针灸治疗

针灸治疗是我国的一种传统止痛方法，用针刺或艾灸穴位而达到止痛的目的。穴位是脏腑、经络、气血的汇集点，邪气的侵入点，疾病的反应点。针灸可以通过刺激穴位，入腠理，通经络，调脏腑，驱病邪，治其外而通其内。如留针治疗：采用齐刺留针法，独取天应穴，距天应穴左侧 30～40mm，胁肋部疼痛者平行于肋，肋下疼痛者平行于皮肤纹理，与皮肤成 15°夹角进针于皮下，进针长度 60mm，并排埋 3 根针，中间一根稍前 5mm，旁边两根针与中间一根针成夹角均约为 10°，3 根针横穿痛区，在远端成会合之势，但不相交，旁边进针点与中间进针点的距离均约 10mm，针柄用胶布固定于皮肤上，每晚针刺 1 次，留针 12h。水针治疗：以水针治疗癌痛，采用患处局部取穴和循经取穴相结合，以化瘀消积、通经止痛为原则。肝癌取期门、章门、肝俞、足三里、内关、阳陵泉，药物以利多卡因注射液 0.5～1mL、地塞米松注射液 2.5～5mg（0.5mL）、罗通定（颅痛定）注射液 30mg（1mL），混合后使用，起效时间在 30s 至 5min，持续时间 4～15h。按灸疗法（仰卧位取两乳横线的中点为长度，以同侧乳头为起点，斜趋痛肋下寻找最痛点为第 1 敏感穴，灸此处 30 壮，灸章门 7 壮，灸丘墟 3 壮，各穴在灸前先顺、逆时针各按 81 次，早、中、晚各灸 1 次）治疗。

（王　晓）

第四节　胰瘅

一、定义

胰瘅，又称胰腺炎，是一种常见的消化系统疾病。它主要是由于胰液分泌过多、排泄不畅或胰管堵塞等原因，导致胰腺组织自身消化和炎症反应，引起胰腺水肿、出血甚至坏死。胰瘅的主要症状包括上腹部持续性疼痛、恶心、呕吐、发热、血糖升高等。

二、病因病机

中医认为，胰瘅的发生与脾胃虚弱、湿热内蕴、气滞血瘀等因素有关。这些因素导致胰腺经络不通，气血瘀滞，津液不布，胰液排泄受阻。同时，脾胃虚弱也会引起痰湿内生，湿浊阻塞胰管，进而引发胰瘅。

三、中医辨证论治

中医治疗胰瘅主要采用辨证论治的方法。根据不同的证型，治疗方法也有所不同。以下是常见的中医证型及相应的治疗方案：

(1)脾胃湿热型：表现为上腹部疼痛、恶心、呕吐、发热、纳呆、大便不爽等症状。治疗以清热利湿、健脾和胃为主，常用中药有黄连、黄芩、茯苓、白术等。

(2)肝郁气滞型：表现为上腹部疼痛、胀满、窜痛、情绪不畅等症状。治疗以疏肝理气、和胃止痛为主，常用中药有柴胡、白芍、陈皮、枳壳等。

(3)瘀血内阻型：表现为上腹部疼痛、固定不移、疼痛拒按、皮肤瘀斑等症状。治疗以活血化瘀、通络止痛为主，常用中药有丹参、桃仁、红花、延胡索等。

四、饮食调理与预防保健

1.胰瘅患者在饮食方面的注意事项

(1)少食多餐，避免暴饮暴食。

(2)选用低脂、高蛋白、高纤维的食物，如蔬菜、水果、瘦肉等。

(3)避免食用辛辣、油腻、生冷、刺激性食物，如辣椒、油炸食品、浓茶等。

(4)适当控制甜食和高热量的食物，如糖果、巧克力等。

(5)保持饮水量，以利于通便和降温。

2.对胰瘅的预防保健

预防胰瘅的关键在于改善生活方式和避免诱发因素，以下是一些预防保健建议。

(1)合理饮食，少食多餐，避免暴饮暴食和过度饮酒。

(2)定期运动，增强身体免疫力和消化功能。

(3)保持心情舒畅，避免情绪波动和压力。

(4)积极治疗胆结石、胆囊炎等疾病，避免病情恶化引发胰瘅，胰腺炎控制后尽早行手术治疗。

(5)出现上腹部疼痛、恶心、呕吐等症状时，及时就医检查。

五、注意事项及常见误区

1.患者在治疗胰瘅过程中应注意的事项

(1)严格遵循医生的建议和治疗方案,按时服药。

(2)留意自己的症状变化,如有加重或反复,应及时就医。

(3)注意饮食宜忌,遵循医生的饮食建议。

(4)避免过度劳累和精神紧张,保持心情舒畅。

(5)定期进行血糖、肝肾功能等检查,了解病情进展。

2.患者在治疗胰瘅过程中常存在的误区

(1)胰瘅是无法治愈的绝症,只能听天由命。

(2)中医治疗比西医更具优势,无须采用西医治疗。

(3)饮食调理不重要,只要服用药物即可。

(4)过度依赖药物治疗,忽视饮食和运动的重要性。

胰瘅虽然是一种较为严重的消化系统疾病,但通过正确的治疗和预防保健措施,可以有效缓解症状和控制病情。在中医治疗过程中,应根据患者的不同证型采用不同的治疗方案,同时注重饮食调理和预防保健。患者应保持信心和希望,积极配合医生的治疗和建议,争取早日康复。

(王　晓)

第五章　肾膀胱病证

第一节　水肿

一、定义

水肿是指因感受外邪，劳倦内伤或饮食失调，使肺脾肾功能失调，三焦壅滞，膀胱气化不利，津液输布失常，致水液潴留，泛溢于肌肤，引起头面、眼睑、四肢、腹背甚至全身水肿等为临床特征的病证。西医学中的肾源性水肿、心源性水肿、营养不良性水肿、内分泌性水肿均可以参照本病辨证论治。

二、病因病机

（一）病因

1.风邪袭表

外感风寒或风热之邪，内舍于肺，肺气失于宣降，风水相搏，流溢于肌肤，发为水肿。

2.疮毒内陷

肌肤痈疡疮毒，未能清解消透，疮毒内归，损伤脾肺，脾肺功能失调导致水液代谢障碍，溢于肌肤，发为水肿。

3.水湿内侵

久居湿地或冒雨涉水，水湿内侵，脾为湿困，不能制水，水渍于肠胃而溢于体肤，发为水肿。

4.饮食失调

饮食不足，脾气日渐亏损，或饮食不节，过食肥甘、生冷，损伤脾胃，以致脾虚失运，水湿内停，溢于肌肤，发为水肿。

5.情志失调

情志郁勃，肝气郁结，疏泄失司，三焦气机不畅，水道不利，水湿泛于肌肤，发为水肿，或忧思不解，损伤脾胃，脾虚失运，发为水肿。

6.劳欲过度

因劳倦太过损伤脾胃，或因房劳过度、生育不节损伤肾气，均可影响水液正常代谢，发为水肿。

7.他病之后

乳蛾、心悸、疮毒、紫癜、淋病等久病损伤，致肺脾肾三脏功能失调，水液代谢不畅，发为水肿。病久入络，瘀血阻滞，三焦水道壅塞，亦可发生或加重水肿。

以上各种原因，有单一原因而致病者，亦有兼杂而致病者，使病情颇为复杂。此外，起居失常、劳欲过度、感受外邪、饮食过咸、情志不遂等，均可诱发或加重本病。

（二）病机

1.发病

外邪侵袭，疮毒内陷所引起的水肿多呈急性起病；水湿内侵，饮食失调，劳欲过度，情志失调及他病之后引起的水肿起病较缓或缓慢。

2.病位

病位在肺、脾、肾、三焦，但与心、肝、膀胱亦有密切关系。

3.病性

本病多属本虚标实之证。以肺、脾、肾虚损为本，以风、寒、湿、热、毒、瘀、气滞、水液为标。阳水以标实为主，阴水以本虚为主，病情反复，可出现阴阳寒热虚实错杂，本虚标实之虚实夹杂之证。

4.病势

风邪温毒以阳邪为主，风性轻扬，故病起在表、在上，迅速遍及全身；病久不愈，耗伤正气，伤及脾肾，出现腰以下肿胀。病凡由表及里、由上及下、由实转虚、由阳转阴、由肺及脾肾，则逐渐加重。

5.病机转化

因外感风邪，水湿内侵致病者，多属实证，风胜者重在肺，湿胜者重在脾。如风邪表证已解，头面浮肿消退，而水湿不化，潴留下肢肌肤，病变脏腑则可由肺转脾，病邪亦以风转湿为主，证候亦可由风水相搏转化为水湿浸渍。若水湿之邪郁而化热，则又可转化为湿热壅结证。若水湿伤阳，浸渍日久，又易转化为脾阳虚弱证候。内伤饮食、劳欲过度、情志失调、他病之后引起的水肿多属虚证。病变重在脾、肾两脏或以脾气、脾阳虚衰为甚或以肾气、肾阳衰微为甚。肾阳久衰，阳损及阴，又可导致肾阴亏虚，出现阴虚水肿或阴阳两虚或气阴两虚证候。实证水肿迁延日久或反复屡作，正气渐伤，可转化为虚证，病情由轻转重。虚证水肿复感外邪，导致急性发作，肿势增剧者，可转为标实为主证候，或因虚致实，形成本虚标实，虚实夹杂之证。在整个病程中，若肿势较甚，可突发水邪上逆心肺而见心悸、唇绀、气急、喘促不能平卧，或浊邪上蒙心包，肝风内动，则可出现神昏谵语，肢体震颤，或浊邪阻闭三焦而关格不通，呕逆不止，或伤及血络，出现衄血下血等坏证、变证，病情危重。

三、辨病

（1）水肿先从眼睑或下肢开始，继及四肢、全身。

（2）轻者仅眼睑或足胫浮肿，重者全身皆肿，甚则腹大胀满、气喘不能平卧。

（3）严重者可见尿闭、恶心呕吐、口有秽味、齿衄鼻衄，甚则可见头痛、抽搐、神昏谵语等危象。

（4）可有乳蛾、心悸、疮毒、紫癜以及久病体虚史。

（5）应做尿常规，24h 尿蛋白定量，血常规，血沉，血浆白蛋白，血尿素氮，肌酐，体液免疫以及心电图，心功能测定，B 超等实验室检查，以助明确诊断。

四、类病辨别

1.臌胀

臌胀为单腹胀大，皮色苍黄，腹部青筋暴露或兼下肢肿胀，上肢及头面一般不肿；水肿则头面、四肢皆肿，可有腹部胀大，但无青筋暴露等体征。《医学心悟·论水肿胀》说："目窠与足先肿，后腹大者，水也；先腹大，后四肢肿者，胀也。"

2.痰饮

痰饮和水肿同属津液病变，但痰饮之邪停积于局部，而水肿为水液泛滥于全身，不难鉴别。

3.气肿

水肿皮肤肿胀而有水色，按之陷下不起；气肿皮色不变，按之即起。

五、辨证论治

（一）辨证要点

1.辨阳水阴水

凡感受风邪、水气、湿毒、湿热诸邪，发病较急，症见表、热、实证者，多按阳水论治；凡饮食劳倦，房劳过度或久病损伤正气，起病较缓，病程较长，反复发作，症见里、虚、寒证者，多从阴水论治；阳水日久损伤正气或阴水复感外邪，因虚致实等均可形成虚实夹杂之证，又宜详辨标本虚实，孰多孰少，孰轻孰重，孰急孰缓。

2.辨病位

眼睑水肿，四肢皆肿，恶寒发热，咳嗽气逆，肢节酸楚，病位在肺；周身水肿，肢体困重，脘闷食少，病位在脾；面浮肢肿，腰以下为甚，伴腰膝酸软，怯寒肢冷，病位在肾；面浮肢肿，心悸怔忡，病位在心；周身水肿，胁肋胀满，嗳气不舒，病位在肝。

（二）治疗原则

《素问·汤液醪醴论》中指出："平治于权衡，去菀陈莝……开鬼门，洁净府。"《金匮要略·水气病脉证并治》中更明确指出："诸有水者，腰以下肿，当利小便；腰以上肿，当发汗乃愈。"发汗、利尿、泻下逐水为治疗水肿的3条基本原则。以阴阳虚实而言，阳水以驱邪为主，可用发汗、利水、攻逐、解毒、活血、行气、疏表等法。阴水则以扶正为主，可采用健脾温肾利水、通阳利水、补气养阴利水等法。对于虚实夹杂之证，当分清虚实标本多少，轻重缓急，权衡兼顾。攻逐一法，为历来治阳水水肿常用之法，用之得当，有立竿见影之效，但需视病情需要而定。一般来说，病起不久，肿势较甚，正气尚旺，此时抓紧时机，以祛水为急务，适当选用攻下逐水药，使水邪速从大小便而去，俟水退后，再议调补，以善其后。病在后期，脾肾双亏而水肿尤甚，若强攻之，虽水退可暂安一时，但攻逐之药，多易伤正，究属病根未除，待水邪复来，势必更加凶猛，病情反而加重，所以逐水峻药应慎用。对于余邪未尽时，宜用祛邪而不伤正，扶正而不碍邪的平和之法治疗，待余邪尽，再根据气血阴阳的偏损情况，合理进行调补善后。

（三）分证论治

1.阳水

1）风水泛滥证

症状：眼睑浮肿，继则四肢全身皆肿，来势迅速，多有恶风发热，肢节酸楚，小便不利等症。偏于风热者，伴咽喉红肿疼痛，舌质红，脉浮滑数。偏于风寒者，兼恶寒，咳喘，舌苔薄白，脉浮滑或浮紧。如水肿较甚，亦可见沉脉。

治法：散风解表，宣肺行水。

方药：越婢加术汤加减。若见汗出恶风，卫阳已虚，则用防己黄芪汤加减以益气行水。

2）湿毒浸淫证

症状：眼睑头面浮肿，延及全身，皮肤光亮，尿少色赤，身发疮痍，甚者溃烂，恶风发热，舌质红，苔薄黄，脉浮数或滑数。

治法：宣肺解毒，利湿消肿。

方药：麻黄连翘赤小豆汤合五味消毒饮加减。若脓毒甚者，当重用蒲公英、紫花地丁。

3）水湿浸渍证

症状：全身水肿，按之没指，小便短少，身体困重，胸闷，纳呆，泛恶，腹胀，苔白腻，脉沉缓，起病缓慢，病程较长。

治法：健脾化湿，通阳利水。

方药：五皮饮合胃苓汤加减。若肿甚而喘，可加麻黄、杏仁、苏子、葶苈子宣肺泻水而平喘。

4）湿热壅盛证

症状：遍体浮肿，皮肤绷紧光亮，胸脘痞闷，烦热口渴，小便短赤或大便干结，舌红，苔黄腻，脉沉数或濡数。

治法：分利湿热。

方药：疏凿饮子加减。若腹满不减，大便不通者，可合己椒苈黄丸。若肿势严重，兼见气粗喘满，倚息不得卧，脉弦有力者，为水在胸中，上迫于肺，肺气不降，宜泻肺行水，可用葶苈大枣泻肺汤合五苓散以泻胸中之水；若湿热久羁，亦可化燥伤阴，症见口干咽燥，大便干结，可用猪苓汤以滋阴利水。

攻下逐水法，为历来治疗阳水肿甚的一种方法，即《内经》中所说“去菀陈莝”之意。但只宜于病初肿势较甚，正气尚旺，而确有当下之脉症者，症见全身高度浮肿，气喘，心悸，腹水，小便不利，脉沉而有力。此时应抓紧时机，急则治其标，用攻逐以“直夺其水势”，使水邪速从大小便而去，可用十枣汤，但应中病即止，水肿衰其大半即应停药，以免过用伤正。俟水退后，再议调补，以善其后。

2.阴水

1）脾阳虚衰证

症状：水肿日久，腰以下为甚，按之凹陷不易恢复，脘腹胀闷，纳呆便溏，面色萎黄，神疲乏力，四肢倦怠，小便短少，舌质淡，苔白腻或白滑，脉沉缓或沉弱。

治法：健脾温阳，化湿利水。

方药：实脾饮加减。

2）肾阳衰微证

症状：水肿反复消长不已，面浮身肿，腰以下肿甚，按之凹陷不起，腰部冷痛酸重，尿量减少，四肢厥冷，怯寒神疲，面色灰滞或㿠白，甚者心悸胸闷，喘促难卧，腹大胀满，舌质淡胖，苔白，脉沉细或沉迟无力。

治法：温肾助阳，化气行水。

方药：济生肾气丸合真武汤加减。

3）瘀水互结证

症状：水肿延久不退，肿势轻重不一，四肢或全身浮肿，以下肢为主，皮肤瘀斑，腰部刺痛或伴血尿，舌质紫暗或有瘀斑，苔白，脉沉细涩。

治法：活血祛瘀，化气行水。

方药：桃红四物汤合五苓散加减。如见腰膝酸软，神疲乏力，乃为脾肾亏虚之象，可合用济生肾气丸以温补脾肾，利水消肿。

（李　佩　马立人）

第二节　淋病

一、定义

淋病是指小便频急短涩，滴沥刺痛，小腹拘急或痛引腰腹的疾病。淋病初起主要是湿热蕴结下焦，膀胱气化不利，久病则由实转虚。若肾气已虚而湿热未净，形成肾虚而膀胱湿热的虚实夹杂之证。后期亦可致肾阳衰微，湿浊之邪壅滞，三焦气化不利而转变成关格。

二、病因病机

（一）病因

1.下阴不洁

湿热之邪可因下阴不洁，侵入膀胱，膀胱湿热蕴结，气化失司，水道不利，遂发淋病。

2.饮食不节

嗜食辛辣、肥甘、醇酒之类，损伤脾胃，酿湿生热，下注膀胱，膀胱湿热蕴结，气化失司，水道不利，发为淋病。

3.情志失调

恼怒伤肝，气滞不畅，气郁化火或气火郁于下焦膀胱或气滞血瘀，膀胱脉络不畅，气化失司，水道不利，发为淋病。

4.房劳过度

房劳过度，肾精亏虚、肾气不固，统固失常，发为淋病。

5.禀赋不足，年老体衰

禀赋不足或年高之人，肾精不足、肾气不固，统固失常，发为淋病。

6.久病不愈，脏腑失调

久病不愈，脏腑功能失调或脏腑有热，传入膀胱，膀胱气化失司，水道不利，或脾肾亏虚，脾气不足，中气下陷，肾气不固，统摄失常，而成淋病。

（二）病机

1.发病

膀胱湿热，肝郁化火所致之热淋、气淋、血淋一般发病较急，石淋亦有急性发作者，膏淋、劳淋一般发病缓慢且易反复发作。

2.病位

淋病病位在膀胱和肾，与脾、心、肝都有密切关系。

3.病性

热淋、气淋、血淋、石淋发病早期多为实证，邪实主要为湿热、砂石、气滞、血瘀等，日久虚证渐显，成虚实夹杂证，至后期发展为劳淋、膏淋多属虚证，以脾肾亏虚为主。

4.病势

本病初期病变均在膀胱，日久可损血入肾，病势由上及下、由腑(表)及脏(里)，病情逐渐加重。

5.病机转化

本病早期以湿热为主，淋病各证之间可相互转化。热淋者因热伤血络而发生血淋；湿热蕴结，煎熬日久可成石淋；气淋者气郁化火，可成热淋等。热淋、气淋、血淋凡日久不愈，损伤脾肾，可成劳淋、膏淋，病由实转虚；同时虚证膏淋、劳淋可因复感外邪急性发作而出现热淋、气淋，成虚实夹杂之证。

三、辨病

小便频急短涩、滴沥刺痛、小腹拘急、腰腹疼痛为淋病的基本特征，各种淋病又有各自不同的特点。

1.热淋

起病多急，伴有发热，小便灼热刺痛。多见于已婚女性，每因疲劳、情志变化、感受外邪而诱发，膀胱俞、肾俞等穴位有压痛及叩击痛。尿常规及尿培养有异常改变。

2.气淋

小腹满急，小便艰涩疼痛，尿有余沥。每因情志不遂诱发或加重。

3.石淋

小便排出砂石或小便艰涩窘迫疼痛或排尿突然中断，腰腹绞痛。尿常规检查常有红细胞，B超、腹平片等辅助检查有助于诊断。

4.血淋

小便热涩刺痛，尿色深红或夹有血块。

5.膏淋

小便混浊如米泔水或滑腻如脂膏。

6.劳淋

小便淋沥不已，涩痛不显，腰痛缠绵，遇劳即发。

四、类病辨别

1.癃闭

癃闭以小便量少，点滴而出，甚则小便闭塞不通为特征。小便量少，排尿困难与淋病相似。而癃闭无尿频、尿痛，每日排尿总量少于正常；淋病有尿频、尿痛，每日排尿量正常。

2.尿血

尿血与血淋均有小便出血、尿色赤红，甚至溺出纯血的特征，但血淋有尿痛，而尿血则不痛。

3.尿浊

尿浊者小便浑浊，白如米泔，与膏淋相似，但尿浊者排尿时无疼痛及滞涩感，淋病有疼痛及滞涩感。

五、辨证论治

（一）辨证要点

淋病的辨证在区别各种不同淋病的基础上，还需审察证候的虚实。一般说来，初起或在急性发作阶段，以膀胱湿热，砂石结聚，气滞不利为主，表现为排尿烧灼痛、刺痛或胀痛，或尿砂石或尿中见鲜红血丝、血块，小腹拘急、胀满，脉滑数有力，苔黄腻等，多为实证。淋病反复发作，日久不愈或年老体虚，正气损伤，伤及脾肾，以脾虚、肾虚、气阴两虚为主，表现原有的排尿灼热、刺痛、短涩，小腹拘急、胀满消失或不明显，而以尿余沥不尽，小腹下坠或腰酸膝软，舌淡、苔薄，脉细弱为特征，多为虚证。若虚证复感外邪，多食辛辣或受情志刺激后呈急性发作或实证日久伤正，致正虚邪恋，均可表现为虚实夹杂之证，当辨虚实孰多孰少，孰急孰缓，孰轻孰重。此外，同一淋病，由于受各种因素的影响，病机并非单纯如一，如同一气淋，既有实证，又有虚证，实证由气滞不利，虚证缘于气虚下陷，一虚一实，迥然有别。又如同一血淋，由于湿热下注，热盛伤络者属实，由于阴虚火旺，虚火灼络者属虚。再如热淋经过治疗，有时湿热尚未去尽，又出现肾阴不足或气阴两伤等虚实并见证候，均当详辨。

（二）治疗原则

实则清利，虚则补益，是治疗淋病的基本原则。实证以膀胱湿热为主者，治宜清热利湿；以热伤血络为主者，治宜凉血止血；以砂石结聚为主者，治宜通淋排石；以气滞不利为主者，治宜利气疏导。虚证以脾虚为主者，治宜健脾益气；以肾虚为主者，治宜补虚益肾；虚实夹杂者，宜分清标本缓急，虚实兼顾。

淋病的治法，古有忌汗、忌补之说。如《金匮要略》说："淋家不可发汗。"《丹溪心法·淋》中说："最不可用补气之药，气得补而愈胀，血得补而愈涩，热得补而愈盛"。揆之临床实际，未必都是如此。淋病往往有畏寒发热，此并非外邪袭表，而是湿热熏蒸，邪正相搏所致，发汗解表，自非所宜，因淋病多属膀胱有热，阴液常感不足，而辛散发表，用之不当，不仅不能退热，反有劫伤营阴之弊。若淋病确由外感诱发或淋家新感外邪，症见恶寒发热，鼻塞流涕，咳嗽，咽痛者，仍可适当配合运用辛凉解表之剂。至于淋病忌补之说，是指实热之证而言，诸如脾虚中气下陷，肾虚下元不固，自当运用健脾益气、补肾固涩等治之，不必有所禁忌。

（三）应急措施

本证多因结石阻塞尿路而出现腰痛如绞，牵引少腹或尿中带血。痛甚者，当缓急止痛；尿血量多者，止血为先。可选用以下方法：

1.痛甚当止痛

用芍药甘草汤，芍药 30g，甘草 10g，急煎服，或针刺肾俞、大肠俞、三阴交，强刺激，留针 30min。

2.尿血量多当止血

服云南白药，每次 1g，4～6 次/d，口服，或白茅根 60g，煎水当茶饮。

（四）分证论治

1.热淋

症状：小便频数短涩，灼热刺痛，少腹拘急胀痛，溺色黄赤或有腰痛拒按或有寒热，口苦呕恶或有大便秘结，舌红，苔白腻或黄腻，脉滑数。

治法：清热利湿通淋。

方药：八正散加减。伴寒热，口苦呕恶者，加黄芩、柴胡以和解少阳；若湿热伤阴者，去大黄，加生地黄、知母以养阴清热；若热毒弥漫三焦，用黄连解毒汤合五味消毒饮以清热泻火解毒。

2.血淋

症状：实证为尿色红赤或夹有紫暗血块，小便热涩刺痛，甚者小腹胀急疼痛或见心烦，舌尖红，苔黄，脉滑数；虚证为尿色淡红，尿痛滞涩不著，腰膝酸软，五心烦热，舌红少苔，脉细数。

治法：实证当清热利湿，凉血止血。虚证宜滋补肾阴，清热止血。

方药：实证用小蓟饮子加减。瘀血明显者加三七、牛膝、桃仁以化瘀止血。虚证宜用知柏地黄丸加减，酌情加入龟板、阿胶、旱莲草、茜草等以养血止血；若久病脾虚，气不摄血而见神疲无力，面色无华者，选用归脾汤加仙鹤草、女贞子、旱莲草等益气摄血。

3.石淋

症状：尿中夹有砂石，排尿涩痛或排尿时突然中断，尿道窘迫疼痛，少腹拘急或腰痛如绞难忍，牵及少腹，连及外阴，尿中带血，舌红，苔薄白或薄黄，脉弦或数。

若病久砂石不去，伴见少气乏力，面色无华，精神萎靡，痛引少腹，舌淡胖有齿痕，脉细而弱或腰腹隐痛，手足心热，舌红少苔，脉细数。

治法：清热利湿，排石通淋。

方药：石韦散加减。可加金钱草、海金沙、鸡内金等以加强排石消坚的作用。病久砂石不去，少气乏力，面色无华者，为中气亏虚，虚实夹杂，治宜益气通淋，方用补中益气汤加金钱草、海金沙、冬葵子、车前子、石韦；阴虚者加用生地黄、旱莲草、鳖甲以滋养肾阴。

4.气淋

症状：小便涩滞，淋沥不畅，少腹胀满疼痛，苔薄白，脉弦或尿频溲清，余沥不尽，小腹坠胀，空痛喜按，面色无华，少气懒言，舌质淡，脉细弱无力。

治法：实证宜理气疏导，通淋利尿；虚证宜健脾补肾，益气升提。

方药：实证用沉香散加减。若两胁胀满、情志不畅者，加柴胡、香附以疏肝理气；少腹胀满者，加川楝子、小茴香、郁金以行气消胀。虚证宜用补中益气汤，肾虚者，加怀牛膝、杜仲、枸杞子、菟丝子以脾肾双补。

5.膏淋

症状：小便浑浊不清，色乳白或如米泔水，置之沉淀如絮状，上有浮油如脂或夹凝块或夹血液，尿时不畅，灼热疼痛，口干，舌红，苔黄腻，脉濡数。若病久不已或反复发作，疼痛不甚，淋出如脂，形体消瘦，腰膝酸软，头晕无力，舌淡，苔腻，脉细弱无力。

治法：实证宜清热利湿，分清泄浊；虚证宜补益脾肾，固涩止淋。

方药：实证用程氏萆薢分清饮加减。虚证偏于脾虚者，用补中益气汤；偏于肾虚者，用六味地黄丸合金锁固精丸加减；偏于肾阳虚者，用金匮肾气丸加减。

6.劳淋

症状：小便不甚赤涩，尿痛不著，但淋沥不已，余沥难尽，时作时止，遇劳即发，腰膝酸软，神疲乏力，病程较长，缠绵难愈，舌质淡，脉细弱。

治法：补脾益肾。

方药：无比山药丸加减。肾阳亏虚，见腰膝酸软，畏寒肢冷者，用金匮肾气丸以温肾壮阳；若中气下陷，见少腹坠胀，尿频涩滞，余沥难尽，面色无华，少气懒言，舌淡，脉细无力，可用补中益气汤加减；若心脾两虚，症见小便涩滞，尿意不尽，小腹微胀，心悸气短，困倦乏力，失眠多梦，舌淡红，脉细或弱者，用归脾汤加减。

（陈为民　邢林波）

第三节　癃闭

一、定义

癃闭是由肾与膀胱功能失调，三焦气化不利导致的以排尿困难，小便量少，点滴而出，甚则闭塞不通为主症的疾病。其中，小便不利，点滴而短少，病势较缓者，称为癃；小便闭塞，点滴不通，病势较急者，称为闭。癃和闭虽有一定区别，但都是指排尿困难，只是病情有轻重程度的不同，亦有开始涓滴而量少，继则闭而不通者，因此多合称为癃闭。

二、病因病机

在生理情况下，水液通过胃的受纳、脾的转输、肺的肃降、肾的气化，使清者上归于肺而布散周身，浊者下输膀胱而排出体外，从而维持人体正常的水液代谢。此外，三焦水道通利与否，还与肝气的条达以及膀胱有无血瘀、砂石、肿块等阻塞有关。因此无论是感受湿、热等外邪，还是因饮食偏嗜肥甘酒热辛辣之品、劳倦过度、年老体虚、久病伤肾、房劳过度、七情内伤等内伤因素或者因外伤、砂石、肿块等原因，凡使上、中、下焦任何一个环节功能发生障碍，均能导致本病。兹将本病的病因病机概括如下。

（一）病因

1.外邪侵袭

温热邪气入侵，肺热气壅，肺气不降，津液输布失常，水道通调不利或肺热下移膀胱，气化不利或湿热侵入，阻滞下焦，均可形成本病。

2.饮食失调

过食肥甘醇酒，损伤脾胃，酿湿生痰，湿痰郁而化热，湿热下注膀胱，气化失司，水道不利或过食生冷，脾气受损，中气下陷，清阳不升，浊阴不降，均可发为本病。

3.七情失和

七情内伤，肝气郁结，疏泄不及，从而影响三焦水液的运行及气化功能，使水道受阻，发生本病。

4.劳欲过度

劳倦伤脾、纵欲伤肾，脾虚清气不升，浊阴难以下降，肾虚火衰，气化失司，开合不利，发为本病。

5.年老久病

年老体弱，肾元亏虚，或久病体虚，损伤脾肾，均可形成本病。

6.尿路阻塞

淫欲过度，忍精不泄，留滞茎中，产生败精瘀浊，或跌仆损伤，瘀血停蓄，或尿路结石及肿瘤，皆可阻塞尿路，引起尿排不畅，甚则尿闭。

（二）病机

1.发病

本病可突然发作，亦可逐渐形成。严重者可出现头晕头痛、恶心呕吐、抽搐、昏迷等,由癃闭转为关格,危及生命。

2.病位

本病病位在膀胱,但与肺、脾、肝、肾、三焦都有关系。

3.病性

多属虚实夹杂之证。一般说来,湿热蕴结、肺热气壅、肝气郁滞、尿路阻塞等证,多属实证;脾虚气陷、肾元亏虚等证,多属虚证。若癃闭实证,久治不愈,损伤正气,或因虚致实,浊邪壅滞,均可形成虚实夹杂之证。标实不外乎热、毒、湿、浊、瘀、滞、结石、败精等,本虚多为脾肾亏虚。

4.病势

病之初多属实证,日久损伤正气,转为虚实夹杂证,后期多为虚证或虚中夹实证。癃者为轻,闭者为重,证由癃转闭,由实转虚,由肺、肝、脾及肾,则病情由轻转重。甚则癃闭日重,浊邪壅滞三焦,可演变为关格。

5.病机转化

病之初期多见实证证候,如肺热气壅、膀胱湿热、肝郁气滞、尿路阻塞。若肺热下移膀胱,则肺热气壅证可转为膀胱湿热证;若肝郁气滞,气血运行不畅,瘀血阻塞尿路,亦能转为尿路阻塞证;同时实证日久,损伤气血阴阳,脾肾不足,亦可转为脾虚气陷、肾阳衰惫、肾阴亏耗等证。而脾肾亏损,脏腑功能失调,气血运行失和,又可产生气滞、血瘀、水湿、浊毒等虚中夹实之候。若邪气壅实而正气衰败,病则由癃转闭,由闭转关格。

三、辨病

(1)小便不利,点滴不畅或小便闭塞不通,尿道无涩痛,小腹胀满。

(2)多见于老年男性或产后妇女及手术后患者。

(3)男性直肠指诊检查可有前列腺肥大或膀胱区叩诊明显浊音。

(4)做膀胱镜、B超、腹部X线等检查,有助于诊断。

四、类病辨别

1.关格

关格为小便不通与呕吐不止并见。与癃闭单纯指小便闭塞不通没有呕吐有别。而癃闭发展至危候,上下痞满,可出现呕吐不止表现,转成关格。

2.淋病

淋病以小便频数短涩,滴沥刺痛,欲出未尽为特征,其每次小便量少,排尿困难与癃闭相似,但尿频而痛,且每日排出小便的总量多为正常。癃闭则无刺痛,每天排出的小便总量少于正常,甚则无尿排出。

五、辨证论治

（一）辨证要点

1.确定病性

凡发病急骤，小腹胀或疼痛，小便浑浊，灼热短赤，苔厚，脉有力，多属实证；若见小便热赤而滴沥或见烦渴咽干者，病性属热；若见身重腰酸，尿频而急，涩滞不利，病性多属湿；若见尿如细丝，腰痛不移，舌质紫黯或见腰部剧痛，尿流中断，尿有血块者，病性属瘀；若见情志抑郁，腹胀胁痛，小便涩滞涓滴而出者，病性属气滞。凡发病缓慢，见尿流无力，排尿断断续续，面色少华或㿠白，神疲乏力，脉细弱或沉而无力者，多属虚证。而临证以虚中夹实证或实中夹虚证多见。

2.辨明病位

小便淋沥不尽，甚则点滴不出，其病位在肾与膀胱，以膀胱为主；若兼见水肿、气急、泛恶、腰酸或腰痛或小便不禁，病位亦在肾与膀胱，但以肾为主；若兼有小腹或会阴部胀痛而触及无肿块，两胁胀痛，女子月经失调，其病位涉及肝；若兼见胸闷脘痞，呕恶纳差，则病位涉及脾胃；若兼见心悸怔忡，气急不能平卧，咳嗽咳痰，其病位涉及心肺。

（二）治疗原则

“六腑以通为用，以通为补”，故通利是治疗癃闭的基本原则。但通利之法又因证候的虚实而各异。一般而言，实证常宜清湿热、散瘀结、利气机而通水道；虚证则宜补脾肾、助气化、通补结合，以使气化得行，小便自通。同时还应审因论治，理法方药统一，不可滥用通利小便之品。

（三）应急措施

若小腹胀急，小便点滴不下，可采用下列内外治法应急处理。

1.单方验方

倒换散：生大黄 12g，荆芥穗 12g，共研末，分 2 次服。每隔 4h 用温开水调服 1 次，2 次/d。

2.外敷法

（1）食盐 250g，炒熟，布包熨脐腹，冷后再炒热敷之。

（2）独头蒜 1 只，栀子 3 枚，盐少许，捣烂，摊纸贴脐部，良久可通。

3.取嚏或探吐法

用消毒棉签，向鼻中取嚏或喉中探吐或用皂角末 0.3～0.6g，吹鼻取嚏。打喷嚏或呕吐，能开肺气、举中气而通下焦之气，是一种简单而有效的通利小便的方法。

4.针灸推拿

针刺足三里、中极、三阴交、阴陵泉等穴，反复捻转提插，强刺激；体虚者可灸关元、气海,并可采取少腹、膀胱区按摩法。

5.导尿法

若经过服药、外敷、针灸等法治疗无效,而小腹胀满特甚,叩触小腹部膀胱区呈浊音,当用导尿法以缓其急。

以上诸法,用于尿潴留引起的癃闭有效,而对肾功能衰竭所致的少尿或无尿疗效不显。

(四)分证论治

癃闭的辨证治疗要注意究病因、别虚实、分缓急。究病因是指根据主要的症状,结合舌脉,辨明癃闭的成因。如小便灼热短赤、口渴、舌红苔黄、脉数者,属热;口渴不欲饮、小腹胀满者,为热积膀胱;口渴欲饮、咽干气促、舌红者,为邪热壅肺;如尿线变细、时而不通或伴疼痛者,为尿路阻塞;若老年排尿无力、点滴而下或尿闭者,为命门火衰。别虚实是辨明癃闭的病性,癃闭有虚实的不同,因湿热蕴结、肺热气壅、肝郁气滞、瘀浊阻塞所致者,多属实证;因中气下陷、肾阳亏虚导致者,多属虚证。实证发病多急骤,虚证发病多缓慢,且临床上虚实夹杂者多见。分缓急指要分清病情的轻重,小便闭塞不通者为急症,量少点滴而出者为缓症;初起病“癃”,转为“闭”者为病势转重;初起病“闭”,转为“癃”者为病势转轻。

治疗上根据六腑以通为用的原则,采用通利的方法。但通利之法,又要结合脏腑虚实和病邪的不同,分别使用清邪热、疏气机、散瘀结、补中气、温肾阳等方法,不可一味攻下。对于水蓄膀胱之急症,应配合针灸、导尿等方法尽快解除患者痛苦。

1.膀胱湿热证

症状:小便点滴不通或量极少而短赤灼热,小腹胀满,口苦口黏或口渴不欲饮或大便不畅,舌质红,苔黄腻,脉数。

治法:清热利湿,通利小便。

方药:八正散加减。若心火亢盛,兼心烦,口舌生疮者,合用导赤散以清心火、利湿热;若湿热蕴结三焦,气化不利,见小便量极少或无尿,面色晦滞,胸闷烦躁,恶心呕吐,口中尿臭,甚则神昏谵语,宜用黄连温胆汤加车前子、白茅根、通草以清热化湿,降浊和胃;若湿热久羁下焦,导致肾阴灼伤而出现口干舌燥,手足心热,潮热盗汗,舌红无苔者,可用滋肾通关丸加生地黄、车前子、牛膝以滋肾阴、清湿热而助气化。

2.肺热壅盛证

症状:小便不畅或点滴不通,咽干,烦渴欲饮,呼吸短促或有咳嗽,舌红,苔薄黄,脉数。

治法:清肺泄热,通利水道。

方药:清肺饮加减。若心火旺盛而见心烦,舌尖红者,加黄连、竹叶以清心火;

舌红少津，肺阴不足者，加沙参、麦冬、石斛养阴润肺。

3.肝郁气滞证

症状：小便不通或通而不畅，情志抑郁或烦躁易怒，胁腹胀满，舌红、苔薄黄，脉弦。

治法：疏利气机，通利小便。

方药：沉香散加减。若气郁化火，可加龙胆草、栀子、丹皮清泄肝火。

4.尿路阻塞证

症状：小便点滴而下或尿如细线，甚则阻塞不通，小腹胀满疼痛，舌紫黯或有瘀点，脉涩。

治法：行瘀散结，通利水道。

方药：代抵挡丸加减。久病气血两虚，面色不华者，加黄芪、丹参、当归以补养气血；若尿路有结石，加金钱草、海金沙、石韦、冬葵子、瞿麦通淋排石。

5.中气下陷证

症状：小腹坠胀，时欲小便而不得出或量少而不畅，精神疲惫，食欲不振，气短而语声低微，舌质淡，苔薄，脉细弱。

治法：升清降浊，化气行水。

方药：补中益气汤合春泽汤加减。若脾虚及肾，可合济生肾气丸以温补脾肾，化气行水；若气虚及阴，脾阴不足，清气不升，气阴两虚，症见舌红少苔，可用参苓白术散加减。

6.肾阳衰惫证

症状：小便不通或点滴不爽，排出无力，面色无华，精神疲惫，畏寒肢冷，腰膝酸软无力，舌质淡，苔白，脉沉细或弱。

治法：温肾壮阳，益气化水。

方药：济生肾气丸加减。若形神委顿，腰膝酸软，为精血俱亏，病及督脉，多见于老人，治宜香茸丸补养精血，助阳通窍；若因肾阳疲惫，命门式微，致三焦气化无权，小便量少，甚至无尿，呕吐，烦躁，神昏者，宜用《千金要方》温脾汤合吴茱萸汤加减，以温补脾肾，和胃降逆。

7.肾阴亏耗证

症状：小便量少或时欲小便而不得下，手足心热，咽干心烦，腰膝酸软，头昏耳鸣，舌红少苔，脉细数。

治法：滋阴补肾，育阴利水。

方药：六味地黄丸合猪苓汤加减。若下焦有热，可加知母、黄柏以清热坚阴；若阴虚及气，可用滋肾通关丸滋阴化气，以利小便。

（陈利国　李　琼）

第四节　遗精

一、定义

遗精是指由于肾虚不固或邪扰精室，导致不因性生活而精液排泄的病证。有梦而遗精者名为梦遗；无梦而遗精者，甚至清醒时精液流出者名为滑精。

二、病因病机

（一）病因

1.劳神过度

精神紧张，心阴暗耗，心阳独亢，心阳不能下交于肾，肾水不能上承于心，水亏火旺扰动精室，精液自遗。多见于青年学生，常因用功过度所致。

2.所欲不遂

心有妄想，则君火偏亢，相火妄动，火扰精室，精液自出而遗精。多见于青年人心有所慕，朝思暮想，所欲不遂，或鳏夫久旷，思慕色欲所致。

3.恣情纵欲

劳欲伤肾，肾虚不固，精关失约而见遗精。多见于青年早婚，房事过度，或青少年无知，频犯手淫，或先天不足，禀赋素亏所致。

4.饮食不节

醇酒厚味，损伤脾胃，酿湿生热，湿热下注，扰动精室，亦可发生遗精。

（二）病机

1.发病

一般发病缓慢，湿热下注者发病可较急。

2.病位

本病病位在肾与精室，与心、肝、脾都有密切关系。

3.病性

患病初期，因心火偏亢，肝郁化火，湿热下注所引起者，多属实证、热证；若久遗不止或禀赋素虚，均可伤及心、脾、肝、肾，最终导致中气下陷或肾虚不固者，多属虚证、虚实夹杂证。

4.病势

随着病程发展，遗精总的趋势是由上及下，由心、脾、肝及肾，病性由实转虚。

5.病机转化

遗精的主要病机转化决定于脏腑阴阳的盛衰，一般来说，多由实证发展为虚实夹杂证，最后发展为虚证。即由心火亢盛，热盛伤阴，水不济火，可演变为心肾不交；由肝郁化火，火盛灼阴，阴不敛阳，可演变为阴虚火旺；湿热下注，热盛伤阴，可演变为阴虚夹湿热。疾病的后期，以肾虚证为多。

三、辨病

(1)男子不因性生活而排泄精液，多在睡眠中发生，每周超过1次以上。甚则劳累或欲念即精液流出。

(2)遗精频繁者，可伴有头晕，耳鸣，神疲乏力，腰酸腿软等症。

(3)直肠指诊、前列腺B超及精液常规等检查可助病因诊断。

四、类病辨别

1.生理性溢精

成年未婚男子或婚后夫妻分居者，1个月泄精1～2次，次日并无不适感觉或其他症状，属于生理性遗精，并非病态。如《景岳全书·杂证谟·遗精》曰："有壮年气盛，久节房欲而遗者，此满而溢者也。"但也有因缺乏生理知识，因此产生恐惧，可出现头晕、无力、心悸等症状。过多的遗精，每周1～2次以上或清醒时流精，并有头昏、精神萎靡、腰腿酸软、失眠等症则属病态，必须及时治疗。

2.精浊

精浊患者尿道口时时溢出泔样或糊状分泌物，滴沥不断，茎中作痒作痛，痛甚如刀割火灼，而遗精没有疼痛感觉。

3.膏淋

膏淋患者小便混浊如米泔水样，且溲时有尿道涩痛感觉，而遗精小便不混浊且尿道不痛。

五、辨证论治

(一)辨证要点

遗精辨证要点，前人以有梦属"心火"，无梦属"肾虚"之说，诚是要言不烦，但临证还要详细推究原发病脏腑，属虚属实，详细研究，才能把握其病机要领，单从有梦无梦来辨其大略，是不够的。

大抵梦遗有虚有实，初起心火、肝郁、湿热居其大半，君相火动，扰动精气失位，应梦而泄，多属实证、热证。然其久遗多致脾、肾不足，由实转虚，不可不辨。滑精多由梦遗发展或禀赋素虚而来，以虚证居多，但亦可因虚致实而出现虚实夹杂之证，理应详辨。

（二）治疗原则

实证以清泄为主，分别采用清心安神、交通心肾、清热利湿等法；虚证以补肾固精为主，可分别采用补益脾肾、滋阴补肾、温补肾阳、补肾固涩等法。治疗遗精切忌一味采用温补固涩一种疗法。

（三）分证论治

1.心火偏旺

主症：昼则心烦心悸，夜则乱梦纷纭，梦遗精泄，小便黄赤。舌尖红，脉数。

治法：清心固精。

处方：清心丸加减。

生地24g，丹参15g，枣仁12g，麦冬12g，五味子6g，茯苓神各12g，川连6g，肉桂1g，石莲子30g，远志6g，车前子12g(包煎)，生龙牡各15g(打，先煎)。

阐述：本证病情较易控制，但须配合医嘱。如入暮尽早休息，切戒歌舞狂欢，临卧温水浸脚15～30min，然后按压神门36次，兜肾囊、搓涌泉各81次，则见效更速。

如日久心气亦耗，见气怯神萎健忘，去龙牡、车前子，加太子参30g、石菖蒲6g；如肾阴亏损，心肾不交，见腰酸耳鸣等症，加天冬12g、川柏12g、龟甲15g。

2.相火亢盛

主症：烦躁易怒，头晕目眩，口苦咽干，阳强易举，有梦而遗，小溲短赤。舌红，苔黄，脉弦而数。

治法：清泻相火。

处方：化肝煎加减。

龙胆草6g，焦山栀、黄芩、生白芍、丹皮、山萸肉、五味子、车前子各12g，细生地15g，柴胡、木通、生甘草各6g。

阐述：久病肝肾阴虚者，可去木通、柴胡，减龙胆草、黄芩、山栀用量，加制首乌、女贞子、炙龟甲或转手改予滋水清肝饮。

3.肾阴亏损

主症：形瘦质羸，神疲乏力，腰酸耳鸣，虚热盗汗，轻则有梦而遗，重则有念即泄或稍劳则滑泄不禁。舌红，少苔，脉细带数。

治法：滋肾涩精。

处方：知柏地黄丸合水陆二仙丹加减。

知母、盐水炒黄柏各10g，生熟地、山药、炙龟甲、金樱子、芡实各15g，山萸肉、丹皮、茯苓各12g，煅牡蛎30g。

阐述：嘱病人早晚各吸气提肛36次，临卧搓涌泉、揉三阴交各81次。可收指臂之功。

兼见心悸不宁者，加龙齿 30g、生脉饮 20mL；纳逊者，加砂仁 4.5g(后下)、木香 3g(后下)。

4.肾阳虚衰

主症：面白无华，手足清冷，腰脊酸楚，耳鸣脚软，少劳或见色即滑精不已。舌淡，苔白滑，脉沉迟无力。

治法：温阳补肾。

处方：斑龙丸加味。

熟地、菟丝子、补骨脂、桑螵蛸、韭菜子、五味子各 200g，黄鱼鳔(蛤粉炒成珠)、柏子仁、茯神各 150g(研细末)，鹿角胶 300g(陈酒烊化)。

合药末糊丸如梧桐子大，每日早晚用淡盐汤送服 10g。

阐述：若神疲气怯畏寒等严重者，可于上方加红枣 100g、鹿茸 10g、紫河车 1 具共研。

5.湿热下注

主症：阴部潮湿或痒，口苦而腻，时或烦热，小便赤浊，遗精频作或尿时有精浊外流。苔黄腻，脉滑数。

治法：清化湿热。

处方：猪肚丸。

白术 60g，苦参 45g，煅牡蛎 100g。

共研细末，猪肚 1 具洗净，将药末纳肚内，隔水蒸熟，放石臼中捣烂搓丸如弹子大，每服 1～2 粒，3 次/d，白开水送下。

阐述：如兼见气虚，神疲气短，纳逊便溏，舌边有齿痕，脉濡者，加服补中益气丸 6～10g；如兼见肾虚，腰酸耳鸣，脚软者，加服知柏地黄丸 6～10g。

6.痰火内蕴

主症：胸闷痰多，口苦而腻，神烦意乱，少腹及阴部作胀，小便热赤不爽。苔黄腻，脉滑数。

治法：化痰清火。

处方：猪苓丸加味。

猪苓 15g，法半夏 12g，川萆薢、蛤粉、苍白术、川柏各 10g。

阐述：心火偏旺，心烦，舌尖红者，加川连 6g、朱灯芯 1 扎；久而夹瘀，溺涩阴胀，舌质衬紫者，加败酱草 20g，赤芍、川楝子、炮甲各 10g。

(李振伟　张现峰　刘　冬)

第六章 气血津液病证

第一节 郁病

一、定义

以心情抑郁，情绪低落，胸部满闷，胁肋胀痛，善太息或易怒欲哭或失眠善忘，不思饮食或咽中异物感等为主要表现。

二、病因病机

（一）病因

五志过极、七情内伤为郁病的主要原因，素体虚弱或性格内向肝气易结者为郁病发生的体质因素。忧思郁怒、精神紧张、过度思虑、悲哀愁忧等情志刺激，均可使肝气郁结、脾失健运、心神受损，渐至脏腑气血阴阳失调而成郁病。

（二）病机

1.发病

郁病起病可急可缓。情志刺激突然而强烈，致肝气骤结，则起病较急；情志所伤相对和缓，如忧愁思虑日久致郁，则起病较缓。

2.病位

以肝、心、脾为主。

3.病性

初病多实，渐至虚实夹杂，久则以虚为主，虚中夹实。

4.病势

始病以气机郁结为主；进一步可兼见血瘀、痰阻、湿郁、食滞、火郁等；终可伤及脏腑，致气血阴阳虚弱，以肝心脾虚为常见。

5.病机转化

郁病初起常是以七情所伤致肝失条达，疏泄失司，气郁气滞为主要病机。肝体阴用阳，内寄相火，气郁日久化热化火可致肝经气机郁滞，火热内郁或郁火上逆，燔灼三焦，火热伤阴耗血可致阴血亏虚或阴虚火旺之候；郁火迫逆，血络受损，还可致热迫血行诸症；肝藏血，主疏泄，肝郁气滞，血行不畅可致血瘀证；女子以肝为先天，肝郁气滞血瘀，水津运行不畅，可兼见月经不调，不孕，经前、经期水肿等症；肝气郁滞，横逆克犯脾胃或致脾胃升降失常，运化失司之木旺克土证；肝郁化火，上逆犯肺，致肺失肃降，木火刑金之木反侮金证；思虑劳倦伤脾，肝郁伤及脾胃，气机升降失常，受纳消磨水谷乏力，食滞不化可致食郁；水湿津液失于运化敷布则成湿郁；湿聚为痰，又致痰郁。痰、湿、食困脾，重伤脾气，气虚不运，中焦气机失和失畅，脾气不升，胃气不降又可致肝失疏泄条达，出现所谓土壅木郁、土虚木郁、木不疏土之证。脾胃运化失司，气血生化乏源，日久可致心脾两虚之证。肝郁日久化火伤阴耗血，脾生化气血功能失健，阴血亏损可致营血不足、心神失养之郁证；阴血虚少，肝体失柔可致肝阴亏虚、肝阳偏亢之证。

三、辨病

(1)忧郁不畅，精神不振，胸闷胁胀，善太息或不思饮食，失眠多梦，易怒善哭等症。

(2)有郁怒、多虑、悲哀、忧愁等情志所伤史。

(3)经各系统检查和实验室检查可排除器质性疾病。

(4)应与癫病、狂病鉴别。

四、类病辨别

1.癫狂

郁病中忧郁伤神一证，有精神恍惚、悲忧善哭、喜怒无常等表现，即张仲景所谓之脏躁，应与癫狂相鉴别。二者在年龄、性别及病发情况等方面均不相同。癫狂多发于青壮年，发病率与性别无明显关系，病程迁延，病证难愈，常不能自行缓解；脏躁多见于中年妇女，常因精神刺激而呈间歇发作，不发作时如同常人。

2.阴虚喉痹

郁病中气滞痰郁引起的梅核气一症，其表现是咽中如有异物梗塞，应与阴虚喉痹鉴别。阴虚喉痹多见于中青年男性，常因外感、吸烟等因素而发，咽部除有异物感外，还有咽燥咽痒或咯出藕粉样痰块等症，症状与情志无明显关系；梅核气多见于中青年女性，自觉咽中似有物梗塞，但无咽痛、吞咽困难等症，情志因素既是病因又可影响自觉症状的增减。

3.噎膈

噎膈多发于老年男性，咽喉梗阻常与进食关系密切，病情加剧日甚，终可至水米不入，与郁病不难鉴别。辅助检查有助于明确诊断。

五、辨证论治

（一）辨证要点

1.辨病位

郁病的发生主要为肝失疏泄，脾失健运，心失所养。气郁、血郁、火郁主要关系于肝；食、湿、痰郁主要关系于脾；虚证主要与心的关系密切。

2.辨虚实

气郁、血瘀、化火、食积、湿滞、痰结等属实，而心失所养，脾失健运，肝阴不足等属虚。也有正虚邪实、虚实夹杂的证候，如既有肝气郁滞又有脾虚不运的症状。

（二）治疗原则

理气开郁、怡情易性是治疗郁病的基本原则。对于实证，除理气开郁外，应根据是否兼有血瘀、化火、痰结、湿滞、食积，而分别采用化瘀、降火、祛痰、化湿、消食等法。虚证则根据损及的脏腑及气血阴阳亏虚的不同情况而补之，或养心安神或补益心脾或滋补肝肾。虚实夹杂者，则补虚泻实。

除药物治疗外，注重精神治疗对郁病极为重要。《临证指南医案·郁》中称："郁病全在病者能怡情易性。"

（三）分证论治

1.肝气郁结证

症状：精神抑郁，情绪不宁，胸部满闷，胁肋胀痛，痛无定处，脘闷嗳气，不思饮食，大便不调，舌质淡红，苔薄腻，脉弦。

治法：疏肝解郁，理气畅中。

方药：柴胡疏肝散加减。酌情选加旋覆花、郁金、青皮、佛手、绿萼梅等，以助解郁。兼有血瘀而见胸胁刺痛，舌质有瘀点瘀斑者，可加当归、丹参、郁金、红花、延胡索活血化瘀止痛。

2.气郁化火证

症状：性情急躁易怒，胸胁胀满，口苦而干或头痛，目赤，耳鸣或嘈杂吞酸，大便秘结，舌质红、苔黄，脉弦数。

治法：疏肝解郁，清肝泻火。

方药：丹栀逍遥散加减。常加龙胆草、大黄。肝火犯胃而见胁肋疼痛，口苦，嘈杂吞酸，嗳气，呕吐者，可加黄连、吴茱萸（即左金丸）、瓦楞子、生牡蛎清肝泻火，降逆止呕；肝火上炎而见头痛，目赤，耳鸣者，加菊花、钩藤、刺蒺藜清热平肝；热盛伤阴，而见舌红少苔，脉细数者，可去原方中当归、白术、生姜之温燥，酌加生地黄、麦冬、山药滋阴健脾或改用滋水清肝饮养阴清火。

3.血行郁滞证

症状：精神抑郁，性情急躁，头痛，失眠，健忘或胸胁疼痛或身体某部位有发冷或发热感，舌质紫暗或有瘀点、瘀斑，脉弦或涩。

治法：活血化瘀，理气解郁。

方药：血府逐瘀汤加减。若血行郁滞而略显寒象者，可用通瘀煎；若血瘀征象明显，胸胁刺痛，且胃纳较差，脉象弦涩者，可用血郁汤。

4.痰气郁结证

症状：精神抑郁，胸部闷塞，胁肋胀满，咽中如有物梗塞，吞之不下，咯之不出，苔白腻，脉弦滑。

治法：行气开郁，化痰散结。

方药：半夏厚朴汤加减。气郁甚，可酌配逍遥丸。痰郁为主者，可加海蛤壳、紫菀、贝母、陈皮；郁而化热见烦躁，舌红苔黄者，加竹茹、栝楼、黄芩、黄连；病久入络而有瘀血征象，胸胁刺痛，舌质紫暗或有瘀点瘀斑，脉涩者，加郁金、丹参、降香、姜黄活血化瘀。

若是痰、气、湿、热、血互郁，以越鞠丸加减。湿郁重，加白术、茯苓；热郁明显，加青黛、黄连；痰郁甚，加半夏、海浮石；食郁甚，加枳实、山楂；血郁甚，加桃仁、肉桂；气郁甚，加木香、砂仁。

5.心阴亏虚证

症状：心悸，健忘，失眠，多梦，五心烦热，盗汗，口咽干燥，舌红少津，脉细数。

治法：滋阴养血，补心安神。

方药：天王补心丹加减。若心阴亏虚，心火偏旺，可用二阴煎；必要时可兼服朱砂安神丸，以加强镇心安神、养阴清热的作用，但因方中朱砂有一定的毒性，故不宜多服或久服。

6.心脾两虚证

症状：多思善疑，头晕神疲，心悸胆怯，失眠健忘，纳差，面色不华，舌质淡，苔薄白，脉细。

治法：健脾养心，补益气血。

方药：归脾汤加减。心胸郁闷，情志不舒者，加郁金、佛手理气开郁；以气血两虚为主要表现者，可选用八珍汤或人参养荣汤。

7.肝肾阴虚证

症状：眩晕，耳鸣，目干畏光，视物昏花或头痛且胀，面红目赤，急躁易怒或肢体麻木，筋惕肉瞤，舌干红，脉弦细或数。

治法：滋养阴精，补益肝肾。

方药：杞菊地黄丸加减。虚火较甚，表现低热，手足心热者，可加银柴胡、白薇、麦门冬以清虚热；月经不调者，加香附、泽兰、益母草理气开郁，活血调经；肝阴不足，肝阳偏亢，肝风上扰，加刺蒺藜、草决明、钩藤平肝潜阳，柔润息风；若肝阴不足又有肝郁化火之象，可用滋水清肝饮。

8.心神惑乱证

症状：精神恍惚，心神不宁，多疑易惊，悲忧善哭，喜怒无常或时时欠伸或手舞足蹈，骂詈喊叫，舌质淡、苔薄白，脉弦。

治法：甘润缓急，养心安神。

方药：甘麦大枣汤加减。常加酸枣仁、柏子仁、茯神、龙齿、牡蛎、当归、白芍等。血虚生风而见手足蠕动或抽搐者，加当归、生地黄、珍珠母、钩藤养血息风；躁扰失眠者，加酸枣仁、柏子仁、茯神、制首乌等养心安神；喘促气逆者，可合五磨饮子开郁散结，理气降逆；心悸失眠、坐卧不宁者，可用人参琥珀丸。

（丁于洲）

第二节　血证

一、鼻衄

（一）定义

鼻衄是因血液不循常道，上溢鼻窍，渗于血络外，以鼻出血为主要症状的一种疾病，也是多种疾病常见的症状。鼻衄古有“红汗”“鼻洪”“脑衄”“倒经”之称，若甚者口鼻皆出血，则称为“鼻洪”“鼻大衄”。古人根据病因及症状不同而命名，如《诸病源候论》有伤寒鼻衄、时气鼻衄、热病鼻衄、温病鼻衄、虚劳鼻衄等。《三因极一病证方论》有五脏衄、酒食衄、折伤衄等。

鼻衄是人体最常见的出血，各个季节均可发生，但以秋季及早春为发病高峰。本病好发于青少年，男女均等，无地域性区别，年龄不同，发生的部位也各异，如儿童鼻出血几乎全部发生在鼻腔前部。青年人也以鼻腔前部出血为多见，但也有少数严重的出血发生在鼻腔的后部。40 岁以上鼻腔前部出血者减少，鼻腔后部出血显著增多，可能与动脉硬化和高血压有关。

鼻衄相当于西医学的鼻出血。发生的原因很多，可由于鼻病引起，如鼻部外伤，鼻黏膜干燥出血，鼻腔、窦、咽部肿瘤，鼻炎和鼻腔特殊性传染病，鼻黏膜继发炎症和充血，鼻窦炎（尤以溶血性链球菌感染的急性上颌窦为多）等；也可以由于全身性疾病所致，如其他病变侵及稍大的鼻部血管、血液成分或性质发生改变（如凝血障碍）、血压的变化（高血压、动脉硬化、肾炎等造成的动脉压升高或因二尖瓣狭窄、肺心病、充血性心力衰竭等造成的静脉压升高）、急性传染性疾病、高热（鼻黏膜剧烈充血，毛细血管破裂出血）、各种出血性疾病（血液成分发生改变或毛细血管壁破坏出血）、营养障碍或维生素缺乏（毛细血管壁脆性或通透性降低或凝血酶原形成障碍）以及内分泌失调（如女性青春期、月经期鼻出血或绝经期最后3个月发生鼻出血）等。鼻出血多为单侧，也可以为双侧；可以为间歇反复出血，也可以为持续出血。轻者可表现为涕中带血，重者可出血不止，以致引起失血性休克，反复多次出血易引起贫血。

（二）病因病机

《灵枢·百病始生》中说："阳络伤则血外溢，血外溢则衄血。"《外科正宗·卷四》中："鼻中出血，乃肺经火旺，迫血妄行，而从鼻窍出。"《寿世保元·卷四》中："阳热沸郁，致动胃经，胃火上烈，则血妄行，故衄也。"《三因极一病证方论·卷九》中："病者饮酒过多，及啖炙煿五辛热食，动于血，血随气溢，发为鼻衄，名酒食衄。"结合临床归纳如下：

1.心火亢盛

操劳过度，心火妄动或因邪热外袭，灼伤脉络，迫血妄行，而发本病。

2.肺经热盛

烟酒过度，热蕴于肺或外感风热或风寒化热，上蒸鼻窍，迫血妄行，而发本病。

3.肝火上逆

情志不遂，肝郁化火，循经上逆，血随气逆，而发本病。

4.胃火炽盛

嗜食醇酒厚味辛燥，火热内燔，循经上灼，损伤鼻络，而发本病。

5.阴虚火旺

劳伤气血或病后体弱，肝肾阴虚，虚阳浮越，伤及阳络，而发本病。

6.脾不统血

久病伤脾或思虑过度或饥饱劳力，脾虚失统，血离脉道，而发本病。

（三）辨病

1.症状

鼻中出血多有病史或其他诱因，鼻腔出血轻者为涕中带血；较重者，点滴而下；重者为血如泉涌，甚者鼻口俱出，可出现休克。

2.检查

确定鼻腔出血的部位。鼻出血最常见的部位是鼻中隔前下部的李特区，约占80％以上。下鼻甲后端有鼻腭血管丛，亦是鼻出血常见而不易确定的部位。鼻腔嗅裂部位，鼻中隔的前上部，来自筛前动脉。鼻咽顶部或侧壁出血应考虑鼻咽部肿瘤。因大部分鼻衄的原因是全身性疾病所致，因此若考虑全身性原因引起的，应做鼻出血原因的分析及必要的全身检查。其中较重要的是血压和血常规、出凝血时间、血小板计数、血脂、血糖、肝功、肾功等检查，对疑有血液病者应做凝血酶原时间、束臂试验、血块收缩试验、凝血因子等出凝血机制的详细检查。

此外，应根据患者的主诉、血压、血色素等客观指标估计出血量，便于本病诊断及病情观察和治疗。

（四）类病辨别

1.吐血

血由胃而来，随吐而出，色紫暗红，夹有食物残渣。鼻部体检无出血点。现代医学常见于肝硬化所致食管下段静脉曲张破裂出血，胃溃疡出血。

2.咯血

肺络血损所引起的病证，血经气道咳嗽而出，痰血相兼或痰中带血丝，血色鲜红，兼有泡沫。现代医学可见于肺结核大咯血、口腔或咽部血管瘤破裂出血。

颌面外伤、颅底骨折等致颈内动脉破裂发生的大出血等，须做CT予以鉴别。

（五）治疗

鼻衄实证多有周身烘热，面红，头胀脑热等先兆症状，出血量多，突发，色鲜红；虚证则没有先兆症状或仅觉鼻痒不适，出血量少，时出时止，色较淡。

1.药物治疗

1)心火亢盛

证候：突发鼻衄，量多，色红，面赤、心烦，失眠，小便黄赤或口舌生疮疼痛，舌质红，苔黄，脉数。本证以突发鼻衄并伴有心烦失眠，口舌生疮等心火炽盛脉症为辨证要点。

治法：清心泻火，凉血止血。

处方：泻心汤（《金匮要略》）和犀角地黄汤（《千金要方》）加减。

若口苦面赤，口舌生疮，小便短赤而灼痛，可加白茅根、旱莲草、小蓟等药物，以加强清热凉血利水之功。

2)肺经热盛

证候：鼻孔干燥或呼气有热灼感，衄血，其色鲜红，多伴鼻塞涕黄，口干身热，咳嗽痰少，舌质红，舌苔薄黄而干，脉浮数。本证以鼻中出血，鼻腔干燥及伴有口干身热，苔薄黄，脉浮数等邪热在肺在表之症为辨证要点。

治法：疏风清热，凉血止血。

处方：桑菊饮（《温病条辨》）加减。

宜加丹皮、白茅根、旱莲草以凉血止血。若肺经热壅而无表证者，可去薄荷，加黄芩、栀子，加强清肺热之功；若咳嗽痰稠，可加栝楼仁、贝母、冬瓜仁清肺化痰。

3)胃热炽盛

证候：鼻孔干燥，鼻衄多突然发生，血色深红，出血量较多，口渴喜冷饮，口气秽臭或齿龈肿烂出血，大便秘结，舌质红，苔黄，脉滑数。本证以鼻衄，出血量多，口渴喜冷饮，大便秘结等热盛于里的脉症为辨证要点。

治法：清胃降火，凉血止血。

处方：犀角地黄汤(《千金要方》)加减。

宜加白茅根、侧柏叶、旱莲草以加强其凉血止血之功。亦可选用玉女煎(《景岳全书》)加减，可加栀子、丹皮以清热凉血。凡口渴甚者加天花粉、白茅根、石斛以养阴生津；大便秘结，则加大黄、栝楼仁以通腑泄热。

4)肝火上逆

证候：鼻衄多因情志激动而致，出血量多，色深红，不时举发，头痛眩晕，口苦咽干，面红目赤，胸胁苦闷，烦躁易怒，舌质红，苔黄，脉弦数。本证以因情志激动而致鼻衄，并见头痛头晕，口苦咽干，烦燥易怒等肝热脉症为辨证要点。

治法：清肝泻火，凉血止血。

处方：龙胆泻肝汤(《医方集解》)加减。

酌加白茅根、仙鹤草、旱莲草、藕节等加强止血之功。热甚者，选加羚羊角、生石膏、黄连、竹茹等清泻上炎之火；口干甚者，选加麦冬、玄参、知母、葛根等清热养阴生津。

5)阴虚火浮

证候：鼻衄血色淡红，量不多，时作时止，口干津少，头晕眼花或见耳鸣心悸，五心烦热或见龈肿齿摇而微痛，舌质红嫩而少津，舌苔少，脉细数。本证以鼻衄白色淡红，时作时止，并见头晕眼花，五心烦热等虚火上炎脉症为辨证要点。

治法：滋阴降火，凉血止血。

处方：滋水清肝饮(《医宗己任编》)合茜根散(《太平圣惠方》)加减。

亦可加知母、黄柏、旱莲草、藕节等，加强清热凉血止血功效。

6)气不摄血

证候：鼻衄渗渗而出，时衄时止，常于夜间鼻衄，面色㿠白，手足欠温，少气懒言，倦怠无力，动则心悸气短，夜睡不宁，纳差便溏，小便清长，舌淡苔薄，脉沉细无力。本证以鼻衄并见少气懒言，倦怠乏力等气虚脉症为辨证要点。

治法：补脾益气，摄血止溢。

处方：归脾汤(《济生方》)或十全大补汤(《和剂局方》)加减。

若素体虚弱，鼻衄时面赤，四肢冰冷，属阴虚及阳，虚阳上越之证，用附桂八味丸(《金匮要略》)。若出血过多，阴液骤失，面色苍白，心神恍惚或不省人事，四肢不温，脉浮大而无力，宜急投独参汤(《景岳全书》)速服，以补气摄血，救逆扶危。

2.针灸治疗

1)体针

基本处方:上星、迎香、合谷、孔最、素髎。

方中督脉上星、素髎点刺出血,以泻上亢之热邪;迎香局部取穴,合谷取“面口合谷收”之意,以清泻肺热;孔最为手太阴经郄穴,善治鼻衄。

加减运用:若心火亢盛,加少府、阴郄,少府为手少阴心经荥穴,功善泻热,阴郄为心经郄穴,善治血证;胃热甚者,加二间、内庭,分别为手足阳明经荥穴,善泻阳明之热;若衄血不止者,加大椎、囟会;因急躁恼怒诱发者,加内关、膻中;梦魇夜惊者,加隐白、神门以泻热安神;若阴虚火旺,加行间点刺出血,配合太溪以滋阴泻热;气虚不摄血者,加足三里、气海、血海,以补气摄血。

操作方法:上星、素髎点刺出血。迎香针向鼻根部,以针感到达鼻中为佳。孔最针刺行迎随补泻之泻法,足三里、气海、血海、太溪用补法,其余穴位常规针刺行泻法。每次留针 20～30min,隔日 1 次,15 次为 1 个疗程。

2)灸法

口鼻出血不止者,灸上星 50 壮;肺胃热盛鼻衄者,灸涌泉 3min 以降肺气,使相火下行,血随之而下,鼻衄自止。

3)耳针

选内耳、神门、交感、肺、屏尖、胃、肾、内鼻等穴。毫针中等刺激,留针 15～20min,1 次/d,4～6 次为 1 个疗程或用王不留行局部贴压。

3.其他治疗

(1)导引法:令患者双足浸于温水中,或以大蒜捣烂,敷于足底涌泉穴上。有引热下行,减少上炎的作用,并协助止血。

(2)指压法:①患者取坐位或站位,术者站于患者对面,用双手中指同时按压双侧耳屏,使耳屏紧贴外耳道口,使耳道闭塞,指压强度以患者能够耐受为度,每次按压 2～3min。②患者头稍后倾,术者双手大拇指重压百劳穴(位于大椎穴上 2 寸旁开 1 寸处)2～5min,鼻出血自然止。

(3)按揉法:患者仰头后靠。术者左手(或右手)将患者头额固定,右手(或左手)大拇指(指腹向上)按压患者耳根部位,并来回旋转重揉,左右两侧交替,持续5min。2 次/d。

(4)冷敷法:以冷水浸湿的毛巾或冰袋敷于患者的前额或颈部。血液遇寒凉而凝,流动减缓,故可减其涌溢之势,而达止血目的。

(5)压迫法:用手指揉按患者前发际正中线 1～2 寸处或紧捏一侧或两侧鼻翼,以达止血目的。

(6)滴鼻法：香墨浓研，滴入鼻中。香墨有止血作用，可使出血停止或可用滴鼻灵或1%～3%的麻黄碱液等滴鼻，也有协助止血作用。

(7)吹鼻法：用血余炭、马勃、百草霜、田七末、云南白药等具有止血作用的药末吹入鼻腔，黏附于出血处，而达到止血目的。亦可将上述药物放在棉片上，贴于出血处或填塞鼻腔。

(8)鼻腔填塞法：用上述方法而未能止血者，可用吸收性明胶海绵或凡士林纱条填塞患侧鼻腔。若仍未达止血目的，可行后鼻孔堵塞法。

(9)电灼术：尽量找到出血点，行电灼或激光烧灼出血点或采用鼻内窥镜技术烧灼鼻腔后部的出血点。

(10)填塞或结扎术：对渗血不止或找不到出血点者立即行前鼻孔填塞。对不明原因的严重出血或后鼻孔出血，应行后鼻孔填塞术。对顽固性鼻出血应查明出血部位，并进行血管结扎术。

对严重的鼻衄应紧急处理后，积极抢救，改善全身情况，再进行局部处理。有条件者可以做介入疗法，栓塞有关的血管。且注意输血、补液和止血药物的应用。

二、咯血

(一)定义

咯血是指血由肺系而来，以咯血、咳嗽或痰中带血等为主要表现，多由肺热壅盛、肝火犯肺、阴虚火旺导致肺络受伤，肺气上逆或气虚不摄，血溢气道所致的病证。

(二)病因病机

1.病因

(1)感受外邪，邪热壅肺：外感风、火、燥、热、疫毒之邪，邪热壅肺或风寒化热，肺失清肃，肺络受损，血随气逆，外溢气道而咯血。

(2)情志过极，肝火犯肺：多由肺气素虚，复因情志不遂，肝郁化火，肝火上逆犯肺，损伤肺络而咯血或因暴怒气逆致肝气横逆，气有余便是火，血随火动，肝火上逆犯肺而咯血。

(3)肺肾阴虚，虚火内灼：由于痨虫侵袭肺系，动热伤阴，或他病日久，耗伤气阴，以致阴虚肺燥，虚火内炽，灼伤肺络而咯血；此外，由于肺肾为金水相生之脏，则先病肺阴亏虚者，日久病及于肾，或先病肾水不足者，亦致肺失滋润，二者均可形成肺肾阴虚，水亏火旺，火灼肺金的咯血。

(4)劳倦内伤，气虚不摄：劳倦过度，饮食失节或情志内伤，外邪不解，均可耗伤人体正气，致肺脾气虚，血无所主，气虚摄血无能则血不循经，从肺络溢出而成咯血。

(5)久病入络,瘀血阻滞:肺气壅遏日久,血行瘀滞,络脉瘀滞,也可因久病肺气不足无力推动血行,或火热伤津,津亏日久不能载血运行,血不循经,以上诸因皆可导致血溢于肺络之外而致咯血,且反复难愈。

2.病机

(1)发病:外感或肝火上逆犯肺咯血,多起病急骤,病程较短。热伤肺阴或久病体虚所致者,起病多较缓慢,病程较长。

(2)病位:在肺络,主脏属肺,与肝、脾、肾三脏相关。

(3)病性:有实、虚及虚实夹杂,以实证、热证多见,虚证次之。实者以肺热、肝火、痰瘀阻络为主,虚者以阴虚火旺、气虚不摄为主。

(4)病势:咯血多因火热邪气所致。火热炎上或气逆于上,伤及肺络日久,又常可由肺肝而渐及脾肾。

(5)病机转化:咯血初期,一般以热壅于肺之实证、热证多见。至中后期,则可因热邪久羁,伤阴耗气或气随血耗,而致阴虚肺热、气虚不摄之虚证出现。同时,由于出血不止,离经之血经久不去,热灼津亏,气虚而血运行无力而致瘀血阻络、血溢络外之证。火热灼津为痰,气虚运化不利,津液停着为痰,痰与瘀血阻于肺络,又可加重病情。至疾病晚期,多阴损及阳,甚至出现气随血脱之危候。

(三)辨病

按照中华人民共和国中医药行业标准《中医病证诊断疗效标准》进行辨病。

(1)咯(咳)鲜红血,常呈泡沫状或与痰液混杂。

(2)多数患者有反复咯(咳)血史。

(3)胸部X线摄片,可无特异性改变。病变明显时可见蜂窝状或卷发样阴影。

(4)必要时做支气管碘油造影或支气管镜检查,可见柱状、囊状或混合型的扩张。

(四)类病辨别

1.吐血

参见本节中吐血。

2.肺痈

肺痈虽可见咯血,但多脓血相兼,肺痈初期也可见到风热袭于肺卫的证候。当演变到吐脓血阶段时,多伴壮热烦渴、胸痛、舌红、苔黄腻、脉滑数等症,吐痰量多,气味腥臭,脓血相兼,可资之与咯血鉴别。

3.口腔出血

鼻咽部、齿龈以及口腔其他部位出血,一般无咳嗽,血往往是纯血或随唾液而出，一般出血量较少，常有口、鼻咽部病变之症状，与咯血有别。

（五）辨证论治

1.辨证要点

（1）辨外感内伤：引起咯血的原因不外外感及内伤，两者在起病、临床表现、治疗及预后等方面各不相同，应予鉴别。一般外感咯血起病急、病程短，初起多有表证。内伤咳血则起病缓、病程长，一般均有脏腑、阴阳、气血盛衰的表现，如肺肾阴虚，正气亏虚等。

（2）辨属火属虚：咯血之病机主要为火与虚 2 个方面，因此辨别火之有无及属虚属实十分必要。由火热熏灼肺络引起咯血者，外感及肝郁之火属实火，阴虚火旺属虚火。属虚者由内伤所致，常见为阴虚及气虚，阴虚则火灼肺络，气虚则不能摄血而致咯血。

2.治疗原则

由火热灼伤肺络之咯血，实证用清热泻火，凉血止血；虚证用滋阴清热，宁络止血。由气虚不摄而致者，用益气摄血法。因离经之血瘀于肺内，止血时应配用活血化瘀之剂。并结合兼夹之痰热、痰饮、痰湿之证，治疗中配伍清热泻火、豁痰或温化痰饮、痰湿之剂。

此外，当参考应用缪希雍之宜行血而不宜止血，宜补肝而不宜伐肝，宜降气而不宜降火之治血“三要法”。

3.分证论治

1）肺热壅盛证

症舌脉：咯血鲜红或痰血相兼，咳吐黄痰，胸满气急，口渴心烦或伴发热，舌质红，苔黄，脉滑数。

病机分析：感受火热燥邪、疫毒之邪或风寒化热，邪热壅肺，肺失清肃，肺络受损，故咯血鲜红或痰血相兼，咳吐黄痰，心烦；肺气失于宣发肃降则见胸满气急；邪热伤津则口咽鼻喉干燥；舌红苔黄，脉滑数为痰热壅肺之象。

治法：清热泻火，宁络止血。

方药运用：

（1）常用方：泻白散合泻心汤加减。药用桑白皮、地骨皮、黄连、黄芩、大黄、紫珠草、仙鹤草。

方中以甘寒肃降之桑白皮、地骨皮为君，桑白皮清泻肺中火热，并可通调水道，引热下行，地骨皮清泻肺中伏火，并清热凉血止血，二者为治肺中壅热之要药；辅以苦寒之黄连、黄芩泻三焦之火热毒邪，大黄通腑泄热引邪下行，务使邪火清，血热逆行之势得解，共用为臣药，泻火清热以宁血；仙鹤草、紫珠草苦涩凉，清热凉血，收敛止血,用为佐药。

(2)加减:兼发热、恶寒头痛等表证者,加用金银花、连翘、牛蒡子等辛凉解表;津伤较甚者,去黄芩、黄连苦寒之品,加麦冬、百合、玄参、天花粉养阴润燥。

(3)临证参考:对于咯血兼舌红绛,心烦不寐之热入心营、血分者,治疗宜用犀角地黄汤;肺热化火,痰黄稠或为脓样者,清热泻火之药宜重用(黄芩30～60g,金银花、连翘各30g,大黄应据患者体质强弱,病邪情况而定其用法,一般用制大黄3～12g,大便秘结者,应用生大黄,使肺热下泻而咯血自止)。

2)肝火犯肺证

症舌脉:咯出纯血鲜红,甚则血从口涌出或咳嗽气逆,痰中带血,痰稠不爽,胸胁疼痛,烦躁易怒,目赤口苦,舌质红、苔黄,脉弦数。

病机分析:肝火上逆犯肺,木火刑金,肺失清肃,肺络受损,血溢络外,故咯出纯血鲜红,甚则从口涌出;肝火灼津炼液为痰,肺气上逆则咳嗽气逆,痰中带血,痰稠不爽;肝经循行于胸胁,肝火壅滞,肝经失和,故胸胁疼痛;肝火上炎,故口苦,目赤,扰动心神则致烦躁易怒;舌红、苔黄,脉弦数为肝火旺盛之象。

治法:清肝泻肺,凉血止血。

方药运用:

(1)常用方:黛蛤散合泻白散加减。药用青黛、栀子、海蛤粉、桑白皮、地骨皮、黄芩、丹皮、赤芍、郁金。

方中青黛咸寒,功专清肝火,泻肺热,并有清热解毒,凉血消斑之作用,栀子苦寒,清肝及三焦之火邪,并可凉血解毒,二者共用为君药;海蛤壳苦咸寒,善清肺化痰,与青黛相伍清肝泻肺力胜,桑白皮、地骨皮甘寒清泻肺热,黄芩助清肺热之力,上药共用为臣;丹皮、赤芍凉血散瘀,并可清泻肝火,郁金辛苦寒,理气解郁行血散瘀,并可清热凉血止血,诸药清肝凉血同时,又行血解郁防治气血郁滞化火,含治未病之意,上药共为佐使。方中诸药配伍严谨,切合病机,为治木火刑金咯血之效方。

(2)加减:肝火甚兼头痛、目赤者,可选用龙胆草、菊花、夏枯草等清肝泻火之品;血量较多者,可加仙鹤草、紫珠草、藕节等凉血止血之剂,并可另吞服三七粉。

(3)临证参考:脾胃虚弱者,苦寒之药量不宜重。若见消化不良证候,可配和胃健运之剂,方中龙胆草可改用苦胆草片,于饭后服。

3)阴虚肺热证

症舌脉:咯血鲜红,干咳痰少,口干咽燥;颧红,午后潮热,盗汗,五心烦热,舌红少津,少苔或无苔,脉细数。

病机分析:肺阴亏虚,虚火内炽,灼伤肺络,故见咯血鲜红;肺失清肃,故咳嗽;阴虚津伤,故痰少;津液不能上承,则口干咽燥;阴虚内热,故潮热盗汗,五心烦热,两颧发红;舌红少津,少苔或无苔,脉细数为阴虚内热之象。

治法:滋阴清热,宁络止血。

方药运用:

(1)常用方:百合固金汤加减。药用生地黄、熟地黄、天冬、百合、麦冬、玄参、白芍药、桑白皮、贝母、甘草。

本方是以甘寒之生地、甘微温之熟地为君,滋阴补肾、养阴生津,生地并可清热凉血止血,共为君药;以甘苦寒之天冬滋阴润燥、生津止渴、清肺降火,百合、麦冬养阴润肺止咳、清心除烦,三药相伍,养阴清肺力胜,用以为臣;白芍补血和血敛阴,玄参滋阴降火、凉血止血,并可养阴润燥,二药相伍并有敛降虚火之功,桑白皮、贝母清肺润肺、化痰止咳,诸药共以为佐;甘草甘缓和胃、调和诸药,用以为使。方中用药标本兼顾、相辅相成,共奏滋阴清热、宁络止血之功。

(2)加减:咯血不止者,可加白及、花蕊石、紫珠草敛肺止血或加阿胶、旱莲草养血止血;潮热不退者,加青蒿、鳖甲、地骨皮、白薇等;盗汗不止者,加五味子、稽豆衣、龙骨、牡蛎等收敛止汗。

(3)临证参考:阴虚肺热证兼见头晕耳鸣,舌上乏津,咽燥夜甚,腰膝酸软,夜尿频短者,多为肾水阴亏兼及于肺,治疗宜肺肾双补,滋阴养血兼清虚热,予八仙长寿丸加沙参、百合、阿胶等治疗。肺肾气阴双亏者,可加大补元煎加百合、麦冬、玉竹等,加旱莲草、仙鹤草、十灰散宁络止血。气虚轻者,用北沙参、太子参,重者可选用西洋参。

4)气虚不摄证

症舌脉:痰中带血或咯吐纯血或血色较淡,面色少华,神疲乏力,气短,头晕目眩,耳鸣心悸或兼见衄血、便血,舌质淡,苔薄白,脉虚细或芤或细数无力。

病机分析:禀赋不足或饮食劳倦损伤脾胃或久病体弱,气血亏虚,气虚摄血不能则血无所主而妄行,血从肺络溢出,可见痰中带血,或咳吐脓血,血色淡;脾肺气虚则面色少华,神疲乏力,气短;气血亏虚,不能上荣,清窍心神失养则症见头晕目眩、耳鸣、心悸;气虚失摄,血妄行甚者,则可并见衄血、便血;舌淡,脉虚细或芤或细数无力,为气虚血弱之象。

治法:健脾益肺,固摄止血。

方药运用:

(1)常用方:拯阳理劳汤加减。药用人参、炙黄芪、白术、当归、阿胶、陈皮、仙鹤草、五味子、甘草、大枣。

方中人参甘微苦温,大补元气,补脾益肺,炙黄芪甘温补脾肺,益气升阳,白术苦甘温补气健脾,三药同用,峻补肺脾之气,用以为君;当归养血活血,阿胶补血止血,滋阴润肺,大枣养血和中,共用为臣,君臣合用则补气生血,气血双补,气旺血摄;陈皮理气行滞,健脾助运,使补不壅滞,仙鹤草收敛止血,五味子敛肺滋肾,既可与君臣合用助精血之化生,又可与阿胶、仙鹤草共收固摄止血之功,上药共用为佐;甘草和胃益中,调和诸药,用以为使。诸药合用峻补收摄,但补而不滞、收涩而不留瘀,共奏益气摄血之功。

(2)加减:出血量较多者,常加三七粉、白及收敛止血;若见面色苍白,肢冷汗出脉微之气脱证,应加服独参汤益气固脱,并积极抢救。

(3)临证参考:因于肺热或肝火或阴虚火旺等致出血量多或反复咯血,气随血耗而见气虚之候,当此之时,在清肺热、泻肝火、养阴中酌加益气之品。

5)瘀血阻滞证

症舌脉:咯血迁延反复不愈,血色紫黑成块,胸胁闷胀或刺痛,痛有定处,舌黯淡有瘀点、瘀斑,苔薄,脉细缓而涩。

病机分析:瘀血阻络,血不循经而溢于络外,致咯血反复发作,血紫黑成块,胸胁闷痛;舌有瘀点瘀斑,为瘀血阻滞之征,或反复出血,离经之血便为瘀;舌质黯淡、苔薄,脉细缓而涩,为气虚无力推动血行之象。

治法:活血理气,化瘀止血。

方药运用:

(1)常用方:血府逐瘀汤合十灰散加减。药用桃仁、红花、白芍药、丹参、牛膝、北柴胡、枳壳、桔梗、侧柏炭、制大黄、甘草。

方中桃仁、红花活血行滞,祛瘀生新,白芍补血敛阴,丹参活血祛瘀并泻瘀热,诸药活血行瘀和血以止血,共用为君;柴胡、枳壳一升一降,调畅气机、宽胸行气止痛,桔梗宣肺宽胸,牛膝活血化瘀、引血下行,诸药宣通一身气机,助君药散瘀行滞,用以为臣;侧柏炭收敛止血,制大黄活血消瘀以止血,二药共为佐药;甘草和胃、调和诸药,用以为使。方中气血同调,以气行血行,血行瘀滞除则血得循经,出血可自止,即所谓本正源清之治。

(2)加减:若瘀滞化热,可加丹皮、焦山栀;若为虚寒之体,则加苏叶炭与炮姜炭或再配人参、黄芪等益气之剂。

(3)临证参考:瘀血内阻,血不循经而溢于脉络之外,则血证久病不愈。治疗咯血及出血诸证,治疗应注意祛邪止血而不留瘀,配合化瘀止血之法。

三、吐血

(一)定义

吐血指血由胃来,经呕吐而出,血色鲜红或紫红,常夹有食物残渣,并可伴有大便色黑为主证的病证。多因胃热伤络,肝火犯胃,胃络瘀阻或脾虚血失统摄所致。

（二）病因病机

胃为水谷之海，乃多气多血之腑，若因饮食不节，劳倦内伤或其他脏腑影响，均可使胃络损伤引起吐血。

1.病因

(1)饮食不节，热伤胃络：平素饮食不节，嗜食辛辣炙煿之品，致燥热蕴结于胃或嗜食肥甘，饮酒过度，致湿热郁结于胃，燥热、湿热均可化火，灼伤胃络，血随胃气上逆而成吐血之症。若因暴饮暴食，使脾胃升降失司，运化失健，食滞内结，化火损伤阳络，亦可致吐血。

(2)情志内伤，肝火犯胃：郁怒伤肝或情志抑郁，肝气郁结，郁而化火，肝火犯胃，损伤胃络，迫血上行，或素有胃热，复因肝火扰动，气逆血奔而上逆以致吐血。

(3)劳倦内伤，脾胃虚弱：劳倦过度，损伤脾胃或久病脾虚，脾气虚弱，统血无权，血液外溢上逆而为吐血，或脾胃素虚，复因饮冷，致寒郁中宫，脾胃虚寒，不能摄血，血溢脉外而致吐血。

(4)肝胃久病，胃络瘀阻：胃痛或肝病日久不愈致气滞血瘀，或久病入络，脉络瘀阻，血脉血络阻滞，血行不畅可致血不循经，外溢上逆而为吐血。

(5)热病久病，阴虚火旺：热病之后或久病阴津耗伤，或气火内郁日久阴津耗伤，阴血不足，虚火内生，阴虚火旺，灼伤胃络，血溢上逆而为吐血。

2.病机

(1)发病：火热灼伤胃络所致之吐血，一般发病较急骤。而由久病入络，气滞血瘀或脾气虚弱，血不循经引起者则发病多较缓慢。

(2)病位：主要在胃，与肝、脾关系密切。

(3)病性：有实有虚。实者以火热、瘀阻为多，虚者以气虚、阴虚常见。

(4)病势：吐血日久，无论何种证型均可致气血亏耗，甚而出现气随血脱之证。

(5)病机转化：吐血以火热、脾虚、瘀阻为主要病机，新病吐血，一般以火热实证为多见；日久可耗阴伤气，而转化为阴虚火旺或气阴两虚的吐血，若出血量多，血失气伤，可致气亏血耗，甚则气随血脱之证。因火热、脾虚所致之吐血，血溢脉外，离经之血可停而为瘀或久病入络，均可导致瘀阻胃络，从而出现虚实相因，虚实夹杂，吐血缠绵难愈的情况。

（三）辨病

按照中华人民共和国中医药行业标准《中医病证诊断疗效标准》。

(1)呕吐液呈咖啡色或暗红色，吐血量多者可呈鲜红色，多夹有食物残渣，混有胃液。

(2)初起常有恶心，胃脘不适或疼痛。吐血量多者头晕心慌，汗出肢冷，甚或晕厥。

(3)脘腹有压痛,肠鸣音活跃。出血量多者心率增快,血压下降,面色苍白。

(4)呕吐物或大便隐血实验强阳性。

(5)胃肠X线钡餐造影及胃镜检查,可明确出血病灶部位及性质。

(6)肝功能、甲胎蛋白测定、癌胚抗原及胆、胰、肝、脾B超等检查排除肝脏及其他疾病所致的吐血。

(四)类病辨别

(1)咯血:吐血与咯血两者血液均经口而出,应予区别。吐血是血由胃而来,经呕吐而出,血色紫黯,常夹有食物残渣,吐血之前多有胃脘不适或胃痛、恶心等症状,吐血之后无痰中带血,但大便多呈黑色。咯血是血由肺而来,经气道随咳嗽而出,血色多为鲜红,常混有痰液,咯血之前多有咳嗽、喉痒、胸闷等症状,较大量的咯血之后,可见痰中带血数天,但大便一般不呈黑色。

(2)鼻腔、口腔及咽喉出血:这些部位出血,血色鲜红,不夹食物残渣,经五官科做有关检查即可明确具体部位。

(五)辨证论治

1.辨证要点

(1)辨有火无火:无火者则或见气虚或见瘀阻见症。有火者,当辨实火虚火,实火如胃火内炽、湿热伤胃、肝火犯胃等证,火热灼伤胃络而致的吐血,多可兼见心烦、面红、血色较红、脉数等症;虚火主要为阴虚火旺。

(2)辨证候虚实:辨别吐血的虚实,主要是根据病程、临床证候及血色。新病吐血,大多属实,久病吐血多属虚证。实者症见胃脘部疼痛,胀满不舒,出血量多,血色较红或紫黯夹有血块,苔黄脉数;虚者症见脘痛绵绵或不痛,吐血色淡或紫黯不鲜,舌淡脉虚等。

2.治疗原则

吐血无论虚实,有火无火,均应以降气止血为大法。且注意止血而不留瘀,适当应用凉血活血法。血止瘀消之后,则以宁血、补血为主。

3.应急措施

(1)大黄粉(或醇提片):每次3g,3次/d,口服。

(2)云南白药:每次0.5～1g,3次/d,口服。

(3)三七粉或白及粉:每次3g,1次/d,口服。

(4)紫地宁血散:每次2安瓿(8g),4次/d,口服或用本药按30安瓿溶于1500mL凉开水中,再放入冰箱冰冻至3～4℃,每次经胃管注入胃内500mL,协助患者左右转动体位,使药液与胃各部分接触,随即抽出,反复2～3次,然后再注入200mL保留胃内,1～3次/d,出血停止24h后,拔出胃管改为口服。本法对大出血有快速止血作用。

(5)内窥镜下局部止血:急做纤维胃镜检查,找到出血灶,选用以上止血药,经胃镜活检孔由塑料管注入。本法具有直接快速止血作用。

4.分证论治

1)热伤胃络证

症舌脉:吐出鲜血或血色紫黯,常夹有食物残渣,脘腹胀闷作痛,口臭便秘,大便色黑,舌质红,苔黄腻,脉滑数。

病机分析:嗜食辛辣炙煿、肥甘厚味,饮酒过度,燥热、湿热积于胃,或肝火犯胃,胃火炽盛,火灼胃络,迫血外溢则吐血,色鲜红或紫黯;热结于胃,气机失畅,故脘腹胀闷作痛;口臭便秘为胃热津伤肠燥所致;舌红,苔黄腻,脉滑数为胃热之象。

治法:清胃泻火,凉血止血。

方药运用:

(1)常用方:泻心汤加味。药用大黄、黄连、黄芩、生地榆、紫珠草。

方中以苦寒性降之大黄为君,清泻胃肠实火积滞,并可凉血散瘀止血;黄连、黄芩功专清泻胃肠之热,泻火解毒,燥湿凉血,用以为臣;生地榆、紫珠苦涩寒凉,降火清热,凉血收敛止血,用以为佐。诸药效专力宏,清降之中使胃火去而血络和,吐衄得止。

(2)加减:呕恶者,加代赭石、竹茹;胃痛者,加三七末、白及末;泛酸者,加乌贼骨;热伤胃阴者,加石斛、天花粉;积滞者症见嗳腐吞酸夹不消化食物,加山楂、神曲、莱菔子消食导滞,降气消痰;饮酒过多,积热动血者,可加葛黄丸以泻火止血。

(3)临证参考:大黄是治吐血的常用药物,临床应用,确有显著疗效,大黄止血而不留瘀,既为气药又是血药,且有推陈致新、荡涤降除瘀浊之功。若将药汁冷服或将药汁冰冻后服,则止血效果更佳。

2)肝火犯胃证

症舌脉:吐血鲜红或紫黯,口苦胁痛,心烦易怒嗳气,寐少梦多,舌质红,苔黄腻,脉弦数。

病机分析:气郁化火或暴怒伤肝,肝火横逆犯胃,损伤胃络,则吐血色红或紫黯;肝胆之火上逆,则口苦胁痛;肝火扰乱心神则心烦易怒、多梦少寐;舌红,苔黄腻,脉弦数为肝火及胃热之征象。

治法:泻肝清胃,降逆止血。

方药运用:

(1)常用方:龙胆泻肝汤加减。药用龙胆草、栀子、黄芩、生地黄、白芍、夏枯草、茜草、旱莲草、侧柏叶。

方中以龙胆草大苦大寒之“凉肝猛将”,清泻肝胆实火为君;辅以苦寒之黄芩清少阳火于上,栀子泻三焦热于下,共助君药泻肝胆实火,故以为臣;生地甘寒质润,白芍甘苦酸，二者养阴清热，敛阴柔肝以助肝气条达，同时可防治肝火及苦寒之品更耗阴血，夏枯草辛苦寒，清泻肝火而兼散郁结，与生地、白芍相伍可加强疏解肝郁之功，生地并可凉血止血，茜草根凉血化瘀止血，旱莲草滋补肝肾之阴，清热凉血止血，侧柏叶凉血清热，收涩止血，上药共用为佐。方中诸药泻中有补，清降中寓发散则祛邪而不伤正，并含火郁发之之意。此外，凉血、消瘀、收涩三者并用以止血，则止血效增而无留瘀之弊。

(2)加减：兼瘀血者，加花蕊石、三七；吐酸者，合左金丸；嗳气频作者，加沉香；胁痛者，加郁金。

(3)临证参考：本证亦可用泻心汤加栀子、丹皮治疗。对肝郁化火、烦热胁痛、口苦、心烦易怒等症不明显者，可改用化肝煎加减，其清泻肝火之力稍弱，但疏肝理气止痛之力较龙胆泻肝汤为强。

3)脾气虚弱证

症舌脉：吐血缠绵不止，时轻时重，血色淡或伴胃痛隐隐喜温喜按，神疲乏力，心悸气短，面色苍白，舌质淡，脉细弱。

病机分析：劳倦过度或饮食不节，饥饱失调，损伤脾胃，脾气虚弱，统摄无权，血无所主而妄行外溢，故吐血缠绵不止，血色黯淡；中气虚弱，气血运行不畅，则胃脘隐痛，喜温喜按；气随血去，气血亏虚，心失所养则心悸气短；气虚血亏不能上荣于面，则面色苍白；舌质淡，脉细弱为气血双亏之象。

治法：健脾益气，摄血止血。

方药运用：

(1)常用方：四君子汤加减。药用党参、生白术、茯苓、阿胶、炒地榆、血余炭、白及、生甘草。

方中以甘温之党参、白术，甘淡平之茯苓健脾益气，祛湿助运为君；阿胶养血止血以为臣，君臣并用气血双补，气旺生血，气旺摄血；炒地榆收敛止血，血余炭收涩止血又能散瘀，白及收敛止血，甘缓并可补益肺胃，诸药相伍收敛止血力胜，共以为佐。本方标本兼顾，共奏健脾益气摄血止血之功。

(2)加减：偏于脾阳虚者，加炮姜、炮附子、灶心黄土或用黄土汤加减；兼有肝郁者，加佛手、郁金、柴胡等。

(3)临证参考：本证治疗重在健脾益气，脾气健旺则能摄血、止血。脾气虚弱，可依症情选用归脾汤、六君子汤等方。对吐血量多不止，语言不能接续者，当急用独参汤益气固脱或参附汤益气回阳固脱，并加三七粉、白及粉、云南白药、阿胶等止血。

4)胃络瘀阻证

症舌脉：吐血紫黯有瘀块，胃脘疼痛，痛处固定而拒按，痛如针刺或刀割，面色晦黯，舌质黯或有紫斑，脉涩。

病机分析：气滞日久或久病伤络，而致瘀血凝滞，瘀阻胃络，胃气失和，升降失司，血不循经而随胃气上逆故吐血紫黯；胃络瘀阻，不通则痛，故胃脘疼痛，痛有定处而拒按，痛如针刺或刀割；面色晦黯，舌质黯或紫有瘀斑，脉涩为血行不畅之征。

治法：活血化瘀，通络止血。

方药运用：

(1)常用方：化血丹加味。药用花蕊石、三七末、丹参、降香、茜草根、血余炭、地榆。

方中花蕊石味酸辛性平，酸涩收敛，辛能行散，为化瘀止血专药，三七甘微苦温，可活血散瘀止痛，又善止血，且有补益气血之功，二者共用为君；降香辛温，功擅活血散瘀，止血定痛，并有降气和中止呕之功，丹参苦微寒，活血祛瘀，凉血通经，与降香同用，互制其寒温偏性，而行气活血散瘀止痛力胜，助君药化瘀止血止痛，用以为臣；地榆收敛止血，茜草根凉血化瘀血，血余炭收涩散瘀止血，三者共用为佐，协助君臣以散瘀止血。方中诸药多兼行散化瘀及收涩止血于一身，且性味温和平缓，则化滞消瘀而不伤正，收敛止血而不留瘀。

(2)加减：胃脘刺痛者，加延胡索、乳香、没药；兼寒者，加艾叶炭、炮姜炭；兼热者，加大黄、虎杖；兼气虚者，加党参、黄芪；兼血虚者，加当归、鸡血藤。

(3)临证参考：吐血后离经之血未排出体外，留于体内，蓄结为瘀血，妨碍新血生成及气血运行，也可出现胃络瘀阻，并使吐血缠绵不止或加重。因而吐血治疗中，应常规加入活血化瘀止血的药物，如三七、大黄、茜草根、蒲黄、云南白药等，以使止血而不留瘀，且同时有助解除患者脘腹疼痛的作用。

吐血各证，若因吐血量多，出现面色苍白，心慌气短，汗出肢冷，脉微欲绝之气随血脱之危重证候，当急予益气回阳固脱，药用独参汤或参附汤或参附、生脉注射液静脉点滴，同时口服云南白药、三七末及阿胶等止血药。

5)阴虚火旺证

症舌脉：吐血色红量多，胃脘隐痛，面色潮红，潮热盗汗，口渴咽干，心烦不寐，耳鸣，大便黑，舌红少苔，脉细数。

病机分析：热病、久病或气郁化火，津液耗伤，阴虚火旺，灼伤胃络，则吐血色红；胃失濡养则胃痛隐隐，津少不能上承，则咽干口渴；虚火扰动则潮热盗汗，耳鸣，少寐，烦躁不安；肠道失润则大便干燥；舌质红，脉细数为阴虚火旺之象。

治法：滋阴降火，凉血止血。

方药运用：

(1)常用方：茜根散加减。药用茜草根、侧柏叶、阿胶、生地黄、麦冬、旱莲草、黄芩。

方中茜草根苦寒泄热，功擅凉血止血，化瘀止血，侧柏叶苦微寒，可清热凉血，收涩止血，二者共用为君；生地滋肺肾之阴并凉血止血，阿胶甘平补血止血，滋阴润肺，两药相伍滋阴补血以降火止血，故用为臣；黄芩清肺胃之热兼可凉血止血，麦冬甘寒质润，养阴清肺、益胃生津、清心除烦，与生地并用可润燥通便，旱莲草养肝肾之阴，清热凉血止血，上药共用为佐。诸药相伍，标本并治，相得益彰，共收滋阴降火、凉血止血之功。

(2)加减：兼气虚者，加党参或合生脉散；阴虚甚者，加龟甲、玄参；潮热者，选加地骨皮、青蒿、鳖甲、白薇；盗汗者，加五味子、牡蛎、浮小麦等；烦躁难眠者，加酸枣仁、知母。

(3)临证参考：阴虚吐血与肝火、胃火之吐血，虽都有热象，然而一虚一实完全不同。阴虚火旺为无根之虚火，故清降不宜过用寒凉，总以兼顾阴分为是，如麦冬、玄参、旱莲草等每多使用。

（丁于洲）

第三节　汗病

一、定义

汗病以全身或局部非正常出汗为主症。其中，时时汗出，动则尤甚者为自汗；睡中汗出，醒来自止者为盗汗；汗出色黄染衣者为黄汗；大汗淋漓，如珠如油，肢冷息微者为绝汗；急性外感热病中，突然恶寒战栗而后汗出者为战汗。本病多因阴阳失调，营卫失和，以致腠理开阖失常，津液外泄而成。

二、病因病机

（一）病因

1.外感

感受风、湿、热邪或风寒入里化热或感受风湿、暑热之邪，可致营卫不和或里热炽盛或湿热郁蒸而汗出异常。

2.内伤

久病体弱、禀赋不足、素体阴虚、饮食不节、七情失调、劳欲过度及失治误治等，均可致脏腑阴阳受损、功能失调、气血津液失和而汗出过多。

（二）病机

1.发病

外感诸邪致汗出者，起病一般较急；内伤虚损，阴阳气血失调所致之汗出者，则起病较为缓慢。

2.病位

汗病因外感导致者，病位多在肌表、经络，因内伤引起者则病位多在脏腑。

3.病性

外感引起者，病性多实，以风、湿、热郁为主。内伤致汗则以虚为主或见虚实夹杂。虚者多见气虚、阴虚、阳虚、血虚；实则以湿、痰、瘀、热为多见。

4.病势

与病性、病因及病位有关。病性属热者，其汗出或在头面或为全身；湿热郁蒸者，其汗出在头颈以上为多；病位在心者常见心胸汗出；位在脾胃及肠者，汗多旁达四肢手足；位在肝则汗出胁腋；肝胆湿热或下焦湿热，可有下注之势而见阴股汗出。

5.病机转化

汗出过多易伤及气血、阴液与阳气，且常互为因果。营卫不和，里热炽盛，湿热郁蒸，常可使气随汗出而致肺脾气虚。汗为心液，汗出过多，心血不足亦可致心脾两虚。大汗、久汗耗伤阳气致气虚、阳微，后者又可使津液失于固护而进一步汗出不止。汗出耗伤阴液，阴虚火旺可致津液外泄而为汗。痰瘀阻滞经脉、血络，津液不循常道而外出为汗，与气血阴阳失调有关，且互为因果。因此，其病机多寒热虚实错综复杂。此外，汗病因外感或内伤所致者，亦可相互转化或表里兼杂。

三、辨病

按照中华人民共和国中医药行业标准《中医病证诊断疗效标准》进行辨病。

(1)不因外界环境影响，在头面、颈胸或四肢全身出汗者。

(2)白昼汗出，动则益甚为自汗；睡眠中汗出津津，醒后汗止者为盗汗；汗出色黄，染衣着色者为黄汗。

(3)必要时做X线胸部摄片，痰涂片找抗酸杆菌以及做抗链球菌溶血素“O”、血沉、黏蛋白、T_3、T_4、基础代谢率等检查以排除肺痨、风湿热、甲亢等。

四、类病辨别

自汗、盗汗、黄汗三者虽同为汗病，但各具特点，区别如下：

1.自汗

不问朝夕，动或不动，醒时汗出，名曰自汗。《景岳全书·杂证谟·汗证》中云：“自汗者，濈然无时，而动作则益甚。”鉴别要点是醒时汗出。

2.盗汗

寐中汗出，醒来自止者称为盗汗。《丹溪心法·盗汗》中云：“盗汗者，谓睡而汗出也，不睡则不能汗出，方其熟睡也，溱溱然汗出焉，觉则止而不复出矣，非若自汗而自出也。”鉴别要点是睡时出汗，醒后则止。

3.黄汗

黄汗以汗出色黄、染衣着色为特点，与其他汗病较易鉴别。

五、辨证论治

（一）辨证要点

1.辨病性

汗病有虚、实、寒、热之不同。气虚以汗出伴呼吸气短、神疲乏力、少气懒言、汗出畏风为特征；血虚以睡则汗出、心悸失眠、面色不华、脉细、舌淡为特征；阴虚以汗出伴口咽干燥、舌红少苔、脉细为特征；阳虚以汗出伴肢冷畏寒、便溏、舌淡苔白滑、脉沉弱为特征；实证以湿热、里热蒸迫为主或以黄汗、汗出而黏为特征或以蒸蒸汗出伴里热、大便干结为特征；阴虚火旺之汗病可见阴虚兼实火或虚火 2 类，临证应注意鉴别。

2.辨汗病类别

据自汗、盗汗、战汗、绝汗、黄汗之不同特征区分之。脱汗见于阳亡阴竭，战汗多见于虚入外感，黄汗多属湿热，盗汗以虚热为多见，但气虚、阳虚、湿热亦间或有之，自汗多见于气虚、阳虚肌表不固，应细审辨察。

（二）治疗原则

汗病治疗的基本原则是使气血阴阳恢复调和状态，具体则需因其病机而分别以调和营卫、益气固表、清里泄热、滋阴降火、补血养心、益气固脱、回阳敛阴等为基本大法。

（三）分证论治

1.自汗、盗汗

1）阳虚

主症：汗多身冷，可伴神倦心悸，面色淡白，气短乏力，大便溏薄。舌淡，苔白，脉弱。

治法：益气温阳。

处方：玉屏风散加味。

黄芪 30g，白术 10g，防风 10g，党参 15g，熟附片 10g（先煎），煅龙骨 30g，煅牡蛎 30g，浮小麦 30g。

阐述：若服之疗效欠佳，可反佐炙麻黄 5g。若阳虚日久，命门火衰，肢冷畏寒，腰膝酸软者，改用右归饮加煅龙骨、煅牡蛎。

2）阴虚

主症：汗多身热，可伴形瘦体倦，五心烦热。舌红少苔，脉细数。

治法：滋阴降火。

处方：当归六黄汤加味。

当归 12g，生地 15g，熟地 15g，黄连 5g，黄芩 5g，黄柏 5g，黄芪 20g，浮小麦 30g，仙鹤草 30g，生龙骨 30g，生牡蛎 30g。

阐述：若以心阴亏虚为主，伴心悸、烦躁、失眠者，改用天王补心丹合交泰丸。若以脾阴亏虚为主，伴神倦懒动，纳差便秘者，改用资生汤（山药、白术、玄参、大力子、鸡内金）加生龙骨、生牡蛎、白芍、地骨皮、甘草。此证多见于小儿，而用此方，疗效颇佳。若肺阴亏虚为主，伴午后潮热，两颧发红，咳嗽痰少者，改用生脉散合六味地黄汤加仙鹤草、百合、玄参。若气阴两虚，伴虚羸少气，口渴心烦，面如火燎者，改用竹叶石膏汤合二加龙骨汤。

3）营卫不和

主症：汗多恶风，可伴寒热时作。舌苔薄白，脉缓。

治法：调和营卫。

处方：加味桂枝代粥汤。

桂枝 10g，白芍 10g，甘草 5g，生姜 10g，大枣 10g，黄芪 10g，知母 10g，防风 6g。

阐述：服本方后，恶风、寒热除，而汗未止者，加生龙骨、生牡蛎、仙鹤草各 30g；仍不止者，改用桂枝加附子汤，加煅龙骨、煅牡蛎。

4）湿热

主症：汗多粘衣，伴身重肢困，脘闷纳呆。舌红，苔白腻或黄腻，脉濡数。

治法：化湿清热。

处方：三仁汤加味。

杏仁 10g，滑石 30g，通草 6g，淡竹叶 6g，厚朴 6g，苡仁 30g，法夏 10g，白蔻 6g，藿香 10g，佩兰 10g，白薇 10g，清豆卷 12g。

阐述：服后汗减而未止者，加麻黄根 10g，生牡蛎、糯稻根各 30g，若汗多而小便少者，改用五苓散。若伴有寒热如疟，口苦或酸，呕恶，舌苔黄腻或黄白相兼者，改用蒿芩清胆汤。此外，自汗、盗汗患者若无明显的阳虚、阴虚、营卫不和及湿热证候，且迭用套方套药乏效者，可借鉴王清任瘀血学说，试用血府逐瘀汤加减或可收意外之效。

2.黄汗

主症：汗多染衣，如黄柏汁，伴发热，身重，口渴，小便不利。舌苔白或黄而腻，脉濡缓。

治法：调和营卫，清热利湿。

处方：桂枝加黄芪汤合茵陈五苓散加减。

桂枝 10g，白芍 10g，甘草 5g，生姜 10g，大枣 10g，黄芪 10g，茵陈 15g，茯苓 15g，猪苓 10g，泽泻 15g，赤小豆 30g。

阐述：黄汗由水湿郁遏，营卫不通，湿热交蒸互郁而成。故用桂枝加黄芪汤（或黄芪建中汤）益肺气、调营卫，以茵陈五苓散利湿清热。然而，湿热合邪者，祛湿尤为首要。叶天士所谓“渗湿于热下，不与热相抟，势必孤矣”，可谓经验之谈。如果湿热在肌腠，伴以四肢肌肉症状为主者，清利疏通之法又宜首当其冲。

3.脱汗

主症：大汗淋漓，四肢厥冷，伴神萎倦怠，声低息弱。舌淡，脉微欲绝。

治法：回阳固脱。

处方：四逆汤加味。

生附片 15g(先煎半小时)，干姜 10g，甘草 5g，山萸肉 30g，红参 10g，生龙骨 30g，生牡蛎 30g。

阐述：此乃脱汗之阳危重证，务必未雨绸缪，早作应变准备。本方回阳固脱之效虽佳，但因煎煮费时，难以救急。若遇此证，于煎煮本方之时，可先用山萸肉60～120g，另煎数沸，急服之，以解燃眉之急。若汗出如油，汗热而黏，唇舌干红，脉虚数，为脱汗亡阴，则改用生脉散重加山萸肉、生龙骨、生牡蛎。

自汗、盗汗、黄汗、脱汗等，均是全身汗出过多。至于局部汗出过多，宜结合全身症状及舌脉，谨守病机，各司其属，一般可参照全身汗出过多进行辨证施治。兹择其难以完全参照者简介之。

身体半侧多汗，有属于寒湿痹阻者，宜用小活络丸；亦有属于气虚血瘀者，宜补阳还五汤。

心胸部多汗，有属于心脾气血虚者，如《张氏医通》中云：“别处无汗，独心胸一片有汗，此思伤心也。其病在心，名曰心汗，归脾汤倍黄芪。”

两腋及两胁多汗，有属于邪恋少阳者，宜用小柴胡汤加生龙骨、生牡蛎。

（丁于洲）

第四节　消渴

一、定义

消渴是以多饮、多食、多尿、乏力、消瘦或者尿有甜味为主要临床表现的一种疾病。消渴病名最早见于公元前 4 世纪的《黄帝内经》，《金匮要略》中对消渴的证治进行阐述，立有白虎汤加人参汤、肾气丸等方剂。《丹溪心法・消渴》中提出消渴治应“养肺、降火、生血为主”。

消渴属于西医学中的“糖尿病”，糖尿病是一种与遗传因素和多种环境因素相关联的以慢性血葡萄糖(简称血糖)水平增高为特征的代谢紊乱综合征，是由于体内胰岛素分泌缺陷和(或)胰岛素作用的缺陷所引起。糖尿病是临床的常见病、多发病，其患病率日益增高。据世界卫生组织(WHO)估计，全球目前有约 1.75 亿糖尿病患者。中国糖尿病患病率亦在急剧增加，估计现有糖尿病患者超过 4 千万。2

型糖尿病的发病正趋向低龄化，儿童及青少年的发病人数在不断增加。糖尿病已成为严重威胁人类健康的世界性公共卫生问题。

二、病因病机

（一）中医

糖尿病按其临床表现，隶属于中医学“消渴”的范畴。但消渴并不等于糖尿病，因消渴的含义较广。所谓消渴，渴系指口渴引饮，小便频数，尿如脂膏；消则指消谷善饥，形体消瘦为特征的病症。

唐代《外台秘要》中引《古今录验》之论云：“渴而饮水多，小便数，无脂，似麸片甜者，皆消渴病也……”该论系统地归纳了饮多、食多、小便数等消渴症状，并指出小便甜谓之消渴病。明代《景岳全书》中指出消渴病当分虚实：“治消证而不辨虚实则未有不误矣。”

《黄帝内经》将消渴病的病因归于五脏“脏脆”，开先天禀赋不足、五脏柔弱之先河。后世医家随着临证研究的不断深入，中医理论日趋完善，从情志、饮食、劳伤、外感等方面认识病因，而且从病因引起的脏腑的病理变化中认识到阴虚与燥热是消渴病的主旋律，两者互为因果，临床上表现出肺燥、胃热、肾虚的病理变化的特征。主要病因可分以下几点：

1.禀赋不足，五脏柔弱

中医理论认为：“正气存内，邪不可干”“邪之所凑，其气必虚”。说明中医学十分重视机体内在因素的作用。《灵枢·五变》说：“人之善病消瘅者，何以候之？少俞答曰，五脏皆柔弱者，善病消瘅。”（瘅读单音，比喻疾病症状像自然界的旱天一样）。《灵枢·本脏》曰“心脆则善病消瘅热中”“肺脆则苦病消瘅易伤”“肝脆则善病消瘅易伤”“脾脆则善病消瘅易伤”“肾脆则善病消瘅易伤”，又曰“耳薄不坚者，肾脆”。指出之所以发消瘅，皆因五脏脆弱所致。清代张隐庵认为：“盖五脏主藏精者也，五脏脆弱则津液微薄，故成消瘅。”五脏柔弱易发消渴病的主要机制认为：五脏之中，肾为先天之本，起到主导作用，为元阴元阳之脏，水火之宅。肾的生理功能为：肾主津液，肾主藏精；五脏之精气皆藏于肾；五脏六腑之津均赖于肾精之濡养；五脏六腑之气皆赖于肾气之温煦。

2.情志不调，郁久化火

多因长期情怀不舒，精神抑郁，肝失条达，气机不畅，肝郁气滞，久郁化火，肝火燔灼，耗伤阴液，而致消渴。《灵枢·五变》中曰：“怒则气上逆，胸中蓄积，血气逆留，髋皮充肌，血脉不行，转而为热，热则消肌肤，故为消瘅。”《医宗己任篇》云：“消之为病，一原于心火炽炎……然其病之始，皆由不节嗜欲，不慎喜怒。”《外台秘要》曰：“消渴患者，悲哀憔悴，伤也。”刘河间在《三消论》中指出：“消渴者……耗乱精神，过违其度，而燥热郁盛之所成也。此乃五志过极，皆从火化，热盛伤阴，致令消渴。”叶天士在《临证指南医案·三消》中指出:“心境愁郁,内火自燃,乃消渴大病。”《世医得效方》中云:“时常烦躁,因而思虑劳心,忧愁抑郁……心火炎上,肺金受克,口干舌燥,渐成消渴。”《类证治裁》中亦云:“心火消渴,小便赤涩者,清心莲子饮。”

3.饮食不节,蕴热伤津

健康的饮食,通过脾胃运化精微,化生气血,濡养五脏,洒陈六腑,维系人体之处的新陈代谢。当饮食不节,素嗜酒醴肥甘,恣食辛辣或饥饱无度,积食停滞,损伤脾胃,诸疾由生,发为消渴。正如《症因脉治》中曰:“酒湿水饮之热,积于其内,时行湿热之气,蒸干其外,内外合受,郁久成热,湿热转燥,则三消乃作矣。”《症因脉治》中曰:“多食易饥,不为肌肉,此燥火伤于胃,即中消症矣。”《外台秘要·消渴方》篇云:“饮瞰无度,咀嚼鲜酱,不择酸咸,积年长夜,酣兴不懈,遂使三焦猛热,五脏干燥,木石犹且干枯,在人何能不渴?”《丹溪心法·消渴》中篇说:“酒面无节,酷嗜炙……于是炎火上熏,腑脏生热,燥热炽盛,津液干焦,渴饮水浆而不能自禁。”《素问·奇病论》中又言:“消渴者必数食甘美而多肥也,肥者令人内热,甘者令人中满,故其气上溢,转为消渴。”说明饮食不节与其发病有密切的关系。

4.外感六淫,化热伤阴

素体禀赋虚亏,肾气不充,气血两亏。尤以少年儿童为稚阳之体,五脏柔嫩,易感外邪,如《灵枢·五变》中说:“余闻百病之始期,必生于风雨寒,外循毫毛而入腠理……或为消瘅。”又如《灵枢·本脏》中说:“肺脆则苦病消瘅易伤”“心脆则善病消瘅热中”,说明心肺功能柔弱,易外感燥火发为消渴。正如《症因脉治》中所云:“燥火三消之因或赫羲之年,燥气从令或干旱之岁,燥火行权或秋令之月,燥气太过,燥火伤人,上则烦渴引饮。”

5.劳逸失度,房劳伤肾

适度的活动、休息,有助于机体对水谷精微的转运和输布,达到疏通气血,强壮筋骨,增强体质。如《素问·上古天真论》中云:“起居有常,不妄作劳,故能神与形俱。”阐明了生活起居必须有规律,不能过度操劳,方能形神俱备,身体健壮。《世医得效方》中云:“因思虑劳心,忧愁抑郁……心火炎上,肺金受克,口干舌燥,渐成消渴。”说明劳心过度可致消渴的道理。宋代陈无择在《三因极一病证方论》中指出:“消病有三,日消渴,消中,消肾。消肾属肾,盛壮之时,不自谨惜,快情纵欲,极意房中,年长肾衰,多服丹石。”《景岳全书·十八卷》中进一步阐明肾阳虚、肾气不足为消渴的机制,曰:“阳不化气则水精不布,水不得火则有降不升,所以直入膀胱而饮一溲二。”《外台秘要·消渴消中》中篇说:“房室过度,致令肾气虚耗故也,下焦生热,热则肾燥,肾燥则渴。”

(二)西医

1.1 型糖尿病

1 型糖尿病患者胰岛 β 细胞破坏达 80% 以上,造成胰岛 β 细胞大量破坏的原因可能是遗传与环境因素相互作用引发特异性自身免疫反应选择性破坏胰岛β细胞。各国的调查均表明，1 型糖尿病的亲属发生糖尿病的机会显著高于一般人群，1 型糖尿病具有一定的遗传性。1 型糖尿病是自身免疫性疾病，从人类染色体研究中发现第 6 号染色体短臂人类白细胞抗原（HLA）的异常表达与 1 型糖尿病的易感性及胰岛β细胞损伤有密切关系。大量研究认为 HLA-DR(3、4)抗原与 1 型糖尿病相关性最高。最近的研究又发现 DQβ57 非天门冬氨酸可增强 1 型糖尿病的易感性。与 1 型糖尿病发病有关的环境因素主要是病毒感染及化学物质的摄入。如腮腺炎病毒、风疹病毒、巨细胞病毒、脑心肌炎病毒及四氧嘧啶、链脲佐菌素、灭鼠剂 Vacor（N-3-吡啶甲基-N′-4-硝基苯尿素）等化学物质的摄入。

2.2 型糖尿病的病因与发病机制

2 型糖尿病患者胰岛β细胞仍能分泌一定量的胰岛素，但分泌的胰岛素量不足以维持正常的代谢需要或者是胰岛素作用的靶细胞上胰岛素受体及受体后的缺陷产生胰岛素抵抗，胰岛素在靶细胞不能发挥正常的生理作用。2 型糖尿病患者常常 2 个方面缺陷均存在，只是有的以胰岛素抵抗为主，有的以胰岛素分泌不足为主。2 型糖尿病的发生与发展是多基因与多种环境因素相互作用的结果。

（1）遗传因素和环境因素：遗传及环境因素是 2 型糖尿病重要的发病因素。2 型糖尿病有明显的家族聚集现象。2 型糖尿病的单卵双胞长期随访是遗传研究最有说服力的资料，双胞发病一致率可达 90%；但是单卵双胞研究不能阐明 2 型糖尿病的致病基因及其遗传方式。环境因素主要包括现代生活方式改变、人口老龄化、营养过剩、运动不足、化学毒物等。其中，摄食过高热量，体力活动减少，体重增加以至肥胖，是发生 2 型糖尿病的主要危险因素。

（2）胰岛素抵抗及受体功能缺陷：胰岛素抵抗（IR）指胰岛素分泌量在正常水平时，刺激靶细胞摄取和利用葡萄糖的生理效应显著减弱或靶细胞摄取和利用葡萄糖的生理效应正常进行，需要超常量的胰岛素。在肥胖的 2 型糖尿病中可发现脂肪细胞上胰岛素受体的数量及亲和力降低。β亚单位酪氨酸激酶的缺陷及葡萄糖转运蛋白（GLUT）-4 基因突变是造成胰岛素抵抗的主要原因。胰岛素抵抗在 2 型糖尿病的发病机制中占显要地位。

（3）淀粉样变：2 型糖尿病胰腺病理检验时，可发现胰岛的内分泌细胞与微血管之间有淀粉样变。这种淀粉样沉积侵入到胰岛β细胞的浆膜以内，从而影响β细胞合成与分泌胰岛素。

三、临床表现

（一）1 型糖尿病

1 型糖尿病主要发生在儿童及青少年，成年人发病率较低。通常有典型的多尿、多饮、多食和体重减轻的症状，简称“三多一少”症状。部分患儿消瘦伴疲乏、精神萎靡。如果有多尿、多饮，又出现恶心、呕吐、厌食或腹痛、腹泻等症状则可能并发糖尿病酮症酸中毒。酮症酸中毒时可有呼吸困难，表现呼吸深长、呼气有酮味、伴脱水及水电解质紊乱，有高钾或低钾血症时可有心律不齐。晚期患者可出现白内障、视网膜病变，甚至双目失明。还可以有蛋白尿、高血压等糖尿病肾病的表现，甚至导致肾衰竭。

（二）2 型糖尿病

2 型糖尿病是一种慢性进行性疾患，病程漫长。本病可以发生在任何年龄，但多见于中老年。早期轻症 2 型糖尿病患者常无明显自觉症状，到症状出现或临床确诊时已是发病较长时间，甚至可达数年至几十年不等。也有一部分患者始终无症状，而在常规体格检查或因糖尿病慢性并发症就诊时被发现。根据 2 型糖尿病的自然病程，可将其分为：

1.高血糖前期

2 型糖尿病高血糖前期的患者多为中年以上，可有糖尿病家族史，多数体态肥胖，特别是中心性肥胖，自我感觉无异，往往因体格检查或因其他疾病就诊发现餐后尿糖阳性，饭后 2h 血糖高峰可超过正常，但空腹尿糖阴性，空腹血糖正常或稍高，糖耐量曲线往往呈现糖耐量减低。

2.高血糖期

此期患者在早期时，大多数患者并无症状。随后糖尿病的“三多一少”症状轻重不等，且常伴有某些并发症和伴随症。中年病者可先有尿路感染、外阴瘙痒、肺结核、皮肤疖痈或某些外科情况如胆囊炎、胰腺炎等症状出现，也可因劳累、饮食不当（包括禁食、过食、饮酒等）和应激导致酮症酸中毒为首发症状。总之此期症状可分为 2 个部分：无并发症者可有单纯典型糖尿病症状，有并发症者则两者兼有或以并发症的症状为主。一般有下列典型症状：

（1）口渴、多饮、多尿：2 型糖尿病患者口渴、多饮、多尿症状多较轻，其中以喝水增多作为主诉较为多见，但增多程度不大，有相当部分患者此类症状不明显。

（2）多食：为补充损失的体内糖分以维持机体活动，常出现易饥多食。

（3）体重改变和疲乏：由于胰岛素分泌的绝对减少或组织对胰岛素的敏感性降低，机体对葡萄糖的利用下降，脂肪和蛋白质分解代偿性增加，以弥补能量的不足，使体内脂肪等组织日见消耗，蛋白质合成不足，负氮平衡，机体遂逐渐消瘦。

（4）皮肤瘙痒：多见于女性阴部，由于尿糖刺激局部所致。有时并发白念珠菌等真菌性阴道炎，瘙痒更严重，常伴以白带分泌增加。失水后皮肤干燥亦可发生全身瘙痒，但较少见。

（5）低血糖：2 型糖尿病患者可在早期的较长一段时期内以反复低血糖为主要表现，是由于胰岛素分泌时相对异常，分泌高峰延迟，在餐后 4～5h 可因为不适当的胰岛素分泌过多而出现低血糖症状。

(6)其他症状：有四肢酸痛、麻木、腰痛、性欲减退，阳痿不育、月经失调、便秘、视力障碍等。糖尿病还有下述不典型症状：经常感到疲乏、劳累，视力下降、视物不清，皮肤瘙痒，手、足经常感到麻木或者刺痛，伤口愈合非常缓慢，反复发生感染。

3.慢性并发症期

2 型糖尿病患者慢性并发症的发生与遗传、高血糖、高血压、高血脂、高胰岛素血症等因素有关，多在 5～10 年后发生，但因为 2 型糖尿病的发病时间难以确定，有相当部分患者在诊断时就有糖尿病肾脏病变、神经病变、视网膜病变的相关表现。

(1)大血管病变：糖尿病可导致大、中动脉粥样硬化，主要侵犯主动脉、冠状动脉、脑动脉、肾动脉和肢体外周动脉，引起冠心病、缺血性或出血性脑血管病、肾动脉硬化、肢体动脉硬化等。

(2)微血管病变：微循环障碍、微血管瘤形成和微血管基底膜增厚是糖尿病微血管病变的典型改变，主要表现在视网膜、肾、神经、心肌组织，其中主要是糖尿病肾病和视网膜病。

(3)神经病变：病变部位以周围神经为主，通常为对称性，下肢较上肢严重，病情进展缓慢，临床上先出现肢端感觉异常，如袜子或手套状，伴麻木、针刺、灼热或如踏棉垫感。随后有肢痛，夜间及寒冷季节加重，后期可有运动神经受累，出现肌张力减弱，肌力减弱以至肌萎缩和瘫痪。

(4)眼的病变：主要病变是糖尿病视网膜病变，此外，糖尿病还可引起黄斑病、白内障、青光眼、屈光改变、虹膜睫状体病变等。

(5)糖尿病足：糖尿病患者因末梢神经病变，下肢动脉供血不足以及细菌感染等多种因素，引起足部疼痛、皮肤深溃疡、肢端坏疽等病变，统称为糖尿病足。

(6)糖尿病胃轻瘫：小部分患者存在早饱、恶心、呕吐、腹胀等，症状严重程度因人而异。严重者会出现反流性食管炎，另外，还可引起小肠和结肠排空异常，引起腹痛、便秘、腹泻等症状。

四、辅助检查

(一)尿糖测定

尿糖阳性是诊断糖尿病的重要线索，而非诊断依据。尿糖阳性只是提示血糖超过了肾糖阈，肾糖阈降低时，血糖虽正常，尿糖可呈阳性。并发肾脏病变时，肾糖阈升高，虽血糖升高，但尿糖阴性。

(二)血清(血浆)葡萄糖测定

血糖升高是诊断糖尿病的主要依据，是判断糖尿病病情和控制情况的主要指标。常用葡萄糖氧化酶法测定。诊断糖尿病时必须用静脉血浆测定血糖。当血糖高于正常范围却又未达到诊断糖尿病的标准时，应进一步做葡萄糖耐量试验(OGTT)。

（三）口服葡萄糖耐量试验（OGTT）

空腹血糖，尤其是餐后血糖升高时，糖尿病临床诊断并不困难。遇有下列可疑状况时，患者应进一步做 OGTT 检查，以确定诊断：①尿糖阳性，而空腹血糖正常。②餐后 2h 血糖≥7.8mmol/L，但低于 11.1mmol/L。③有糖尿病的家族史，包括糖尿病孪生子。④女性患者妊娠过期，胎儿过大或有死产病史者。⑤有自发性低血糖反应者。OGTT 是检查人体血糖调节功能的一种方法。正常人一次摄入大量葡萄糖后（国际标准剂量为 75g，儿童剂量为 1.75g/kg 体重，最大 75g），在摄入前和摄入后 2h 分别检测血糖水平。

（四）糖化血红蛋白测定

糖化血红蛋白是血红蛋白生成后与糖类经非酶促反应结合而形成的产物，它的合成过程很缓慢，而且是相当不可逆的，持续 3 个月以上（接近红细胞生命期）。糖化血红蛋白所占比率能反映出测定前 1～3 个月内的平均血糖水平，用于了解糖尿病患者的血糖水平；还可作为用药的监测指标之一。

（五）血浆胰岛素及 C 肽测定

胰岛素测定主要用于糖尿病的诊断与分型。正常人空腹血浆胰岛素浓度为 5～20mU/L，口服 75g 无水葡萄糖后，血浆胰岛素在 30～60min 达到最高值，峰值是基础值的 5～10 倍，3～4h 恢复到基础水平。1 型糖尿病呈无峰值的低平曲线，2 型可呈高、正常及低的变化。

C 肽也反映基础和葡萄糖介导的胰岛素释放功能，且不受外源性胰岛素及其抗体的影响。高峰时间同上，峰值为基础值的 5～6 倍。

（六）自身抗体测定

IAA、GAD65、ICA 等抗体的检测，1 型糖尿病患者发现血糖升高时，其中 1 种或多种抗体阳性。

（七）并发症检查

糖尿病患者根据病情需要应进行血脂、肝功、肾功等检查。急性代谢紊乱时应进行酮体、电解质、酸碱平衡、血气分析等检测。心、肝、肾、眼及神经系统等各项的辅助检查。

五、辨病

（一）诊断标准

1.临床症状

具备多饮、多尿、多食、消瘦等典型“三多一少”症状者。

2.实验室诊断标准

诊断标准：采用 WHO 糖尿病诊断标准（表 6-1），《中国 2 型糖尿病防治指南》亦采用此标准（表 6-2）。

表 6-1 糖代谢分类(WHO 1999)

糖代谢分类	FBG(mmol/L)	2hPBG(mmol/L)
正常血糖(NGR)	<6.1	<7.8
空腹血糖受损(IFG)	<6.1~7.0	<7.8
糖耐量减低(IGT)	<6.1	<7.8~11.1
糖尿病(DM)	≥7.0	≥11.1

表 6-2 糖尿病的诊断标准

糖尿病	静脉血浆葡萄糖水平(mmol/L)(mg/dL)
1.糖尿病症状(典型症状包括多饮、多尿和不明原因的体重下降)加:	
(1)随机血糖:(指不考虑上次用餐时间,一天中任意时间的血糖)	≥11.1(200)
(2)空腹血糖(空腹状态指至少 8h 没有进食热量)	≥7.0(128)
(3)葡萄糖负荷后 2h 血糖	≥11.1
2.无糖尿病症状者,需另日重复测定血糖明确诊断	

(二)糖尿病分型

1.1 型糖尿病

β 细胞破坏,通常造成胰岛素的绝对缺乏。

2.2 型糖尿病

可从胰岛素抵抗为主伴相对胰岛素缺乏,到胰岛素分泌缺陷为主或者不伴胰岛素抵抗。

3.其他特殊类型

包括 β 细胞功能遗传性缺陷、胰岛素作用遗传性缺陷、胰腺外分泌疾病、内分泌疾病、药物或化学品所致、感染、不常见的免疫介导糖尿病及其他遗传综合征有时伴发的糖尿病等。

4.妊娠糖尿病

是由于妊娠后母体糖代谢异常而首次发生的糖尿病,是妊娠期常见的合并症之一。

六、类病辨别

1.西医

需与其他可引起血糖升高的内分泌性疾病相鉴别,例如嗜铬细胞瘤、库欣综合征以及原发性醛固酮增多症等。

2.中医

本病应与口渴症及瘿病相鉴别。

七、辨证论治

(一)上消(燥热伤肺证)

1.抓主症

烦渴多饮、口舌干燥。

2.察次症

尿频量多。

3.审舌脉

舌边赤红、苔薄黄,脉洪数。

4.择治法

清热润燥,生津止渴。

5.选方用药思路

本证为燥热伤肺证,应用消渴方以清热润燥,生津止渴。方用天花粉,以清热生津止渴;用生地黄、藕汁、牛乳,以养阴、增液、润燥。

6.据兼证化裁

若口干燥甚,火灼津燥,加麦冬、葛根,以养阴生津。

(二)胃火中消证

1.抓主症

多食易饥。

2.察次症

口渴多饮,溲数,形体消瘦或大便秘结。

3.审舌脉

舌质红、苔黄燥,脉滑实有力。

4.择治法

清胃润燥。

5.选方用药思路

本证为胃火中消证,方用白虎汤以清胃润燥。方用石膏、知母清胃之热;黄连清热降火;粳米、甘草和中为引、入胃清热。

6.据兼证化裁

若大便秘结甚,加火麻仁润肠通便。

(三)脾胃气衰证

1.抓主症

消渴,饥不能食,或虽能食稍饥则馁,怔忡不安。

2.察次症

渴饮不多，多饮则肿，溲清而甘，体疲乏力，大便溏。

3.审舌脉

舌淡、苔薄，脉弱。

4.择治法

益气摄精。

5.选方用药思路

本证为脾胃气衰、谷精不守证，应用白术散以益气摄精。方用人参、白术、茯苓、甘草补脾益气；葛根升津止渴；木香、藿香祛除陈腐之气。

6.据兼证化裁

若大便溏稀，加五味子收敛固涩止泻。

（四）阴虚火旺证

1.抓主症

尿频量多。

2.察次症

口干舌燥，腰膝酸软，尿甜、浑浊如脂膏，或兼烦躁，遗精，失眠。

3.审舌脉

舌红，苔少、可有裂纹，脉细数。

4.择治法

滋阴固肾。

5.选方用药思路

本证为消伤肾阴、阴虚火旺证，应用左归饮合六味地黄丸以滋阴固肾。下消之证，肾阴不足为多见。肾虚之中，当辨有火无火，一般来说，凡阴虚生内热，自以肾中阴虚火旺最为常见。左归饮中，山药（宜多用）养脾阴摄精微；佐以山茱萸补肾固精，以固封蛰之本；熟地黄、枸杞补肾滋液；茯苓、甘草，甘淡育阴泄热。共奏补肾精、摄固之效，是为平补肾阴之剂。如火旺者，合牡丹皮、泽泻通利泄热，便为六味地黄丸的清补并行。

6.据兼证化裁

若火旺甚者，加知母、黄柏泄热坚阴，热去则阴能守；气虚者，加人参、黄芪益气；气阴不足者，加生脉散兼补金水之气；小便混浊者，加益智、桑螵蛸、五味子固摄涩精。

（五）阴虚及阳证

1.抓主症

小便频数，甚至饮一溲二。

2.察次症

尿色清白如水或见浑浊如膏，口渴少饮，面色黧黑憔悴，耳轮焦干，浮肿或少尿或五更泄泻，腰膝酸软，形寒肢冷，阳痿早泄。

3.审舌脉

舌质淡嫩，边有齿痕，苔白滑，脉沉细。

4.择治法

引火归元，蒸腾水气。

5.选方用药思路

本证为阴虚及阳，火不蒸腾，选用六味地黄丸、右归丸、左归饮、引火升阳汤以引火归元，蒸腾水气。金匮肾气丸之桂枝为肉桂，方中熟地黄、山茱萸，补肾精以作升津资本；又用牡丹皮、茯苓、泽泻，寓通利湿邪，以避其寒，用肉桂、附子蒸动阳气，成为一张水火阴阳平调之方。从原则上说，它对于阴虚及阳、阳气渐衰，虚热水湿残留内郁，戴阳上亢者较合适。临床上，当视阴阳水火之情形，灵活出入加减药量，有多向调节之功。右归丸既去牡丹皮、泽泻、茯苓之泄利，遂失通利之用，加上枸杞、牛膝、菟丝、杜仲、炙甘草或更加鹿角胶、当归(丸)，成为温肾补虚之正方。对命门火衰、火衰于下、先天禀弱、劳欲太过等元阳不足，导致火衰不能化气，气虚不能化液者较合适。

6.据兼证化裁

若小便不利，加车前子以通利小便。

八、中成药选用

中成药的选用必须适合该病的证型，切忌盲目使用。中成药建议选用无糖颗粒剂、胶囊剂、浓缩丸或片剂。

(一)六味地黄丸

证型：肾阴亏损证。

组成：熟地黄、酒萸肉、牡丹皮、山药、茯苓、泽泻。

用法：口服。大蜜丸每次1丸，2次/d。

(二)麦味地黄丸

证型：肺肾阴亏证。

组成：熟地黄、山茱萸、山药、茯苓、牡丹皮、泽泻、麦冬、五味子。

用法：口服。大蜜丸每次1丸，2次/d。

(三)杞菊地黄丸

证型：肝肾阴亏证。

组成：枸杞子、菊花、熟地黄、酒萸肉、牡丹皮、山药、茯苓、泽泻。辅料为蜂蜜。

用法：口服。大蜜丸每次1丸，2次/d。

（四）金匮肾气丸

证型：肾虚水肿证。

组成：地黄、山药、山茱萸、茯苓、牡丹皮、泽泻、桂枝、附子、牛膝、车前子。辅料为蜂蜜。

用法：口服。大蜜丸每次 1 丸，2 次/d。

（五）消渴丸

证型：气阴两虚所致的消渴病。

组成：葛根、地黄、黄芪、天花粉、玉米须、南五味子、山药、格列本脲。

用法：口服。饭前用温开水送服。每次 5～10 丸，2～3 次/d，或遵医嘱。

八、中医特色技术

（一）体针

糖尿病患者进行针法治疗时要严格消毒，一般慎用灸法，以免引起灼伤。针法调节血糖的常用处方有：①上消（肺热津伤）处方：肺俞、脾俞、尺泽、曲池、廉泉、承浆、足三里、三阴交；配穴：烦渴、口干加金津、玉液。②中消（胃热炽盛）处方：脾俞、胃俞、足三里、三阴交、内庭、中脘、阴陵泉、曲池、合谷；配穴：大便秘结加天枢、支沟。③下消（肾阴亏虚）处方：肾俞、关元、三阴交、太溪；配穴：视物模糊加太冲、光明。④阴阳两虚处方：气海、关元、肾俞、命门、三阴交、太溪、复溜。

（二）耳针

耳针、耳穴贴压以内分泌、肾上腺等穴位为主，耳针疗法取胰、内分泌、肾上腺、三焦、肾、神门、心、肝为主穴，配穴：偏上消者加肺；偏中消者加脾、胃；偏下消者加膀胱。

（三）按摩

肥胖或超重的糖尿病患者可腹部按摩中脘、水分、气海、关元、天枢、水道等。点穴减肥常取合谷、内关、足三里、三阴交。也可推拿面颈部、胸背部、臀部、四肢等部位，用摩、擞、揉、按、捏、拿、合、分、轻拍等手法。

九、预防调护

（一）饮食方面

饮食治疗属于糖尿病基础治疗的范畴，也是年长者、肥胖型、症状轻型患者的重要治疗措施。患者应合理进行饮食控制，含糖量多的食物尽量不吃，多吃蔬菜，不暴饮暴食，生活保持规律。控制热能摄入量。成人休息状态下及轻、中和重度体力劳动每日每千克理想体质量应分别摄入 25～30kcal、30～35kcal、35～4kcal 和 40kcal 以上的能量。其中蛋白质在 15％以下，糖类占 50％～60％，脂肪 30％。病情稳定的糖尿病患者，每日三餐者的热量分配分别为 1/5、2/5、2/5 或 1/3、1/3、1/3，每日四餐者的热量分配分别为 1/7、2/7、2/7、2/7。将热量换算成实物：食谱定制应按照每克蛋白质和糖类产热4kcal、每克脂肪产热9kcal进行，做到定时定量，合理膳食。食物的合理分配：每日摄入谷类、肉类、蛋类、蔬菜、水果类，奶制品和油脂食物的比例适当，高糖食物尽量避免摄入，含胆固醇高的动物性食品和油炸食物要少食用，做到清淡饮食，戒烟限酒和食盐，摄入量最高为6g/d。纤维素可延缓食物排空，降低餐后血糖高峰，促进糖类和脂肪代谢，所以要多食绿叶蔬菜、豆类和粗谷物等富含纤维素高的食物和含糖成分低的水果。

（二）运动方面

与饮食治疗一样，运动治疗也是糖尿病的基础治疗。因为适宜运动可以促进糖类和脂肪代谢，胰岛素敏感性得到增强，提高患者糖耐量水平，维持血糖和体质量在适宜范围。运动强度的合理确定：运动强度一般以心率等于170减去年龄较为适宜。运动方式、时机、时间和频次的合理确定：要根据患者的实际情况选择步行、慢跑、骑自行车、健身操、太极拳等有氧运动，一般在午餐或晚餐后1h左右进行运动，30min/次，1～2次/d，肥胖患者可适当增加活动频次，以降低体质量。运动时机体不得处于饱餐或饥饿状态。为避免低血糖的发生，服用降糖药物的患者应每日定时活动，避开血药浓度高峰时间进行活动。运动中出现胸闷、胸痛、视力模糊等异常情况，应立即停止运动并及时进行处理。对于合并有心脑血管疾病或严重微血管病变的2型糖尿病患者，应在医生指导下进行运动。

（三）心态方面

糖尿病患者需要终身治疗，并发症多，患者具有较大的心理压力，易产生抑郁、恐惧、焦虑等负性心态。患者需要保持心情愉悦，以乐观积极的心态面对疾病。

（丁于洲）

第五节　内伤发热

一、定义

内伤发热是指以内伤为病因，由气血阴阳亏虚及脏腑功能失调而引起的发热。本病起病缓慢，病程较长，常表现为低热，亦可表现为高热或仅自觉发热或五心烦热而体温不升高。

二、病因病机

（一）病因

(1)情志内伤：恼怒抑郁，所愿不遂致肝失条达，肝气郁滞，郁而化火而致发热，或忧愁思虑过度，耗伤脾气，损及心血，则脏腑气血阴阳失调而致发热。

(2)饮食劳倦：饮食不节，劳倦过度损伤脾胃或致脾失健运，痰湿内生，蕴阻于内而发热,或致中气不足,阴火内生而发热。

(3)房劳过度:嗜欲无度,肾之精气俱损,若肾阴亏虚无以制火则虚热内生;若肾阳亏虚,则虚寒内生,格阳于外,致虚阳浮越于外而发热。

(4)痰湿停滞:久居湿处,外湿内侵,湿邪困脾,或饮食不节,伤及脾胃,酿湿生痰,或脾虚之人,阳气不足,运化失职,饮食水谷不化精微反停滞于内,生湿化痰,以上因素均可致痰湿停留,痰气郁结日久则壅遏为热。

(5)瘀血内阻:肝郁气滞,气虚不运,寒凝经脉,热邪熏灼,跌打损伤以及久病入络和血证出血等多种原因,均可导致瘀血内阻,气血不通,营卫壅遏而发热。

(6)久病气虚:血弱久病、重病或素体虚弱,耗伤元气,阳气虚弱,浮越于外则发热;各种血证慢性失血,久病心肝血虚,脾虚气血生化不足等因素均可致阴液亏损,水不制火,虚火内炽而发热。

(二)病机

1.发病

上述诸因致脏腑功能失调,气血阴阳亏虚或肝郁瘀血或脾虚痰湿者,均可引起本病发生,一般发病较缓慢。

2.病位

病位在脾、胃、肝、肾。其中以脾肾多见。

3.病性

以虚为主,常可虚实夹杂。虚者以肝脾肾虚,气血阴阳不足为主,实者以气滞、血瘀、痰湿为主。

4.病势

总的趋势为初期病在气血,以气血亏虚及痰湿血瘀为多见,渐可气损及阳,血虚及阴,而致阴阳为病。在脏多可由脾及肾或由肝犯脾而渐及于肾。

5.病机转化

本病临床上有虚实之不同。因于气郁、血瘀、痰湿所致者属实,为实火、实热;因于阴阳气血亏虚所致者属虚,为虚火、虚热。虚实之间可以相互兼夹、转化。气血阴阳亏虚而致发热者,可兼夹湿、痰、郁、瘀诸实邪,形成虚实错杂之证。同样,气郁、瘀血和痰湿所致发热,日久可损及气血阴阳,出现由轻转重、由实转虚、虚实错杂之证。如气郁发热日久耗伤正气则成气郁、气虚之发热;若耗伤阴津则成为气郁、阴虚之发热。气虚发热日久,病损及阳,阳气虚衰,虚阳浮越又可致阳虚发热。

三、辨病

(1)发热间歇出现,时作时止或自觉发热、五心烦热而体温无升高或发热随季节而变化。

(2)发热起病缓慢,病程较长,一般有情志抑郁、饮食劳倦、跌仆损伤、积聚包块、出血或脏腑阴阳气血亏虚的病史。

四、类病辨别

与外感发热的辨别：二者虽均有发热，但发热特点、起病形式、病程长短及伴随症状、转归预后诸方面均不相同。外感发热因感受外邪而引起，起病急、病程短，一般为持续发热，常伴恶寒、头痛、鼻塞、脉浮等症，及时适当治疗则邪除热退，预后多数较好。内伤发热起病缓而病程长，发热呈间歇性，多伴乏力神疲、自汗、盗汗、脉弱无力等症。经治疗后，病情多数可逐渐好转，亦有迁延反复，少数甚则病重难愈，预后不良。

五、辨证论治

（一）辨证要点

1.辨病位病性

内伤发热的病位在脾、胃、肝、肾。发热每因劳累而起，伴乏力自汗，食少便溏或食后腹胀加重，病位在脾胃；发热常因郁怒而起，伴胸胁胀痛，叹气则舒，口苦且干，病位在肝；发热因房劳太过而起，伴腰背酸痛、两腿无力、夜尿频多，病位在肾。内伤发热之病性有虚热、实热之不同。其中气虚发热、血虚发热、阴虚发热、阳虚发热分别因中虚阴火内生，血虚失于濡养，阴亏水不制火，阳虚阴寒内生阳浮于外所致，均属虚热；肝郁发热与瘀血发热分别因气郁化火、肝火内盛和瘀血内结、营卫壅遏所致，均属实热；若气虚发热夹痰，为虚实夹杂之候。

2.辨病情之轻重

病情轻重可依据病程长短、发热状况、兼见症状、舌脉表现等来判定。一般认为，发热间歇时间渐长，兼见症状少，病证单一，舌脉症相合者为顺证，病情较轻；而病程长，热势亢盛，持续不减，兼见症状多，病证错杂，舌脉症不相应者多为逆证，病情较重。

（二）治疗原则

内伤发热不外虚、实、虚实夹杂 3 类，临床以虚者为多。治疗时当详辨有余不足，予以补不足，祛有余之治。因虚致热者，根据气血阴阳之偏损而分别予甘温除热之益气法，助阴敛阳之养血、滋阴降火法，以及温肾益元之引火归元法。因实邪内郁发热者，治疗当据痰湿瘀郁之不同而分别予以化痰祛湿行气退热，活血祛瘀退热，以及疏散郁滞，行气退热。虚实错杂之证，当据虚实轻重缓急予以或治标或治本为主或标本兼顾之治。

1.阴虚发热证

症状：午后潮热或夜间发热，不欲近衣，手足心热，烦躁，少寐多梦，盗汗，口干咽燥，舌质红或有裂纹，苔少甚至无苔，脉细数。

治法：滋阴清热。

方药：清骨散加减。若肾阴不足，虚火上炎，而有腰膝酸软、遗精等症者，方用知柏地黄丸加减，以滋肾阴、降虚火。

2.血虚发热证

症状：发热，热势多为低热，头晕眼花，体倦乏力，心悸不宁，面白少华，唇甲色淡，舌质淡，脉细弱。

治法：益气养血。

方药：归脾汤加减。

3.气虚发热证

症状：发热，热势或低或高，常在劳累后发作或加剧，倦怠乏力，气短懒言，自汗，易于感冒，食少便溏，舌质淡，苔薄白，脉细弱。

治法：益气健脾，甘温除热。

方药：补中益气汤加减。

4.阳虚发热证

症状：发热而欲近衣，形寒怯冷，四肢不温，少气懒言，头晕嗜卧，腰膝酸软，纳少便溏，面色㿠白，舌质淡胖或有齿痕，苔白润，脉沉细无力。

治法：温补阳气，引火归原。

方药：金匮肾气丸加减。

5.气郁发热证

症状：发热多为低热或潮热，热势常随情绪波动而起伏，精神抑郁，胁肋胀满，烦躁易怒，口干而苦，纳食减少，舌红苔黄，脉弦数。

治法：疏肝理气，解郁泄热。

方药：丹栀逍遥散加减。郁热伤阴或素体阴虚而病肝郁者，治宜滋养肝肾，疏肝清热，可改用滋水清肝饮加减。

6.血瘀发热证

症状：午后或夜晚发热或自觉身体某些部位发热，口燥咽干，但不多饮，肢体或躯干有固定痛处或肿块，面色萎黄或晦暗，舌质青紫或有瘀点、瘀斑，脉弦或涩。

治法：活血化瘀。

方药：血府逐瘀汤加减。

7.湿郁发热证

症状：低热，午后热甚，心内烦热，胸闷脘痞，不思饮食，渴不欲饮，呕恶，大便稀薄或黏滞不爽，舌苔白腻或黄腻，脉濡数。

治法：燥湿化痰，清热和中。

方药：黄连温胆汤合中和汤加减。

（丁于洲）

第六节 虚劳

一、定义

虚劳是由多种原因所致的久虚不复的一类慢性虚弱性疾病的总称。以脏腑及气血阴阳亏损为主要病机。可因虚损之病位、性质及轻重程度不一,而有迥然不同的证候表现和传变过程,但总以病势缠绵、诸虚不足为主要特征。

二、病因病机

(一)病因

1.先天不足,因虚致病

虚劳的形成,虽有种种原因,但患者禀赋薄弱、体质的阴阳偏盛偏衰,在发病中至关重要。父母体虚、胎中失养、阴阳失调、喂养不当等因素为体质不强的主要原因,可使脏腑失健,气血不足,阴阳失调,导致形气薄弱,易于罹患疾病。在人体发育过程中,随着年龄的增长,体内气血阴阳也会发生相应的变化,其抗邪能力及对某些疾病的易感性,也不尽相同。一般说来,青壮年时期,人体气血充实,抗病力强,不易患病,即或发病,治疗也较容易,因此不易形成虚劳,而 40 岁之后,由于人"阴气自半""精气衰少",脏腑机能减退,邪气易感,病而难愈,易于形成虚劳。

2.调摄失宜,损伤五脏

生活的调摄包括起居、饮食、劳逸、情志、嗜欲等多个方面,生活调摄失宜,往往是虚劳发病的重要原因。

(1)饮食不节,起居失常:饥饱不调,嗜欲偏嗜,营养不良,饮酒过度,均会导致脾胃损伤,影响化生水谷精微,致气血来源不足,脏腑经络失于濡养,日久而成虚劳。在起居方面,没有合理的作息,常易导致形气的损伤,如长期深夜工作,易耗损体阴或久卧嗜睡亦能损伤神气,引起脏腑不荣,气血亏虚,卫外不固,外邪入侵,渐而成虚损。

(2)烦劳过度,损伤五脏:房室不节,早婚多育,手淫等易使肾精亏虚,肾气不足,积微成损,积损成伤,而形成虚劳。七情反常,亦可伤及五脏,如悲忧不解则伤肺,思虑不解则伤脾,曲运神机则伤心,忿怒不解则伤肝,淫思不解则伤肾。

3.暴病久病,脏气亏虚

暴病致虚,多由邪气过盛,脏气损伤,调摄不周而成。久病致虚,则多属津气暗耗,气血损伤而得。如热病日久耗伤阴血;寒病日久,伤气损阳;瘀结日久,新血不生或因失血过多,气随血耗。慢性病日久不愈,耗伤精气或病后失于调理,正气难复,从而导致虚劳。过用金石有毒药物或过多接触有害物质(如放射线等),使阴精及气血受损者，亦可逐渐发展成为虚劳。另外，因苦寒太过，则损伤脾胃，耗伤阳气；燥热太过，则损耗津液，消灼精血；攻伐太过，则既耗阴津，又损伤阳气。如此失治误治，既延误病情的治疗，又使阴精或阳气受损难复，从而亦可导致虚劳。

总之，虚劳病因有体质因素、生活因素和疾病因素等方面，在发病过程中，往往相互关联，密不可分。

（二）病机

虚劳病证，门类繁多，病机复杂，总括起来，主要表现为五脏气血阴阳的亏损。

1.发病

本病大多起病缓慢、病程较长，往往合并有多个脏腑机能衰弱。

2.病位

病在五脏。

3.病性

以本虚为主，主要表现为气血阴阳的亏虚，一般来说，气虚在肺脾，血虚在心肝，阴虚阳虚根于肾。但亦有虚中夹瘀血、痰浊、水饮、邪毒相因为患者。

（1）气虚：若气虚于内，脏腑失养，在上焦可出现心悸喘息、气短懒言等心肺不足之证；在中焦可见泄泻脱肛，中气下陷，甚或阴火上冲，气虚发热等证；在下焦可见肠滑遗尿，滑精失精等气失固摄之证；若气虚于外，尚可见腠理开泄之自汗盗汗等症。由于气可行血裹血，行水运湿，所以气虚不能统摄阴血，可见吐衄下血，气虚血瘀则见瘀血，若是气虚不能化气行水，则内停痰饮，可形成虚劳夹痰饮证。

总之，气是精血津液生化运行之动力来源。气虚之病，虽然主要在脾肺，但五脏均有，上下内外均可受病。

（2）血虚：血有滋润营养之功，能濡养脏腑，渗灌谿谷，强健筋骨。若血虚于上，清窍失养，则多见心悸怔忡，夜不成寐，甚或情志失常；若肝血不足，多见眼目干涩，视物昏花，惕惕善恐，甚或手足摇动，肢颤动风；妇人血虚则见经行量少，甚或经闭不行，日久可成干血劳；如血虚生燥，可引起便秘口渴；大量出血后的烦热，则称为血脱发燥，都是血虚失于濡润的病变。血虚还可生风，常表现眩晕、目睛瞤动、皮肤瘙痒等症状。

（3）阴虚：阴为形质之祖，故一切形质不足统称阴虚。先天之肾精属于阴，若肾阴不足而肺金失润，清肃之令不行，则生阴虚咳嗽，甚或发为肺痿；若是心火不得肾水承制，则虚火灼阴，心阴亏耗，轻则心悸失眠，重则怔忡气短；后天水谷之精微津液均属于阴，若中焦脾胃阴虚，则土失中和之性，纳化失常，症见纳少、腹胀、便干等；如水谷之精微不足，不能化生气血，则气血日衰，形体消瘦；阴阳互根，互为消长，阴虚则阳亢，而失去正常的平衡关系，阴不敛阳，则生内热，表现为潮热、盗汗、不寐、虚烦等症状，即所谓阴虚生内热，水亏则火浮的机理。而阳为阴之主，阴为阳之基，阴虚日久，必损及阳，日久乃成阴阳两虚。

(4)阳虚：人体之津液全赖阳气之温蒸化行，以行濡润、滋养之职，阳虚则脏腑经脉失于温煦，津液聚而成痰，停而成饮，蓄而成水，而为痰饮、浮肿、心悸、眩晕等证候。人体脏腑血脉，四肢百骸，全赖阳气以温煦，才能进行其功能活动。如阳虚则脏腑之功能不足表现为肠鸣、腹痛、便溏等症状；形体失于温养，则表现出畏寒、肢冷、筋脉挛急等症状；若阳虚阴寒之邪影响血气运行，则又可产生血脉凝涩而生瘀阻。凡此种种，皆阳虚失于温煦所致。

4.病势

病情的发展既可上病及下，亦可下病及上，往往先因某一脏的气、血、阴、阳耗损，渐及他脏，日久则五脏气血阴阳俱损，病情趋于复杂。一般说来，阳气之损始于上，由肺而心而脾胃，终及肝肾；阴血之损始于下，反其道而行之。但因五脏相关，上下相制，所以不可拘泥。

5.病机转化

以上气血阴阳之虚，虽然各有区别，但因阴与血同类，阳与气同源，而阴阳气血之间又可以互相生化，所以在病理上四者紧密相关。一般来说，虚劳起病多见气虚，久则由气及血，致气血两亏。脾肾的虚损是病机转化的关键，此乃因脾胃为后天之本，气血生化之源，肾为先天之本，脏腑阴阳之根。先天的肾气不足，可导致后天脾胃虚弱，而脾胃运化力弱，亦可引起肾精匮乏。肾阳虚衰，可致脾阳不健。脾虚则土不制水，又可引起肾水泛滥。心肝火旺，可下劫肾阴，水不制火，则心肾不交，肾阴耗伤，则水不涵木。肺虚及脾，痰饮水湿内生，阴寒之邪不去，伤及肾阳；阳损及阴，肝肾阴虚，虚风内动，痰浊上扰，蒙闭心窍，病情危笃。

三、辨病

(1)虚劳临床表现复杂，阳气虚者，多见形寒肢冷、短气自汗、心悸气喘、身疲乏力、溏泄遗精、面色苍白、舌淡、脉沉细弱等症。阴血虚者，多见头晕耳鸣、口眼干涩、心烦失眠、潮热盗汗、舌红少津、脉沉细弦数等症。而五脏虚损者，又因脏腑而异，如肺虚之人，在温差变化较大的季节易罹外邪，由损致劳；肝肾两虚之人，男子多见性情急躁、遗精阳痿滑泄，妇女多见性情忧郁、月经不调或停闭；心虚之人多见稍劳心悸气短；脾胃素虚之人多见食欲不佳、大便溏泻。而望诊在虚劳重证的诊断中亦有重要意义：肺之损伤，多见面色㿠白；心之损伤，浮阳外越，多见面红如妆；脾之损伤，多见面色萎黄；肝之损伤，多见面色青紫；肾之损伤，多见面色黧黑。阴液之劳损，则见面色潮红、五心烦热；阳气之劳损，则见面色苍白、四肢厥冷。病史中多有生活失节、调摄失当等因素，或大病久病、误治失治等。

(2)血常规及肺、心、肝、肾功能等指标均示异常，免疫功能紊乱，内分泌功能异常。

四、类病辨别

（一）肺痨

虚劳与肺痨的鉴别如下。

1.虚劳

病因：多种原因。

病位：多个脏腑受累。

性质：多种病症后期的转归，原发性虚劳较少见。

传染性：非传染性。

基本病机：阳虚、阴虚、气虚、血虚。

临床特征：缺乏固定的脉症特征。

治疗：虚则补之，重在脾肾。

2.肺痨

病因：痨虫。

病位：肺（后期可及脾肾）。

性质：是一个独立的病种。

传染性：具传染性。

基本病机：阴虚肺燥为主。

临床特征：以潮热、盗汗、胸痛、咳嗽、咯血、消瘦为主要特征。

治疗：杀虫补虚，着重治肺。

（二）其他病证中的虚证

虚劳与其他病证中的虚证鉴别如下。

1.虚劳

临床特征：表现脏腑气血阴阳亏损的一系列精气亏虚症状。

病程：久虚不复，病程均长。

2.其他病证中的虚证

临床特征：在出现虚证的同时，各以其病证所具有的相应症状为突出表现。

病程：一般较长，但亦有病程短者。

五、辨证论治

（一）辨证要点

1.辨五脏气血阴阳亏虚的不同

虚劳的证候虽多，但总不离乎五脏，而五脏之分，又不外乎气、血、阴、阳。故对虚劳的辨证应以气血阴阳为纲，五脏虚候为目。一般说来，病情单纯者，病变比较局限，容易辨清气、血、阴、阳亏虚的属性和病及脏腑的所在。但由于气血同源，阴阳互根，五脏相关，所以各种原因所致的虚损往往互相影响，由一虚而渐致两虚，由一脏而累及他脏，使病情趋于复杂和严重，辨证时应加注意。

咳嗽、短气、失音、自汗、易于感冒，病位在肺；纳少，食后饱胀、便溏，病位在脾；心悸气短，劳累加重，病位在心；头痛眩晕，目干涩，眼花，目糊，筋惕肉瞤，胁痛肢麻，病位在肝；腰膝酸软，耳鸣耳聋，健忘，小便失禁，遗精，病位在肾。少气懒言，神疲乏力，头晕目眩，自汗，活动时加重，舌淡苔白，脉虚无力，病性属气虚；面色无华或萎黄，唇舌淡白，爪甲苍白，眩晕心悸，失眠健忘，手足发麻，妇女月经量少色淡，衍期甚或闭经，舌淡苔白，脉细无力，病性属血虚；面色黯淡，精神萎靡，身重蜷卧，形寒肢冷，倦怠无力，语声低怯，纳差，口淡，不渴，大便溏泻，小便清长，阳萎精冷，舌淡苔滑，脉沉细或大无力，病性属阳虚；颧赤唇丹，心烦少寐，手足心热，口干咽燥，骨蒸盗汗，恶梦遗精，便秘尿少，舌干红无苔，脉数无力，病性属阴虚。虚劳日久可导致因虚致实，既可见痰饮水湿之征，亦可见瘀血内结之候。

2.辨兼见病证的有无

虚劳一般病程较长，辨证时还应注意兼见病证，尤应注意以下 3 方面：

(1)原有疾病是否治愈。因病致虚、久虚不复者，应注意辨明原有疾病是否还继续存在。如因热病、寒病或瘀结致虚者，原疾病是否已经治愈。

(2)有无因虚致实的表现。如因气虚运血无力，以致出现瘀血；脾气虚不能运化水湿，以致水湿内停等。

(3)是否兼感外邪。虚劳病人，表卫不固，易受外邪，且感邪之后不易恢复，治疗用药也与常人感邪有所不同。

(二)治疗原则

虚劳以本虚为主，故治疗以"虚者补之，损者益之"为总的原则。其要点，在进行补益之时，一是必须根据病性之不同，分别采取益气、养血、滋阴、温阳的治法；二是要密切结合五脏病位的不同而选方用药，以加强治疗的针对性。一般而言，气与阳虚总宜温补，血与阴虚总宜滋补。气虚多在心、肺、脾、肾，若心气不足，当补气养心安神；肺气虚弱，当甘补温润益气；脾气不足，宜甘温补健中气；中焦虚寒，营卫失当，当甘温补调营卫；肾气不足，当益气补肾。血虚多在心、肝，若心血不足，当益气生血养心；肝血不足，当柔润滋补养血。阴虚多在肺胃及肝肾，肺阴不足，当用甘凉养阴润肺法；脾胃阴虚，当用甘润益胃滋脾法；肝肾阴亏，当执阴柔滋养培本法。阳虚多在心、脾、肾，若属心阳不振，当用甘补温通心阳法；脾阳不足，当用甘补温运脾阳法；肾阳衰弱，当选阴中求阳温肾法。

此外，在应用补益这个基本原则治疗虚劳的时候，还应注意下述几点：

(1)重视脾肾：以脾胃为后天之本，为气血生化之源，脾胃健运，五脏六腑、四肢百骸方能得以滋养；肾为先天之本，寓元阴元阳，是生命的本元，重视补益脾肾，先后天之本不败，则能促进各脏腑虚损的恢复。

(2)解除致损之因：对于虚中夹实及兼感外邪者，当补中有泻，扶正祛邪。

(3)患者的临床表现往往彼此交错或阴阳两虚或气血同病或数脏均损，宜分清主次，兼顾治疗。

(4)应注意将药物治疗与饮食调养及生活调摄密切结合起来，以提高疗效。

(三)分证论治

1.气虚

1)肺气虚证

症状：咳嗽无力，痰液清稀，短气自汗，声音低怯，时寒时热，平素易于感冒，面白，舌淡，脉细软弱。

治法：补益肺气。

方药：补肺汤加减。

2)心气虚证

症状：心悸，气短，劳则尤甚，神疲体倦，自汗，舌质淡，脉弱。

治法：益气养心。

方药：七福饮加减。

3)脾气虚证

症状：饮食减少，食后胃脘不舒，倦怠乏力，大便溏薄，面色萎黄，舌淡苔薄，脉弱。

治法：健脾益气。

方药：加味四君子汤加减。若中气不足、气虚下陷、脘腹坠胀、气短、脱肛者，可改用补中益气汤补气升陷。

4)肾气虚证

症状：神疲乏力，腰膝酸软，小便频数而清或白带清稀，舌质淡，脉弱。

治法：益气补肾。

方药：大补元煎加减。

2.血虚

1)心血虚证

症状：心悸怔忡，健忘，失眠，多梦，面色不华，舌淡，脉细或结代。

治法：养血宁心。

方药：养心汤加减。

除养心汤外，归脾汤为补脾与养心并进、益气与养血兼容之剂，具有补益心脾、益气摄血的功能，是治疗心脾血虚的常用方剂。

2）肝血虚证

症状：头晕，目眩，胁痛，肢体麻木，筋脉拘急或惊惕肉瞤，妇女月经不调甚则闭经，面色不华，舌质淡，脉弦细或细涩。

治法：补血养肝。

方药：四物汤加减。若干血瘀结，新血不生，羸瘦，腹满，腹部触有癥块，硬痛拒按，肌肤甲错，状如鱼鳞，妇女经闭，两目黯黑，舌有青紫瘀点、瘀斑，脉细涩者，可同服大黄䗪虫丸祛瘀生新。

3.阴虚

1）肺阴虚证

症状：干咳，咽燥，甚或失音，咳血，潮热，盗汗，面色潮红，舌红少津，脉细数。

治法：养阴润肺。

方药：沙参麦冬汤加减。

2）心阴虚证

症状：心悸，失眠，烦躁，潮热，盗汗或口舌生疮，面色潮红，舌红少津，脉细数。

治法：滋阴养心。

方药：天王补心丹加减。

3）脾胃阴虚证

症状：口干唇燥，不思饮食，大便燥结，甚则干呕，呃逆，面色潮红，舌干，苔少或无苔，脉细数。

治法：养阴和胃。

方药：益胃汤加减。脾胃阴虚呕逆者，可用麦门冬汤加减。

4）肝阴虚证

症状：头痛，眩晕，耳鸣，目干畏光，视物不明，急躁易怒或肢体麻木，筋惕肉瞤，面潮红，舌红少津，脉弦细数。

治法：滋养肝阴。

方药：补肝汤加减。头痛、眩晕、耳鸣较甚或筋惕肉瞤，用镇肝息风汤加减以平肝息风潜阳。

5）肾阴虚证

症状：腰酸，遗精，两足软弱，眩晕，耳鸣，甚则耳聋，口干，咽痛，颧红，舌红少津，脉沉细。

治法：滋补肾阴。

方药：左归丸加减。阴虚火旺明显者，可用大补阴丸加减以滋阴泻火。

4.阳虚

1)心阳虚证

症状:心悸,自汗,神倦嗜卧,心胸憋闷疼痛,形寒肢冷,面色苍白,舌质淡,脉细弱或沉迟。

治法:益气温阳。

方药:保元汤加减。

2)脾阳虚证

症状:面色萎黄,食少,形寒,神倦乏力,少气懒言,大便溏薄,肠鸣腹痛,每因受寒或饮食不慎而加剧,舌淡苔薄,脉弱。

治法:温中健脾。

方药:附子理中汤加减。

3)肾阳虚证

症状:腰背酸痛,遗精,阳痿,多尿或不禁,面色苍白,畏寒肢冷,下利清谷或五更泄泻,舌质淡胖,有齿痕,脉沉迟。

治法:温补肾阳。

方药:右归丸加减。命门火衰以致五更泄泻者,合四神丸温脾暖肾,固肠止泻;阳虚水泛以致浮肿、尿少者,以五苓散利水消肿。

(丁于洲)

第七节　肥胖症

一、定义

肥胖症是一组常见的、古老的代谢综合征。当人体进食热量多于消耗热量时,多余热量以脂肪形式储存于体内,其量超过正常生理需要量,且达一定值时遂演变为肥胖症。体重指数(BMI)为体重(kg)除以身高(m)的平方,是评估肥胖程度的指标。在欧美,BMI≥$25kg/m^2$ 为超重,BMI≥$30kg/m^2$ 为肥胖。亚太地区人群根据 BMI 不同可分为:健康 18.5～$22.9kg/m^2$,超重 23～$24.9kg/m^2$,1 度肥胖 25～$29.9kg/m^2$,2 度肥胖 30～$34.9kg/m^2$,3 度肥胖>$35kg/m^2$。如无明显病因可寻者称单纯性肥胖症,具有明确病因者称为继发性肥胖症。

现代医学的肥胖症属中医学肥胖病范畴。历代医籍对肥胖病的论述非常多。对本病的最早记载见于《素问·阴阳应象大论》有"肥贵人"及"年五十,体重,耳目不聪明"的描述。在证候方面,《灵枢·卫气失常》根据人的皮肉气血的多少对肥胖进行分类，分为“有肥，有膏，有肉”3 种证型。此外，《素问·奇病论》中有“喜食甘美而多肥”的记载，说明肥胖的发生与过食肥甘，先天禀赋，劳作运动太少等多种因素有关。后世医家在此基础上认识到肥胖的病机还与气虚、痰湿、七情及地理环境等因素有关，如《景岳全书·杂证谟·非风》认为肥人多气虚，《丹溪心法》《医门法律》认为肥人多痰湿。在治疗方面，《丹溪心法·中湿》认为肥胖应从湿热及气虚 2 个方面论治。此外，前人还认识到肥胖与其他多种病证有关，《内经》认识到肥胖可转化为消渴，还与仆击、偏枯、痿厥、气满发逆等多种疾病有关。

二、病因病机

肥胖症按其临床表现，隶属于中医学“肥胖”的范畴。肥胖是由于多种原因导致体内膏脂堆积过多，体重异常增加，并伴有头晕乏力、神疲懒言、少动气短等症状的一类病证。

（一）病因

1.先天禀赋

肾为先天之本，主水之脏，助脾化生精微；脾为后天之本，主运化水液、水谷精微，充养于肾，二者在生理上相互促进，协同作用，病理上亦是互为因果。肾阳不足，火不暖土，脾阳亦不足，则运化转输水谷精微功能下降；后天失养，损及肾本，肾精亏损，肾气虚弱，水液蒸腾气化不利，水湿泛滥，从而为膏为湿为痰，分布于肌肤、腠理、脏腑发为肥胖。加之贪食不节，嗜食肥甘厚味，加重脾肾功能失调，湿聚脂积，气血瘀阻，最终痰湿瘀阻留滞周身肌肤之间，腹膜之中，脏腑之内，肥胖病生。

2.饮食不节

脾主身之肌肉，脾胃升降转输运化水谷精微而营养周身，使机体发达丰满，《素问·通评虚实论》曰：“甘肥贵人，则膏粱之疾也。”中医认为“肥者令人内热，甘者令人中满”，若长期饮食过量，嗜食肥甘或醇酒厚味，脾胃消化吸收的水谷精微超过了正常人体所需，剩余的水谷精微转输化为膏脂，分布于皮肤腠理脏腑等发为肥胖，正所谓气血有余，化为膏脂。同时，由于水谷精微的过量摄入，超过脾胃运化功能，容易湿热内生，痰热湿浊停聚；水谷运化失司，膏脂堆积，食积湿滞，壅阻气机，使得痰湿内生，日久则痰瘀互结，逐渐导致肥胖。另外，腹部居于中焦，若脾主运化功能失调，所化生的水谷精微无法运输全身以营养机体，反而会化生脂肪，囤积于中焦腹部，从而加重肥胖的形成。

3.七情所伤

五脏皆能藏神，七情内伤，脏腑功能失调，升降失序，导致代谢紊乱发生肥胖。七情感而不发，郁结在心，常导致肝郁气滞，清代医家魏之琇“七情之病必由肝起”

之说，提出情志失调以肝脏最为明显。肝脏疏泄失司，气机紊乱，气血运化失常，肝气郁滞横逆犯脾，从而影响脾胃运化气机升降转输；肝肾同源，肝阴不足，下及肾阴，致肾阴不足，水液代谢障碍，水谷精微不能正常化生为气血津液，而为膏为湿为痰为浊而发生肥胖。还由于肝胆互为表里，肝脏疏泄功能异常，胆汁分泌失职，不能净浊化脂，浊脂代谢失常在体内蓄积，而成肥胖。此外，情志失调，肝失疏泄，则气机郁滞，脾失健运，气郁化火，则胃纳更强，形成肥胖。

4.劳逸失度

长期不良的生活方式也会导致肥胖，《素问・宣明正气论》中言："久卧伤气，久坐伤肉。"缺乏体力活动，机体气机不得鼓动激发，气化功能减弱，则气虚脾虚，脾气虚弱，运化失司，痰浊内生，水湿内停，形成肥胖；另外，久坐久卧必使气血运行缓慢，气机郁滞，运化无力，膏脂内聚，蕴积肌腠，发为肥胖。

5.年老体衰

《素问・阴阳应象大论》中曰："年四十而阴气自半也，起居衰矣。"中年以后，肾气渐衰，肾阳不足则不能化气行水，脾土失其温煦而健运失司，又过食肥甘，运化不及，以致水液内停，湿浊内聚，痰淤渐生，发生肥胖。

6.久病正虚

《素问・痹论》中曰："病久入深，荣卫之行涩，经络时疏。"久病致正气亏耗，气血阴阳虚衰，阳虚而阴寒内生，阴虚则血行涩滞，痰浊、脂瘀变生肥胖，属于继发性肥胖。

（二）病机

病机总属阳气虚衰、痰湿偏盛。脾气虚弱则运化转输无力，水谷精微失于输布，化为膏脂和水湿，留滞体内而致肥胖；肾阳虚衰，则血液鼓动无力，水液失于蒸腾气化，致血行迟缓，水湿内停，而成肥胖。

病位主要在脾与肌肉，与肾虚关系密切，亦与心肺的功能失调及肝失疏泄有关。

本病多属本虚标实之候。本虚多为脾肾气虚或兼心肺气虚，标实为痰湿膏脂内停或兼水湿、血瘀、气滞等，临床常有偏于本虚及标实之不同。前人有"肥人多痰""肥人多湿""肥人多气虚"之说，即是针对其不同病机而言。

本病病变过程中常发生病机转化，一是虚实之间的转化，如食欲亢进，过食肥甘，湿浊积聚体内，化为膏脂，湿浊化热，胃热滞脾，形成肥胖，但长期饮食不节，可损伤脾胃，致脾虚不运，甚至脾病及肾，导致脾肾两虚，从而由实证转为虚证；而脾虚日久，运化失常，湿浊内生或土壅木郁，肝失疏泄，气滞血瘀或脾病及肾，肾阳虚衰，不能化气行水，可致水湿内停，泛溢于肌肤，阻滞于经络，使肥胖加重，从而由虚证转为实证或虚实夹杂之证。二是各种病理产物之间也可发生相互转化,主要表现为痰湿内停日久,阻滞气血运行,可致气滞或血瘀。而气滞、痰湿、瘀血日久,常可化热,而成郁热、痰热、湿热、瘀热。三是肥胖病变日久,常变生他病。《内经》中已经认识到肥胖与消瘅等病证有关,极度肥胖者,常易合并消渴、头痛,眩晕,胸痹、中风、胆胀、痹证等。

三、辨病

1.临床症状

初期轻度肥胖仅体重增加20%~30%,常无自觉症状,中重度肥胖常见伴随症状,如神疲乏力、少气懒言、气短气喘、腹大胀满等。

2.实验室诊断标准

肥胖症的诊断主要根据体内脂肪堆积过多和(或)分布异常。

(1)体重指数(BMI):是较常用的衡量指标。体重指数(BMI)=体重(kg)/身高的平方(m^2)。WHO提出BMI≥25为超重,≥30为肥胖。亚太地区肥胖和超重的诊断标准专题研讨会依据亚洲人往往在BMI相对较低时,就易出现腹型或内脏肥胖并显示患者高血压、糖尿病、高脂血症及蛋白尿的危险性明显增加,故提出BMI≥23为超重,BMI≥25为肥胖。

(2)理想体重:理想体重(kg)=身高(cm)-105或身高减100后再乘以0.9(男性)或0.85(女性)。实际体重超过理想体重的20%者为肥胖,超过理想体重的10%又不到20%者为超重。

(3)体脂的分布特征:可用腰围或腰臀围比(WHR)来衡量。腰围为通过腋中线肋缘与髂前上棘间的中点的径线距离;臀围为经臀部最隆起处部位测得的距离,腰臀比(WHR)为腰围与臀围的比值。腰围男性≥90cm,女性≥80cm,腰臀比WHR>0.9(男性)或>0.8(女性)可视为中心型肥胖。

(4)内脏脂肪型肥胖的判定:BMI在25以上,立位自然呼吸时脐周径男性85cm以上,女性90cm以上为疑似内脏脂肪型肥胖;CT检查中,在自然呼吸时脐水平断面上内脏脂肪面积在100cm^2者诊断为内脏脂肪型肥胖。

四、类病辨别

主要是与水肿、黄胖相鉴别。

五、治疗

(一)基础治疗

本病应以预防为主,应使人们认识到其危险性而尽可能地使体重维持在正常范围内。预防肥胖症应从儿童时期开始。目前，肥胖患病率增加的主要原因是环境，而不是代谢缺陷的“病理”影响或者个体基因的突变。由于遗传因素是不可改变的，因此，必须通过调控生活方式即合理的饮食及适宜的体力活动，来控制体重的上升。本病患者饮食宜清淡，忌肥甘醇酒厚味，多食蔬菜、水果等富含纤维、维生素的食物，适当补充蛋白质，宜低糖、低脂、低盐；养成良好的饮食习惯，忌多食、暴饮暴食，忌食零食；必要时有针对性地配合药膳疗法。适当参加体育锻炼或体力劳动，如根据情况可选择散步、快走、慢跑、骑车、爬楼、拳击等，也可做适当的家务等体力劳动。运动不可太过，以防难以耐受，贵在持之以恒，一般勿中途中断。减肥须循序渐进，使体重逐渐减轻，接近正常体重，不宜骤减，以免损伤正气，降低体力。

（二）辨证论治

针对肥胖本虚标实的特点，治疗当以补虚泻实为原则。补虚常用健脾益气；脾病及肾，结合益气补肾。泻实常用祛湿化痰，结合行气、利水、消导、通腑、化瘀等法，以祛除体内病理性痰浊、水湿、瘀血、膏脂等，其中祛湿化痰法是治疗本病的最常用方法，贯穿于本病治疗过程的始终。

1.胃热滞脾

主症：多食，消谷善饥，形体肥胖，脘腹胀满，面色红润，心烦头昏，口干口苦，胃脘灼痛嘈杂，得食则缓，舌红苔黄腻，脉弦滑。

治法：清胃泻火，佐以消导。

方药：小承气汤合保和丸加减。肝胃郁热，症见胸胁苦满，烦躁易怒，口苦舌燥，腹胀纳呆，月经不调，脉弦，可加柴胡、黄芩、栀子；食积化热，形成湿热，内阻肠胃，而致脘腹胀满，大便秘结或泄泻，小便短赤，苔黄腻，脉沉有力，可加枳实、木香、槟榔等。

2.痰湿内盛

主症：形盛体胖，身体重着，肢体困倦，胸膈痞满，痰涎壅盛，头晕目眩，口干而不欲饮，嗜食肥甘醇酒，神疲嗜卧。苔白腻或白滑，脉滑。

治法：燥湿化痰，理气消痞。

方药：导痰汤加减。湿邪偏盛者，可加苍术、薏苡仁、赤小豆、防己、车前子；痰湿化热，症见心烦少寐，纳少便秘，舌红苔黄，脉滑数者，可酌加竹茹、浙贝母、黄芩、黄连、栝楼仁等，并以胆南星易制南星；痰湿郁久，壅阻气机，以致痰瘀交阻，伴见舌黯或有瘀斑者，可酌加当归、赤芍、川芎、桃仁、红花、丹参、泽兰等。

3.脾虚不运

主症：肥胖臃肿，神疲乏力，身体困重，胸闷脘胀，四肢轻度浮肿，晨轻暮重，劳累后明显，饮食如常或偏少，既往多有暴饮暴食史，小便不利，便溏或便秘，舌淡胖，边有齿印，苔薄。

方药：参苓白术散合防己黄芪汤加减。脾虚水停，肢体肿胀明显者，加大腹皮、桑白皮、木瓜；腹胀便溏者，加厚朴、陈皮、广木香以理气消胀；腹中畏寒者，加肉桂、干姜等以温中散寒。

4.脾肾阳虚

主症：形体肥胖，颜面虚浮，神疲嗜卧自汗气喘，动则更甚，畏寒肢冷，下肢浮肿，尿昼少夜频。舌淡胖，脉沉迟无力。

治法：温补脾肾，利水化饮。

方药：真武汤合苓桂术甘汤加减。气虚明显，伴见气短，自汗者，加人参、黄芪；水湿内停明显，症见尿少浮肿者，加泽泻、猪苓、大腹皮；若见畏寒肢冷者，加补骨脂、仙茅、淫羊藿、益智仁、肉桂以温肾祛寒。

以上方药，水煎服，1 剂/d。

（三）特色专方

1.荷芪散

由荷叶、黄芪、何首乌等组成，为中药配方颗粒，1 剂/d，分 2 次冲服，饭后 30min 服用。益气、化痰、涤浊、轻身。临床研究表明，荷芪散可以改善脂代谢，降低 TC、TG 水平，其中对于 TG 水平的降低更为明显。

2.防风通圣散

由防风、荆芥、连翘、麻黄、薄荷、川芎、当归、白芍、白术、栀子、大黄、芒硝各 15g，石膏、黄芩、桔梗各 30g，滑石 90g，甘草 60g 组成，水煎内服，1 剂/d，分 2 次服。功用：疏风发汗、通腑泄浊，用于腹型肥胖者。对便秘伴高血压倾向者尤宜。有动物研究表明，对食饵性单纯性肥胖大鼠予防风通圣散后，可见体重减少倾向，同时对脂代谢也有影响。

3.大柴胡汤

由柴胡 15g，黄芩、芍药、半夏、枳实各 9g，大黄 6g，生姜 15g，大枣 5 枚组成。水煎内服，1 剂/d，分 2 次服。功用：和解少阳、内泻热结，用于躯体肥大的实证肥胖者。以 BMI>25 以上的肥胖妇女为观察对象的研究表明，服用大柴胡汤可促进热量消耗，减轻体重。

4.防己黄芪汤

由防己 12g，黄芪 15g，白术 9g，甘草 6g，生姜 4 片，大枣 1 枚组成。水煎内服，1 剂/d，分 2 次温服后取微汗。功用：益气健脾、利水消肿，用于虚证、虚实夹杂证的肥胖患者。研究表明，防己黄芪汤可能对内脏脂肪型肥胖有治疗作用，对动脉硬化亦有预防作用。

5.血府逐瘀汤

由桃仁12g，红花、当归、生地黄、牛膝各9g，赤芍、川芎、桔梗、枳壳各6g，柴胡、甘草各3g组成，水煎内服，1剂/d，分2次服。功用：活血化瘀行气，用于气滞血瘀型肥胖者。有动物研究显示，使用血府逐瘀汤喂养大鼠后，其体质量、脂肪组织含量等均明显降低，表明此方有减肥功效。

（四）中成药

1.轻身降脂乐

由何首乌、夏枯草、冬瓜皮、陈皮等16味中药组成。每次1袋，2次/d，温水冲服。功用：养阴清热，滋补肝肾，润肠通便，化痰散结，主治单纯性肥胖病脾胃湿热型和阴虚内热型，此为我国第一个“准”字号减肥中成药。

2.轻身消胖丸

由黄芪、白术、薏苡仁、滑石、泽泻、山楂、罗布麻组成。每次30粒，2次/d，口服。功用：益气降脂，利湿消胖，主治单纯性肥胖病。此为北京同仁堂制药厂生产。

3.三叶减肥茶

由荷叶、决明子、普洱茶、桑叶、山楂组成。每次1袋，1～2次/d，水冲服。功用：化痰逐饮，润肠通便，主治单纯性肥胖病。此为我国卫生部门批准的保健食品。

4.保和丸

由焦山楂、炒神曲、半夏、茯苓、陈皮等组成。口服，水丸1次6～9g，大蜜丸1次1～2丸，2次/d，小儿酌减。功效：消食导滞，和胃助运，适用于胃热滞脾、食积停滞之肥胖。

5.参苓白术丸

由党参、白术、茯苓、山药、白扁豆等组成。空腹口服，6～9g/次，2次/d。功效：补脾益气，调胃和中，用于脾肺气虚之肥胖，临床上多伴见食少便溏、肢倦乏力等症状。

6.湿消丸

由熟地黄、生地黄、北沙参、白术、白芍等组成。口服，1次1丸，2次/d。功效：滋阴补肾，健脾益胃，利湿消肿，适于脾肾阴虚、湿盛所致单纯性肥胖、水肿等。

7.香砂枳术丸

由木香、砂仁、白术、枳实组成。口服，1次10g，2次/d。功效：健脾开胃，行气消痞，用于脾胃虚弱、饮食不化、气滞不行之肥胖的治疗。

（五）中药单药

研究表明，具有减肥作用的中药有何首乌、荷叶、菟丝子、枸杞子、玉竹、地黄、山楂、莱菔子、栀子、防己、泽泻、赤小豆、薏苡仁、猪苓、茯苓、柴胡、菊花、茵陈、大黄、女贞子、旱莲草、苍术、夏枯草、丹参、决明子、番泻叶、冬瓜皮、车前子、麻仁等，可做食材或水煮或冲泡饮用，临证可酌情选用。

（六）拔罐疗法

基本取穴：中脘、天枢、水分、建里、足三里、三阴交、丰隆。

每次选穴4～5个，根据患者肥胖程度或局部脂肪厚薄程度选用2＃～4＃的火罐，在局部先反复闪罐，直至皮肤潮红，再留罐10～20min。每周3次，10次为1个疗程。

（七）气功疗法

气功疗法历史悠久，是我国独特的一种保健方法。气功减肥功能以调身、调息、调心来疏通任督二脉、十二经络，从而引导真气。通过长期的气功锻炼，使人体内的精气内聚，真气运行，阴平阳秘，经络通畅，促使过多的脂肪分解代谢，从而达到减肥的目的。

练功前5～10min做准备，放松全身，集中意念，排除杂念，使大脑处于清醒而安静的状态，有助于提高质量。练功的时间可根据体力循序渐进，一般每次20～30min，1～2次/d，一般在早上、下午或睡前。

具体练功方法：

1.静功法

①意想法：意想肥胖部位多余脂肪在“气”的作用下，沿两下肢到涌泉穴排出，意想体型恢复正常；②意境法：想象自己处在美好的环境中，使自己形体和精神处在最佳放松状态，使大脑充分休息，从而调整全身内分泌系统的功能；③经络疏通法：意想全身气血沿手三阴经、手三阳经、足三阳经、足三阴经依次运行，上吸下呼，配合任督二脉气血运行，周而复始，疏通各经络，达到减肥的目的。

2.动功法

此法应与静功相结合，目的在于激发调整人体的生理功能，起到平衡阴阳、疏通经络、培育真气的功效。①太极拳：此法运动量较大，且需配合逆呼吸法，一般以杨氏太极拳为基础起练，不仅能强体健身延年，也可达到减肥健美的要求，其作用已被大量临床实践证明；②五禽戏：此法乃华佗根据古代导引术，模仿五种动物（虎、鹿、熊、猿、鸟）的动作要点创造出来的保健运动，不仅能使体态均匀，还能延年益寿。

研究表明，小强度的有氧运动，强度适中，动作和缓，通过对人体形、意、气的调节，改善人的精神状态，增加细胞活性，有效调节人体的免疫平衡能力，适合各种肥胖人群，特别适合体质虚弱、老年肥胖者。

（八）推拿疗法

推拿减肥是安全有效、无创伤、无副反应、见效快、易接受的减肥的方法，可以疏通经络、减少脂肪堆积、调理胃肠功能，达到减脂减重的目的。

共同手法：一指禅推法、肘推法、攘法等疏经活络，激发经气；直推法、捏法（分捏督脉与捏任脉）、旋推法、拿法等泻阴经，补阳经；摩法、擦法、蝶转法、抖腹法等消脂、排脂。

各型特异手法：

脾肾阳虚型：擦肾俞、命门；拳击大椎；擦督脉；按揉百会。

胃肠热结型：推下七节骨；振小腹；按揉三阴交、阴陵泉。

寒湿困脾型：按揉三阴交、阴陵泉；捏脊；擦督脉；摩腹；指振中脘。

肝郁气滞型：按揉太冲、期门、太阳；擦胁肋。

阴虚内热型：按揉太溪、三阴交、阴陵泉；捏脊。

一般 1 次/d，隔天治疗，每次 30～40min，轻中度肥胖 10～15 次为 1 个疗程，重度肥胖 20 次为 1 个疗程。

（九）针灸疗法

1.体针疗法

（1）整体减肥：针刺可使基础胃活动水平降低，并延迟餐后胃排空时间而降低食欲，多以脾经、胃经经穴为主。以足三里、天枢、阴陵泉、丰隆、梁丘、三阴交、关元、中脘为基础穴，辨证加减：①脾虚痰湿型：内关、水分、公孙；②胃热湿阻型：曲池、四满、内庭；③肝郁气滞型：膻中、太冲、期门、血海；④脾肾两虚型：脾俞、肾俞、命门、阳陵泉；⑤肠燥便秘型：支沟、腹结、上巨虚；⑥阳虚水泛型：复溜、上脘、水道、阴谷。

（2）局部减肥（围刺法）：腹部沿肚脐旁开 1.5 寸围刺 1 周，针与针之间相距 1.5 寸，不计针数；第 2 圈沿肚脐旁开 3 寸围刺，于第 1 圈两针之间取穴；第 3 圈沿肚脐旁开 4.5 寸围刺，于第 2 圈两针之间取穴，依据患者腹部具体情况选择 2 圈或 3 圈围刺即可。其他部位：选取肌肉丰厚部位四周围刺，针与针之间相距 1.5 寸，不计针数，中心刺 1 针。根据虚实施以补泻手法，留针 30min，隔日 1 次，10 次为 1 个疗程。

2.电针疗法

取穴参照体针，主穴接通电针治疗仪，施以疏密波，输入电流量以患者能耐受为度，每次留针为 30min。

3.耳穴疗法

取胃、内分泌、神门、脾、肌点、皮质下、交感为主穴，配以其他穴位。

耳穴压丸法：一般每次选择 2～3 个主穴，1～2 个配穴，将贴有王不留行的医用胶布固定于相应耳穴上，每天于饭前半小时或饥饿时、睡前自行由下至上按压各穴3～5次，每次按压3～5min，以局部酸痛感为度。夏天2～3d换1次，春秋冬天3～5d换1次，10次为1个疗程，每次贴压一侧耳郭，两耳交替应用，直至疗程结束。

耳穴埋针法：每次选穴2～4个，选取针感较强的穴位治疗，两耳交替应用，采用图钉型皮内针，埋藏后以小方块胶布固定，每日于饭前15min或饥饿时按压刺激，按压次数以局部酸痛感为度。一般留针3～5d，5次为1个疗程，疗程之间间隔5～7d。

4.穴位埋线法

基本取穴位：中脘、天枢、大横、关元、足三里、丰隆。

取穴主要为任脉、足太阳膀胱经、脾胃大肠经穴及阿是穴（腹部、腰部、臀部及腿部脂肪厚实处），根据病情辨证选穴。

局麻后将针刺入穴位，患者出现针感时将肠线推入组织中。一般根据需要埋穴，每次选穴10～30个不等，各穴位可交替使用，2～4周埋线1次，3～5次为1个疗程。

5.梅花针疗法

取脊柱两侧、上下腹部、腿部内侧，中至重度叩刺。

6.穴位刮痧法

胸腹部取膻中、中脘、关元；背部取背俞穴，主要为脾俞、肾俞；腿部取三阴交、丰隆穴。

根据皮肤粗嫩及脂肪厚薄程度选用不同刮具，亦可用手指，涂上润滑剂，由上而下刮拭，以局部皮肤出现红色或紫色的斑瘀点，伴轻微疼痛感为度，一般2次刮痧之间间隔1周左右。

7.艾灸疗法

中脘、脾俞、胃俞、三焦俞、足三里、丰隆、命门、阴陵泉。

辨证选穴，每次选穴2～3个，对于脾虚湿盛、脾肾两虚型可选用温和灸、回旋灸，以局部皮肤潮红、有温热感为度，胃热湿阻、肝郁气滞型可选用雀啄灸，脾肾阳虚还可选用隔姜灸。1次/d，15次为1个疗程。

8.其他

针灸治疗还有芒针疗法、穴位贴敷疗法、磁疗等，均具有明显的临床疗效。

（丁于洲）

参考文献

[1]林亚朋,陈维,胡璘媛.中医脑病学.北京:科学出版社,2018

[2]金妙文,方祝元.中医辨治心脑血管疾病.上海:上海科学技术出版社,2017

[3]肖泓,韦衮政.中医肺病学.北京:科学出版社,2018

[4]姚希贤.衷中笃西消化病治疗学.北京:中国中医药出版社,2016

[5]李顺民,彭立生.呼吸系统疾病中医特色疗法.北京:人民卫生出版社,2016

[6]范恒.中医学(第3版).北京:科学出版社,2017

[7]杨旸.实用中医诊疗手册.郑州:河南科学技术出版社,2022

[8]程爵棠.脾胃肝胆病证治妙方.郑州:河南科学技术出版社,2019

[9]王道瑞.中医临证对药大全.北京:中国中医药出版社,2019

[10]李吉彦,沈会.中医脾胃病临证思辨录.北京:人民卫生出版社,2019

[11]倪青,王祥生.实用现代中医内科学.北京:中国科学技术出版社,2019

[12]高希言,朱平生.中医大辞典.太原:山西科学技术出版社,2019

[13]朱进忠.中医临证经验与方法.太原:山西科技术出版社,2018

[14]王永炎.中医内科学.上海:上海科学技术出版社,2018

[15]张伯臾,董建华,周仲瑛.中医内科学.上海:上海科学技术出版社,2018

[16]赵进喜,李继安.中医内科学实用新教程.北京:中国中医药出版社,2018

[17]刘学兰.中医内分泌代谢病学.北京:科学出版社,2017

[18]姜海欧.中医治疗技术及其应用.北京:人民卫生出版社,2017